普通高等教育"十二五"规划教材

护理学专业器官系统教学创新教材

人体基本形态与结构

主　　编　刘　霞

副 主 编　李晓明　阎文柱　崔洪雨

编　　委　(以姓氏拼音为序)

包翠芬　崔洪雨　房　艳　侯续伟

姜　东　李晓明　刘素伟　刘　霞

裴　丹　单　伟　宋小峰　田　鹤

田　娟　王志云　解　玲　阎文柱

曾瑞霞　张海龙　张　莉　张　萍

左中夫

科学出版社

北　京

内 容 简 介

本教材对现有的人体细胞生物学、人体组织学、人体解剖学的医学知识进行重组整合,从细胞的微观领域到组织的分化,从组织的形成和结构到组织的细胞生化功能,从系统的组织构成到系统的功能和解剖分类,以器官系统为中心进行详细阐述。全书共2篇11章。第一篇包括第1~7章讲述细胞的结构、生理生化特征和人体的各种组织结构。第二篇8~11章概述人体并重新归类讲解人体的运动、脉管、神经三大系统。各科知识交叉融合,使学生整体地全面地认识人体科学,为从事医疗服务打下坚实的基础。

本书适用于各类医学院校开展以"以器官系统为中心"的教学课程。

图书在版编目(CIP)数据

人体基本形态与结构/刘霞主编. —北京:科学出版社,2015.3

普通高等教育"十二五"规划教材·护理学专业器官系统教学创新教材

ISBN 978-7-03-043468-5

Ⅰ. ①人… Ⅱ. ①刘… Ⅲ. ①人体形态学–高等职学校–教材②人体结构–高等学校–教材　Ⅳ. ①R32 ②Q983

中国版本图书馆 CIP 数据核字(2015)第 034315 号

责任编辑:朱　华/责任校对:李　影
责任印制:李　利/封面设计:范璧合

科学出版社 出版

北京东黄城根北街 16 号
邮政编码:100717
http://www.sciencep.com

北京天时彩色印刷有限公司印刷
科学出版社发行　各地新华书店经销

*

2015 年 3 月第 一 版　　开本:787×1092　1/16
2015 年 3 月第一次印刷　　印张:15 1/4
字数:362 000

定价:88.00 元
(如有印装质量问题,我社负责调换)

前　言

我校护理专业自1999年起实施"以器官系统为中心"的医学基础课程模式改革,并编写了《现代医学基础》,共6册教材,并正式出版发行。该套教材打破了原有的学科界限,开创了具有中国特色的医学教育课程新模式。该项改革项目曾获得国家级教学成果二等奖。

经过15年的教学实践,在充分论证的基础上,我们总结了《现代医学基础》教材在编写和应用过程中的经验与不足,在原有机能与形态、微观与宏观、生理与病理融合的基础上,实现基础与临床的对接。按照护理专业培养目标的要求,结合现代医学新进展,增加学生必须掌握的知识点,重新组合成新的基础医学教材共8个分册,即《人体基本形态与结构》、《细胞与分子生物学》、《免疫与病原生物学》、《病理学与药理学基础》、《血液、循环和呼吸系统》、《消化和内分泌系统》、《泌尿和生殖系统》、《皮肤、感觉器官和神经系统》。同时对护理专业课程的基础护理学、内科护理学、外科护理学、妇产科护理学、儿科护理学、急救护理学、五官科护理学、精神护理学等8门课程按人体器官系统进行整合,将不宜纳入器官系统的内容独立成册,重新组合成新的护理学教材共7个分册,即《护理基本技术》、《急危重症护理》、《血液、循环和呼吸系统疾病护理》、《消化、代谢和内分泌系统及风湿免疫性疾病护理》、《泌尿和生殖系统疾病护理》、《皮肤、感觉器官、神经精神和运动系统疾病护理》和《传染病护理》。本套教材是供护理专业"以器官系统为中心"课程模式使用的全新教材。

教材编写中各位专家教授不辞辛苦,夜以继日,查阅了大量文献资料,并结合多年教学和临床实践,梳理教材内容,完善编写思路,反复讨论修改,高质量地完成了编写任务。

在本套教材出版之际,我们特别感谢国家教育部、卫生和计划生育委员会、科学出版社等单位领导的关心和支持。感谢学校各级领导和老师的大力支持与帮助。感谢各位编委的辛勤工作。

限于编者水平,教材中难免有不足之处,恳请同行和专家批评指正。

刘学政

2015年1月12日

目　　录

第一篇 组 织 学

第1章 组织学绪论

一、组织学的研究内容和意义

组织学 histology 是应用多种实验技术和染色方法及各型显微镜,对机体细胞、组织和器官的微细结构及其相关功能进行深入研究的科学,它以显微镜观察组织切片为基本方法,故又称显微解剖学 microanatomy。所谓的微细结构主要指光镜结构和电镜结构 electron microscopic structure。光镜结构是指在光学显微镜下能分辨的一般结构,如细胞质、细胞核、核仁等,其度量单位是微米(μm),$1\mu m = 0.001mm$。电镜结构又称超微结构 ultrastructure,是指在电子显微镜下能观察到的微细结构,如细胞内的细胞器及其大分子物质,其度量单位是纳米(nm),$1nm = 0.001\mu m$。

近年来,随着科学技术的发展,组织学研究方法在经典技术的基础上取得了巨大进展,不仅对细胞的形态结构及其与功能之间关系的观察更加精细和深入,而且对细胞在功能活动中各种酶活性和各种物质的含量变化,也能够进行精确的定性、定位和定量。现代组织学涉及的研究领域十分广阔,处于当代生命科学各学科相互交叉的网络中,从整体水平、细胞水平和分子水平探索许多复杂生命现象的物质基础及环境与生物体的相互关系,与现代生物学和医学的很多重大理论进展、人类社会面临的许多实际问题和疾病防治密切相关。学习医学科学首先必须熟悉人体的结构、组成及其基本生命现象,而组织学是医学教育的重要入门课程,它为生理学、病理学、生物化学、免疫学及临床医学等的学习奠定坚实的基础。

二、组织学研究方法

组织学的研究方法很多,其中显微镜技术是最基本和最常用的技术。其他如组织细胞化学技术、免疫组织细胞化学技术、放射自显影技术、原位杂交技术及激光扫描共聚焦显微镜技术等细胞和分子标记技术,可用于动态观察生命物质在组织和细胞内产生、分布及其运行规律。为了观察细胞生活状态,产生了各种细胞、组织器官培养技术及显微操作、细胞分离等技术。此外随着组织学的迅猛发展,其他相关学科特别是细胞分子生物学的研究方法和手段亦大量应用于组织学的研究。这里就组织学最基本和常用的研究方法进行简单介绍。

(一) 光学显微镜技术

光学显微镜包括普通光学显微镜、荧光显微镜 fluorescence microscope、相差显微镜 phase contrast microscope、暗视野显微镜 dark-field microscope、激光扫描共聚焦显微镜 confocal laser scanning microscope(CLSM)等,应用普通光学显微镜(简称光镜)观察组织切

片是组织学研究的最基本方法。光镜的分辨率为 0.2μm，放大倍数为 1500 倍左右。用光镜观察组织细胞结构时，必须将组织样品切成薄片进行染色，即标本制备。常用的标本制备方法为石蜡切片技术，即取动物或人体的新鲜组织块，经固定 fixation、脱水与石蜡包埋 embedding 等程序处理，再用切片机 microtome 将固定后的组织块(3~5mm³大小)切成 5~10μm 厚的组织切片 tissue section，切片贴在载玻片上，经脱蜡、染色、透明等步骤后，以封固剂和盖玻片封固，即可长期保存，镜下观察。除了石蜡切片技术外，还可采用其他不同的标本制作技术，如血液及其他液体可制成涂片 smear；疏松结缔组织和肠系膜等软组织可撕成薄片制成铺片；牙和骨等坚硬组织可制成磨片；为了保存酶、蛋白质的生物活性，可制成冰冻切片。

组织学中最常用的是苏木精 hematoxylin 和伊红 eosin 染色法，简称 HE 染色法(图 1-1，彩图 1-1)。苏木精为碱性染料，能使细胞核和胞质内的嗜碱性物质着紫蓝色，称为嗜碱性 basophilia；伊红为酸性染料，能使细胞质和细胞间质内的嗜酸性物质着红色，称为嗜酸性 acidophilia；对碱性和酸性染料亲和力都不强的成分被染成淡紫红色，称为嗜中性 neutrophilia。

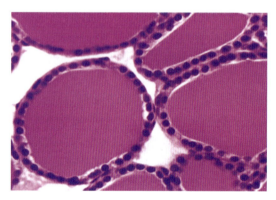

图 1-1　甲状腺 HE 染色

除 HE 染色方法外，还有多种染色方法能特异性显示某些细胞内结构，如用苏丹染料显示脂肪组织，染料溶于脂肪内，使细胞内的脂滴显色；用醛复红或地衣红染色能显示组织内的弹性纤维；有的细胞经重铬酸盐处理后呈棕褐色，称为嗜铬性 chromaffinity；有些结构成分如肥大细胞的细胞质颗粒和软骨基质中的糖氨多糖，当用甲苯胺蓝 toluidine blue 等碱性染料染色后呈紫红色，这种现象称为异染性 metachromasia；有的组织成分或细胞用硝酸银处理时，能使硝酸银还原，形成棕黑色的银微粒沉淀，此特性称亲银性 argentaffin；有的组织成分或细胞无直接还原作用，需加入还原剂方能形成银微粒沉淀，则称为嗜银性 argyrophilia。

（二）电子显微镜技术

1. 透射电镜 transmission electron microscope(TEM)　标本制作也是经过固定、包埋、切片、染色等步骤，但透射电镜是以电子束为光源，穿透力低，而放大倍数为几万甚至几十万倍，分辨率可达 0.2nm，故标本制备的要求较光镜更为严格，新鲜组织切成小块(小于1mm³)，常用戊二醛和锇酸双重固定，树脂包埋，以超薄切片机切成厚 50~70nm 的超薄切片，经乙酸铀和柠檬酸铅等重金属电子染色后，置于电镜下观察。标本在荧光屏上呈黑白反差的结构影像，被重金属浸染呈黑色的结构，称电子密度高 electron-dense；反之，浅染的部分称电子密度低 electron-lucent(图 1-2)。

2. 扫描电镜 scanning electron microscope(SEM)　是继透射电镜之后发展起来的，用于观察细胞和组织的表面结构。样品制备较简单，组织固定后不需包埋与切片，置于真空镀膜仪内干燥，在标本表面先后喷镀一层碳膜和合金膜，即可置于镜下，荧光屏上电子扫描显影摄片。扫描电镜的景深长，样品表面的金属膜可提高其导电性和图像反差，呈现富有立体感的表面图像,如细胞表面的微绒毛、纤毛及细胞的分泌或吞噬行为等(图1-3)。

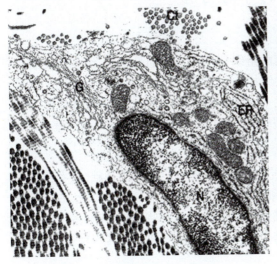

图1-2 成纤维细胞透射电镜图

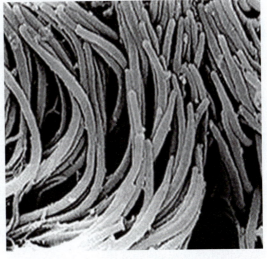

图1-3 纤毛扫描电镜图

3. 冷冻蚀刻复型术 freeze etch replica 是在透射电镜下观察组织或细胞断裂面的金属复制膜,显示组织、细胞微细结构的立体影像。组织块经甘油生理盐水处理(防止形成冰晶)后投入液氮快速冻结,在低温下用钢刀将样品劈开形成凹凸不平的断裂面,−100℃真空下使断裂面的冰晶升华,暴露不平整表面,在断裂面上先后喷镀一层合金膜和碳膜,用次氯酸钠等将组织腐蚀掉;将反差的凸凹不平的金属复型膜置于透射电镜下观察。此项技术尤其适用于研究生物膜结构与功能的关系。

▌(三) 组织化学和细胞化学术

组织化学 histochemistry 和细胞化学 cytochemistry 技术是通过化学或物理反应原理显示组织切片细胞内某种化学成分,进行定位、定量及其与功能相关的研究。基本原理是在组织切片或细胞样品上加一定试剂,该试剂与组织内的某种成分起化学物理反应,形成有色终末产物,在光镜下观察,研究糖类、脂类、蛋白质、酶、核酸等物质在组织或细胞内的分布;如用显微分光光度计测定,则可进行定量研究。有的标本还可在电镜下观察。例如,最常用于显示组织、细胞内的多糖和糖蛋白的方法是过碘酸-雪夫反应 periodic acid Schiff reaction(PAS)。标本中的糖类物质被强氧化剂(过碘酸)氧化,形成醛基,后者继而与 Schiff 试剂(无色亚硫酸品红复合物)结合,形成紫红色反应产物,PAS 反应阳性部位即为多糖的存在部位(图1-4)。

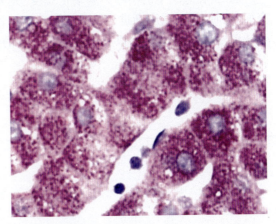

图1-4 PAS 反应阳性图

三、组织学的学习方法

（一）平面与立体的关系

人体的结构是三维立体的,而在镜下观察的组织切片所显示的是细胞、组织和器官的二维平面结构。同一结构如血管、腺体等管状结构,由于切面不同而呈现完全不同的平面图像。通过细胞、组织、器官平面结构的观察,必须在思维中对这些二维图像进行综合归纳,从而建立起三维的立体结构。因此应注意从平面结构的观察,树立整体结构的概念。

（二）结构与功能相联系

细胞、组织和器官均有一定的形态结构特点,结构是行使一定功能的基础,两者密切联系。如巨噬细胞有大量的溶酶体;蛋白质分泌细胞含有丰富的粗面内质网和发达的高尔基复合体;肌纤维含有大量肌丝,是肌肉收缩和舒张的物质基础;上皮组织则细胞多且排列紧密,具有吸收和保护等功能相关结构。因此,结构与功能相联系既能达到深入理解,融会贯通,又能抓住要点,掌握规律。

（三）静态与动态相联系

人体的微细结构在生活状态下始终处于动态变化中,由于标本制备时间和功能状态不同,组织、细胞的形态结构也不同。如甲状腺滤泡及滤泡上皮随着甲状腺功能状态不同而形态不一;子宫内膜的结构随着月经周期不同,形态变化很大。在切片中所见的形象都是某一时间点的静态结构,要善于从组织的静态时相理解其动态变化,分析其动态过程。

（四）纵向与横向的联系

组织学许多内容前后关联,相互印证。如细胞的结构与功能是组织学的基础,贯穿于全书始末;如细胞间连接结构不仅存在于上皮细胞之间,而且可存在于其他组织的细胞之间,并参与组织和器官的重要功能活动;内分泌细胞、淋巴细胞、神经细胞等更是在人体生命活动的整体网络中起广泛而重要的作用。

总之,在组织学的学习中要端正态度、充分重视,分清主次、结构为主,突出重点、掌握全面,及时消化、循序渐进,重视实验、巩固理论,要善于自主学习、扩充知识、纵横联系、深化认识,只有这样才能为以后的各医学学科的学习奠定坚实宽厚的基础,才能适应新世纪医药卫生事业发展的要求。

（刘　霞　宋小峰）

第2章 细 胞

细胞是一切生物体形态结构、生理功能和生长发育的基本单位。成人人体约有 16×10^{14} 个细胞。虽然构成人体的细胞大小不一、形态各异、功能不同,但是它们都有一个共同特点,即细胞的结构均由细胞膜、细胞质与细胞核三部分构成(图2-1)。

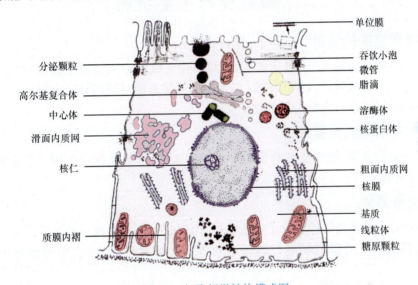

图 2-1 细胞超微结构模式图

单位膜
吞饮小泡
微管
脂滴
溶酶体
核蛋白体
粗面内质网
核膜
基质
线粒体
糖原颗粒

分泌颗粒
高尔基复合体
中心体
滑面内质网
核仁
质膜内褶

第1节 细 胞 膜

细胞膜 cell membrane 是指细胞外表面的膜,又称质膜 plasma membrane。细胞内膜包括细胞器(线粒体、高尔基复合体、内质网、溶酶体、微体)膜与核膜。质膜与细胞内膜统称为生物膜,下面以细胞膜为例讲述其结构与功能。

一、细胞膜的结构

细胞膜在光镜下难以分辨。在电镜下可见平行的三层结构,即电子密度高的内、外两层与电子密度低的中间层,显示出"两暗夹一明"的图像。

细胞膜的化学成分主要包括蛋白质、类脂和糖类。目前比较公认的生物膜分子结构是"液态镶嵌模型"fluid mosaic model:以液态的类脂双分子层为基架,其中镶嵌着各种不同生理功能的球状蛋白质(图2-2)。

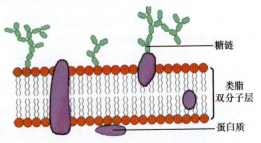

糖链
类脂双分子层
蛋白质

图 2-2 细胞膜液态镶嵌模型示意图

类脂分子以磷脂为主,结构分头尾两端,头部为亲水基团,朝向膜的内、外表面;尾部为疏水基团,朝向膜的中央,形成特有的类脂双分子层结构。在正常生理状态下,类脂分子处于液态,有一定的流动性。膜蛋白 membrane protein 为镶嵌于类脂双分子层中的球状蛋白质,根据膜蛋白与脂类分子结构的位置关系,可分为内在蛋白和外周蛋白两类。内在蛋白又称为跨膜蛋白,占 70%~80%,以不同深度镶嵌于双层类脂中;外周蛋白,又称外在蛋白,占 20%~30%,附着于膜内、外表面。糖类以寡糖链形式与细胞表面的类脂、膜蛋白结合,从而形成糖脂或糖蛋白。有的细胞表面由于寡糖链丰富,电镜下可见一层很厚的茸毛状结构,称为糖衣 glycocalyx 或细胞衣 cell coat。

二、细胞膜的主要功能

（一）物质交换的通道

一些脂溶性物质及氧气、二氧化碳等,能以自由扩散的方式通过细胞膜;而葡萄糖、氨基酸等可借助膜上的载体蛋白进出细胞;细胞可通过细胞膜从周围环境中摄入必需的营养物质,排出代谢产物,进行细胞内外的物质交换。

（二）维持细胞的完整性

细胞膜为细胞界膜,能够使细胞维持一定的形态,对细胞起保护作用。若细胞膜严重受损,可导致细胞死亡。

（三）通透屏障

细胞膜具有选择性使某些小分子物质透过,而限制一些物质通过的性质。有些物质需要通过细胞膜内嵌入的蛋白质进行转运方可通过。通过以上方式,保持细胞内物质的稳定。

（四）胞吞、胞吐作用

胞吞作用 endocytosis 又称入胞作用或内吞作用,是指质膜内陷将所摄取的液体或颗粒物质包裹后,形成细胞内的独立小泡。人类和动物的许多细胞均靠胞吞作用摄取物质。

胞吐作用 exocytosis 是把细胞内的有膜结构(如分泌颗粒、突触小泡)中的物质排出细胞的过程。胞吞作用和胞吐作用是大分子物质通过细胞膜的方式。

（包翠芬）

第2节　细　胞　质

细胞质 cytoplasm 又称胞质或胞浆,位于细胞膜和细胞核之间,生活状态下呈透明胶状,由基质、细胞器和包涵物构成。

一、基　　质

基质 matrix 又称细胞液,为无定形、半透明的胶状物质,充填于细胞器和包涵物之间。除含有水、离子外,还包括脂类、糖类、氨基酸、核苷酸及大分子物质如多糖、蛋白质、脂蛋白等。基质的主要功能是为各种细胞器维持其正常结构提供所需要的离子环境,也是进行某些生化活动的场所。

二、细 胞 器

细胞器 organelle 是细胞质内具有一定形态结构和某种特殊功能的有形成分,是细胞代谢的关键结构。包括线粒体、内质网、核糖体、高尔基复合体、溶酶体等。

(一) 核糖体

核糖体 ribosome 是细胞内最小的细胞器,由核糖体 RNA(rRNA)和蛋白质组成的球形小体,故又称核蛋白体(图 2-3)。由于核糖体含有磷酸基团,在光镜下胞质呈嗜碱性的区域即核糖体密集部位。

根据核糖体的分布部位不同可将其分为游离核糖体 free ribosomes 和附着核糖体 attached ribosomes 两种。散在于基质中的核糖体称为游离核糖体,主要功能为合成结构蛋白质和细胞结构更新所需的酶等,如细胞骨架蛋白、细胞基质中的酶类等,供细胞生长、代谢和增殖所需。因此,含游离核糖体丰富的细胞,往往是增殖旺盛、结构更新快的细胞。附着于内质网表面的核糖体称为附着核糖体,主要功能为合成分泌蛋白。

(二) 内质网

内质网 endoplasmic reticulum(ER)呈扁平囊状或管泡状膜性结构,其分支相互吻合成网。根据其表面是否有核糖体附着将其分为粗面内质网和滑面内质网(图 2-4)。

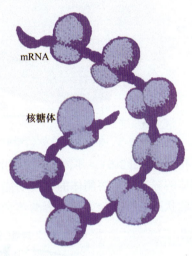

图 2-3 多聚核糖体模式图

1. 粗面内质网 rough endoplasmic reticulum（RER） 由扁囊(少数为管状或泡状)和附着膜表面的核糖体构成,光镜下呈嗜碱性染色。主要功能是参与蛋白质的合成与运输。在蛋白质分泌旺盛的细胞(如浆细胞)特别发达,其扁囊密集呈板层状。

2. 滑面内质网 smooth endoplasmic reticulum（SER） 由相互连通的小泡或小管(很少形成囊)构成,表面光滑,无核糖体附着。不同细胞中滑面内质网的功能有所差异,主要功能有:①合成固醇类激素;②合成脂质;③解毒作用;④与离子的储存和释放有关。

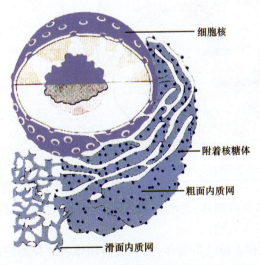

图 2-4 内质网结构模式图

（三）高尔基复合体

高尔基复合体 golgi complex 是位于细胞核附近的一些网状结构,故又称内网器。光镜下在 HE 染色标本中不着色。电镜下,高尔基复合体是由扁平囊泡、小泡和大泡三部分膜性结构共同组成,它在细胞中的分布和数量依细胞的类型不同而异(图 2-5)。扁平囊泡是高尔基复合体的主体部分,呈弓形,凸面朝向细胞核称为生成面,凹面朝向细胞表面称为成熟面。小泡位于扁平囊泡生成面,是由附近粗面内质网芽生断离而成,可将粗面内质网中合成的蛋白质转运到扁平囊泡加工、浓缩。大泡常位于扁平囊泡成熟面,是成熟面局部球形膨大并脱落而成。大泡具有对来自扁平囊泡中的分泌物质进行继续浓缩的作用。高尔基复合体的主要功能是参与蛋白质的合成与加工等。

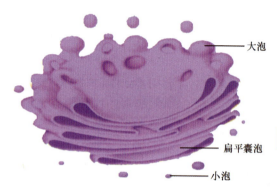

大泡

扁平囊泡

小泡

图 2-5　高尔基复合体结构模式图

（四）溶酶体

溶酶体 lysosome 是由一层单位膜包裹的小体,内含 50 种以上的酸性水解酶,能将蛋白质、脂肪、多糖和核酸等分解成小分子化合物(图 2-6)。不同细胞中的溶酶体酶不尽相同,但均含有酸性磷酸酶,此酶可作为溶酶体的标志酶。溶酶体的主要功能是溶解和消化,为细胞内的消化器官。按其形成过程和功能状态可将其分为初级溶酶体和次级溶酶体。

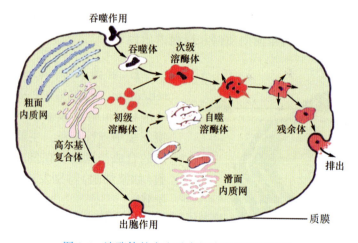

吞噬作用

吞噬体

次级溶酶体

粗面内质网

初级溶酶体

自噬溶酶体

残余体

高尔基复合体

滑面内质网

排出

出胞作用

质膜

图 2-6　溶酶体的产生及在细胞内的作用图解

1. 初级溶酶体 primary lysosomes　又称原溶酶体,是由高尔基复合体的成熟面以芽生的方式分离脱落形成。其内容物呈均质状,不含底物。

2. 次级溶酶体 secondary lysosomes　也称吞噬性溶酶体,由初级溶酶体吞噬异物后形成,其底物有的被分解为氨基酸、单糖等小分子物质后被细胞利用;有的则不能被消化,残留于溶酶体中,此溶酶体称为残余体。常见的残余体有脂褐素颗粒和髓样结构。

（五）线粒体

线粒体 mitochondrial 在光镜下呈线状或颗粒状,一般来说,线粒体丰富的细胞 HE 染色细胞质呈嗜酸性。电镜下,线粒体是由内、外两层生物膜围成的圆形或圆柱形小体。内膜向内折叠形成线粒体嵴 mitochondrial crista(图 2-7)。

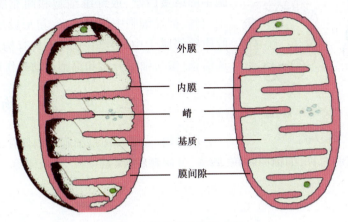

外膜

内膜

嵴

基质

膜间隙

图 2-7 线粒体结构模式图

线粒体是细胞能量代谢中心。线粒体内含多种酶系,通过一系列氧化过程将能量储存于 ATP 中。线粒体嵴扩大了内膜面积,故代谢率高、耗能多的细胞中线粒体嵴多而密集。大部分细胞的线粒体嵴呈板层状,少数细胞呈管状或泡状。此外,线粒体还具有独立合成蛋白质和自我复制的能力。

（六）微体

微体 microbody,又称过氧化物酶体,是有生物膜包裹的圆形或椭圆形小体,直径为 $0.2\sim0.4\mu m$,光镜下难以辨认。内含有 40 多种酶,其中主要的是过氧化物酶、过氧化氢酶和氧化酶等。微体中的酶能使细胞中相应的底物氧化,以清除细胞代谢过程中所产生的过氧化氢对细胞的毒害。

（七）中心体

中心体 centrosome 位于细胞核附近,由一对互相垂直的短筒状中心粒构成。每个中心粒都由 9 组三联微管组成。其主要参与细胞分裂,参与微管的形成并与细胞运动有关。

（八）细胞骨架

细胞骨架 cytoskeleton 是位于细胞质中的细丝状结构。细胞骨架包括微管、微丝和中间丝。

1. 微管 microtubules 是细而长的中空圆柱状结构,长短不等,常由数根微管平行排列,其主要化学成分是微管蛋白。微管有单微管、二联微管和三联微管(图 2-8)。微管的主要功能是构成细胞的支架,保持细胞形状,还参与细胞的收缩与变形运动、细胞内物质的运送等。

2. 微丝 microfilament 是普遍存在于细胞质中的一种实心的丝状结构,直径 $5\sim6nm$,主要由肌动蛋白组成,又称肌动蛋白丝。微丝的分布因细胞而异,如骨骼肌细胞内的微丝特别发达,而非肌细胞的微丝常因细胞功能状况的不同而发生变动。微丝不仅参与细胞骨架的构成，还与细胞的收缩、细胞质流动、细胞吞噬等有关。

3. 中间丝 intermediate filaments　直径为 8 ~ 10nm，介于微丝与微管之间。上皮中的角蛋白丝、肌细胞中的结蛋白丝、成纤维细胞和间充质细胞中的波形蛋白丝、神经细胞中的神经丝、星形胶质细胞中的神经胶质丝都属于中间丝。中间丝具有构成细胞骨架、传递信息、参与细胞分化和细胞运动等作用。

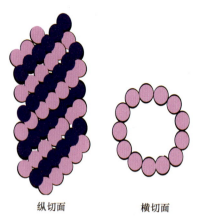

纵切面　　　　横切面

图 2-8　微管结构模式图

三、包　涵　物

包涵物 inclusions 是细胞质内储存的具有一定形态的各种代谢物质的总称，如糖原颗粒、脂滴、分泌颗粒、黑素颗粒、残余体等。

（包翠芬）

第3节　细　胞　核

细胞核 nucleus 是细胞进行各种生命活动的调控中心，在细胞生命活动中起着决定性的作用，除成熟红细胞外，人体内所有细胞都具有细胞核。一个细胞通常具有一个细胞核，也有的细胞为双核或多核。间期细胞核的形态常与细胞的形态相适应，如球形、立方形和多边形细胞的核常为球形，柱状细胞的核多为椭圆形，梭形细胞的核多为杆状等。但是其结构都是由核膜、染色质、核仁与核基质组成(图 2-9)。

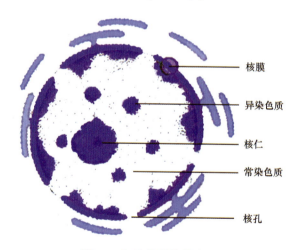

核膜

异染色质

核仁

常染色质

核孔

图 2-9　细胞核结构模式图

■ （一）核被膜

核被膜 nuclear envelope 是包裹在核表面的双层生物膜，也称核膜。靠近细胞质的生物膜称为外核膜，靠近核质侧的生物膜称为内核膜，两层膜的间隙为核周隙，核膜上的孔称核孔,是核与细胞质之间进行物质交换的孔道。外核膜表面附有核糖体,并与粗面内质网相连续;核周隙也与内质网腔相通。

(二) 染色质与染色体

染色质 chromatin 是细胞核内易被碱性染料着色的遗传物质。染色质分为异染色质和常染色质两种。在 HE 染色切片上,着色浅淡的部分为常染色质,是核中转录功能较活跃的部位;着色较深的部分为异染色质,处于功能静止状态,转录活性低或不转录,因此细胞核的染色深浅可反映细胞的功能活跃程度。电镜下,染色质由颗粒与细丝组成,在常染色质部分呈稀疏状,在异染色质则比较浓密。在细胞进行有丝分裂时,染色质细丝呈螺旋形盘曲缠绕形成具有特定形态结构的染色体。因此染色质和染色体是同一种物质在细胞不同时期和不同功能状态下所呈现的不同构象。染色体是遗传物质的载体。染色体的数量是恒定的。人类成熟的生殖细胞有 23 条染色体,称为单倍体;而体细胞有 23 对(46 条)染色体,称为双倍体,其中常染色体 22 对,性染色体 1 对,男性为 XY,女性为 XX。

(三) 核仁

核仁 nucleolus 光镜下呈圆形,多为 1~2 个,嗜碱性。电镜下,核仁由核仁染色质、纤维成分、颗粒成分与核仁基质构成。核仁的位置、数量及大小随细胞类型和功能状态而变化。核仁是形成核糖体前身的部位,主要化学成分是蛋白质和核糖核酸。

(四) 核基质

核基质 nuclear matrix 包括核内无定形黏稠液体(核液)与由纤维状的酸性非组蛋白组成的核内骨架两部分。核液含水、离子、酶类等成分;核骨架对核的结构起支持作用。

(包翠芬)

第 3 章　上　皮　组　织

上皮组织 epithelial tissue 简称上皮 epithelium,它由大量排列紧密的多边形上皮细胞和少量的细胞间质组成。大部分上皮细胞都具有明显的极性 polarity,其朝向体表或有腔器官腔内的一面称为游离面;与游离面相对的一面称为基底面;上皮细胞之间的连接面为侧面。上皮细胞借基膜与深部的结缔组织相连。上皮组织内一般无血管和淋巴管,其营养依赖于深层结缔组织内的血管,通过基膜渗透来供给。

上皮组织可分为被覆上皮、腺上皮和感觉上皮,具有保护、吸收、分泌、排泄和感觉等功能。

一、被　覆　上　皮

被覆上皮 covering epithelium 覆盖于人的身体表面,或者衬贴在体内各种管和腔的内表面。

◤（一）被覆上皮的类型和结构

可根据上皮细胞的层数及形态对上皮进行分类(表 3-1)。

表 3-1　被覆上皮的类型和主要分布

单层上皮	单层扁平上皮	内皮:心、血管及淋巴管
		间皮:胸膜、腹膜及心包膜
		其他:肺泡和肾小囊壁层等
	单层立方上皮:甲状腺及肾小管等	
	单层柱状上皮:胃、肠和子宫等	
	假复层纤毛柱状上皮:呼吸管道等	
复层上皮	复层扁平上皮	未角化的:口腔、食管和阴道等
		角化的:皮肤的表皮
	复层柱状上皮:睑结膜、男性尿道等	
	变移上皮:肾盏、肾盂、输尿管及膀胱等	

1. 单层扁平上皮 simple squamous epithelium　又称单层鳞状上皮,由一层薄的扁平细胞构成。从表面看,细胞呈多边形或不规则形,核卵圆形,位于中央,细胞边缘呈锯齿状,互相嵌合;从侧面看,细胞扁平,含核部分略厚(图 3-1,图 3-2)。此种上皮,常因分布部位不同而冠以特有名称。衬贴在心血管和淋巴管内表面的单层扁平上皮称内皮 endothelium;衬于胸膜、腹膜和心包膜表面的单层扁平上皮称间皮 mesothelium。它们的游离面光滑,有利于血液和淋巴流动,减少器官间的摩擦。

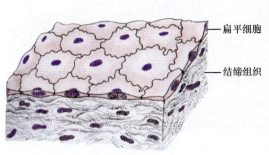

图3-1 单层扁平上皮模式图

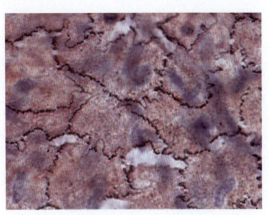

图3-2 单层扁平上皮表面观(高倍)

肠系膜铺片,镀银染色

2. 单层立方上皮 simple cuboidal epithelium 由一层立方形细胞组成。表面观呈多角形;侧面观呈立方形,核圆,位于细胞中央(图3-3,图3-4)。此种上皮存在于脉络丛、睫状体和甲状腺,有吸收和分泌功能。

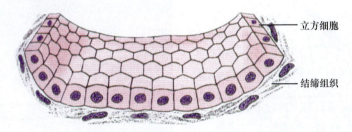

图3-3 单层立方上皮模式图

3. 单层柱状上皮 simple columnar epithelium 为一层棱柱状细胞。表面观呈多角形;侧面观呈柱状,核椭圆形,位于细胞近基底部,其长轴与细胞长轴一致(图3-5,图3-6)。柱状细胞之间常夹有**杯状细胞 goblet cell**。杯状细胞形似高脚杯,上宽下窄,胞核色深,呈三角形,胞质内充满糖原颗粒(图3-5)。该细胞能分泌黏液,对上皮有润滑和保护作用。

4. 假复层纤毛柱状上皮 pseudostratified ciliated columnar epithelium 主要分布在呼吸管道,由柱状细胞、杯状细胞、梭形细胞和锥体形细胞组成,其中柱状细胞最多,其游离面有大量纤毛。

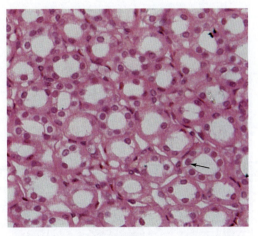

图3-4 肾集合管单层立方上皮(高倍)

箭头所示为上皮

这些细胞高矮不一,核的位置不在同一水平上,但所有细胞的基底面都附着于基膜上,因此在垂直切面上观察看,似复层上皮,实为一层(图3-7,图3-8)。

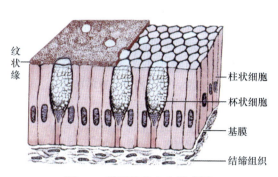

纹状缘

柱状细胞

杯状细胞

基膜

结缔组织

图 3-5　单层柱状上皮模式图

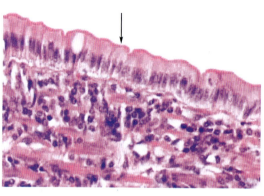

图 3-6　小肠单层柱状上皮（高倍）
箭头所示为上皮

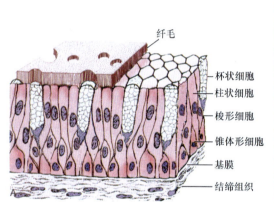

纤毛

杯状细胞

柱状细胞

梭形细胞

锥体形细胞

基膜

结缔组织

图 3-7　假复层纤毛柱状上皮模式图

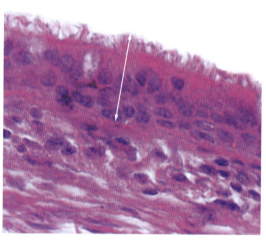

图 3-8　人气管假复层纤毛柱状上皮（高倍）
箭头所示为上皮

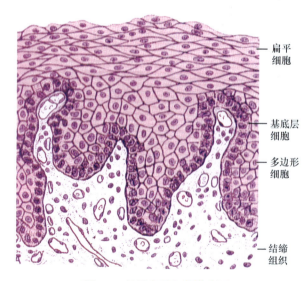

扁平细胞

基底层细胞

多边形细胞

结缔组织

图 3-9　复层扁平上皮模式图

5. 复层扁平上皮 stratified squamous epithelium　由多层细胞组成，因表层细胞是扁平鳞状，故又称复层鳞状上皮。垂直切面看，基底层为一层矮柱状细胞，具有增殖分化能力，中间层为多层多边形细胞，浅层为几层扁平细胞（图 3-9，图 3-10）。复层扁平上皮与深部结缔组织的连接凹凸不平，既增加了两者的连接面积，又使连接更加牢固。复层扁平上皮具有较强的保护作用，能耐摩擦、阻止异物侵入和防止体内水分蒸发。

根据分布部位不同可把复层扁平上皮分为未角化的和角化的两种。前者分布于口腔、食管和阴道等表面,后者分布于皮肤表面。

6. 复层柱状上皮 stratified columnar epithelium 复层柱状上皮的基底部是一层矮柱状细胞,中间部是几层多边形细胞,表层细胞为柱状,排列整齐。

7. 变移上皮 transitional epithelium 分布于排尿管道,细胞形状和层数可随器官的空虚与扩张状态而变化,故又称移行上皮。当膀胱空虚时,上皮细胞层数增多,上皮变厚,细胞变高;膀胱扩张时,上皮细胞层数减少,上皮变薄,细胞呈扁平梭形。上皮基底部细胞呈矮柱状或立方形,中间为几层多边形细胞,表层细胞呈大的立方形,胞质丰富,常有双核,常常盖住几个中间层细胞,因此称为盖细胞(图3-11,图3-12)。

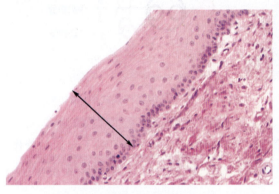

图3-10 食管复层扁平上皮(高倍)
箭头所示为上皮

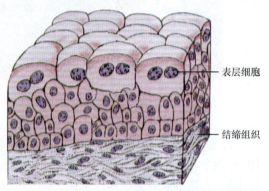

图3-11 变移上皮模式图

表层细胞

结缔组织

(二)上皮细胞表面的特化结构

上皮细胞为适应其功能,在它的游离面、侧面和基底面常分化出一些特殊的结构。

1. 游离面

(1)**微绒毛 microvillus**:是上皮细胞游离面细胞膜和细胞质共同伸出的细而短的突起,在电镜下可见。光镜下所见肾小管上皮的**刷状缘 brush border** 和小肠上皮细胞的**纹状缘 striated border** 就是由大量密集且整齐排列的微绒毛形成的。微绒毛直径约100nm,其长度和数量因细胞种类或细胞生理状态不同而有很大差别。微绒毛的胞质中可见许多纵行的微丝(图3-13)。微丝上端

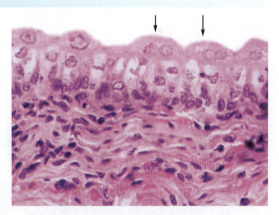

图3-12 膀胱变移上皮(高倍)
箭头所示为上皮

附着于微绒毛的顶部,下端附着于细胞质顶部的**终末网 terminal web**。终末网是细胞顶部胞质中与游离面相平行的微丝网,其末端附着于细胞侧面的中间连接处,微丝收缩可使微绒毛产生伸缩活动。微绒毛显著增大细胞游离面的表面积,有利于细胞的吸收功能。

(2)**纤毛 cilium**:是上皮细胞游离面细胞膜和细胞质共同伸出的粗而长的突起,能节律性定向摆动,光镜下可见。纤毛直径0.2μm,长5~10μm。电镜下,纤毛中央有两条单微管,周围有9组二联微管,二联微管的一侧伸出两条短小的动力蛋白臂(图3-14,图3-15)。**动力蛋白 dynein** 具有ATP酶活性,分解ATP后动力蛋白臂附着于相邻的二联微管,使微管

之间产生位移或滑动,导致纤毛整体的运动。呼吸道的假复层纤毛柱状上皮就是通过纤毛的协调摆动运动,将上皮表面的黏液及其黏附的灰尘和细菌等推至咽部,形成痰咳出。

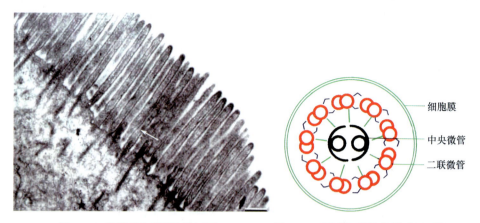

图 3-13　微绒毛电镜图(纵切面)　　　　图 3-14　纤毛超微结构模式图(横切面)
箭头所示为微绒毛

2. 侧面　　上皮细胞侧面的细胞间隙很窄,除含有少量的糖蛋白和钙离子起到黏着作用外,两个相邻细胞膜上还特化出一些细胞连接 cell junction(图 3-16)。细胞连接也存在于骨细胞、心肌细胞等其他组织细胞之间。

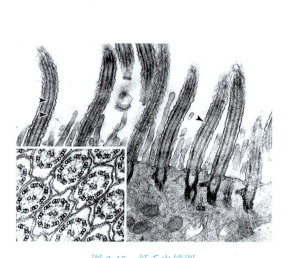

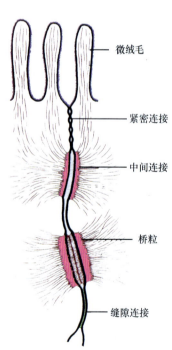

图 3-15　纤毛电镜图　　　　　　图 3-16　细胞连接超微结构模式图
箭头所示为纤毛,左下:横切面;右上:纵切面

（1）紧密连接 tight junction:又称闭锁小带 zonula occludens,位于柱状细胞的侧面顶端,呈箍状。电镜与冷冻蚀刻复型术法研究证明,两个相邻细胞膜外层形成 2~4 个点状融合,细胞间隙消失。融合处是由相邻细胞膜中的镶嵌蛋白彼此相接,形状如拉链(图 3-17)。紧

密连接具有机械性连接作用,此外,它还封闭了细胞间隙,阻止大分子物质由外部进入细胞间隙,具有屏障作用。

(2)**中间连接 intermediate junction**:又称**黏着小带 zonula adherens**,位于紧密连接的下方,呈带状环绕细胞顶部。细胞间隙15~20nm,内有丝状物连接相邻细胞的膜,细胞膜的胞质面有薄层致密物质和微丝,微丝组成终末网。中间连接具有黏着、保持细胞形状和传递细胞收缩力的作用。

(3)**桥粒 desmosome**:又称黏着斑,呈斑状,位于中间连接的下方。细胞间隙20~30nm,其中有低密度的丝状物,并在中间密集交织,形成致密的中线。细胞膜的胞质面有较厚的附着板,由致密物质构成,胞质中有许多直径10nm的角蛋白丝附着于板上,并常折成祥状返回胞质,起固定和支持作用(图3-18)。桥粒是最牢固的连接,多见于易受机械性刺激或摩擦的部位。

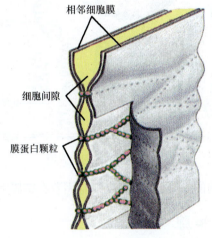

图3-17 紧密连接超微结构模式图

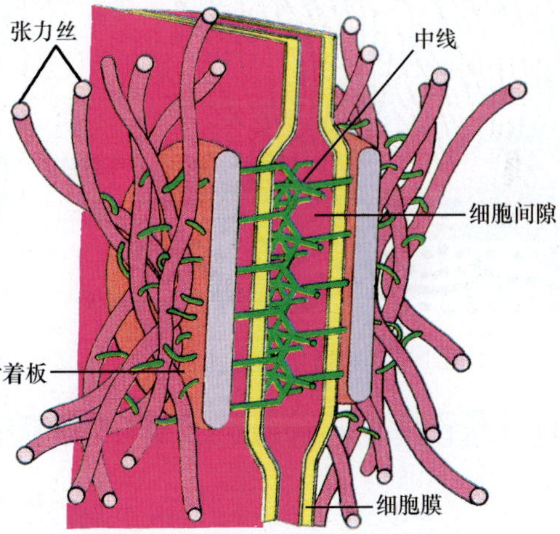

图3-18 桥粒超微结构模式图

(4)**缝隙连接 gap junction**:呈斑状,分布于许多细胞之间。电镜下,连接处的相邻细胞膜高度平行,细胞间隙约3nm,相邻细胞膜间有许多等间隔的连接点,它们是由镶嵌在细胞膜内的6个**连接蛋白 connexin**分子围成的直径约2nm的小管。相邻两细胞膜中的小管对接,管腔相通连,成为细胞间的交通管道(图3-19)。此处

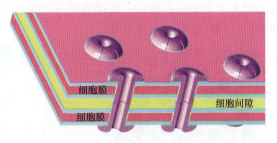

图3-19 缝隙连接超微结构模式图

的电阻很小,便于细胞间进行离子和化学信息交换,协调细胞间的功能活动,位于神经细胞间的缝隙连接称为电突触。

具有两种或两种以上细胞连接的结构,称**连接复合体 junctional complex**。

3. 基底面

(1)**基膜 basement membrane**:是上皮细胞基底面与深部结缔组织之间的一层均质的薄膜。不同部位的基膜薄厚不等,假复层纤毛柱状上皮和复层扁平上皮的基膜较厚,HE染色呈粉红色。在电镜下,基膜分为**基板 basal lamina**和**网板 reticular lamina**两部分。基板是靠近上皮的部分,由上皮细胞分泌产生,厚50~100nm,可分为**透明层 lamina lucida**和**致密层**

lamina densa 两层。紧贴上皮细胞基底面的一薄层电子密度较低,称透明层;其下方电子密度高、较厚的为致密层。构成基板的主要成分有层粘连蛋白、Ⅳ型胶原蛋白和硫酸肝素蛋白多糖等。网板是与结缔组织相接的部分,由结缔组织的成纤维细胞分泌产生,主要由网状纤维和基质构成(图 3-20)。基膜除具有支持、连接和固着作用外,还是半透膜,有利于上皮细胞与深部结缔组织进行物质交换。此外,基膜还能引导上皮细胞移动,影响细胞的增殖和分化。

(2)质膜内褶 plasma membrane infolding:是上皮细胞基底面的细胞膜折向胞质所形成的内褶,内褶之间含有许多纵行的长杆状线粒体(图 3-21)。质膜内褶扩大细胞基底面的表面积,有利于水和电解质的迅速转运。

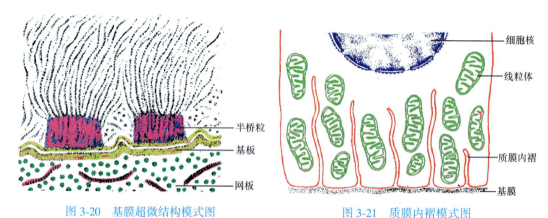

图 3-20　基膜超微结构模式图

图 3-21　质膜内褶模式图

(3)半桥粒 hemidesmosome:半桥粒为桥粒结构的一半,能将上皮细胞固着在基膜上。

二、腺上皮和腺

腺上皮 glandular epithelium 是由腺细胞组成的以分泌功能为主的上皮。腺 gland 是以腺上皮为主要成分的器官。构成腺的分泌细胞称腺细胞 glandular cell。腺细胞的分泌物为液状,含有酶、糖蛋白或激素等。

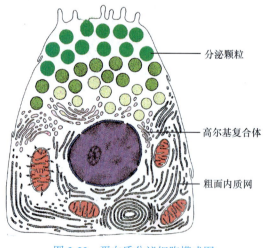

图 3-22　蛋白质分泌细胞模式图

(一)腺细胞的分类

根据腺细胞分泌物的性质将腺细胞分为以下三种。

1. 蛋白质分泌细胞 protein-secreting cell 也称浆液性细胞 serous cell,它构成消化系统中的浆液腺 serous gland,如腮腺、胰腺等。细胞呈锥体形,核圆,着色浅;基底部的细胞质嗜碱性较强,顶部胞质含有许多嗜酸性的酶原颗粒 zymogen granule。电镜下,细胞基底部有丰富的粗面内质网,核上方有发达的高尔基复合体和分泌颗粒。其分泌物为稀薄的液体,含有不同的消化酶(图 3-22)。

2. 糖蛋白分泌细胞 glycoprotein-secreting cell 又称黏液性细胞,它构成**黏液性腺 mucous gland**,杯状细胞就是典型的分泌黏液细胞。糖蛋白分泌细胞呈锥体形,核呈三角形或扁圆形,位于细胞的基底部,胞质内充满染色较浅的黏原颗粒(内含糖蛋白,即黏蛋白),被释放出的黏蛋白与水结合,形成黏液,有润滑和保护上皮的作用(图3-23)。

3. 类固醇分泌细胞 steroid-secreting cell 睾丸、卵巢和肾上腺皮质的内分泌细胞属于此类细胞,其分泌物是类固醇激素。细胞为圆形或多边形,核圆,位于细胞中央,胞质嗜酸性,含有许多小脂滴。电镜下,胞质中含有丰富的滑面内质网和脂滴,线粒体嵴呈管泡状,无分泌颗粒(图3-24)。

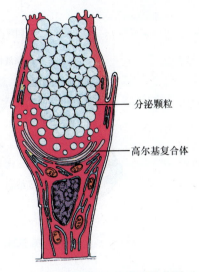

图3-23　糖蛋白分泌细胞模式图

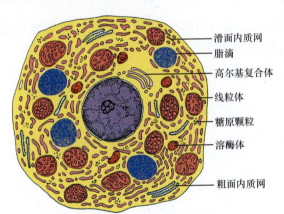

图3-24　类固醇分泌细胞模式图

（标注：滑面内质网、脂滴、高尔基复合体、线粒体、糖原颗粒、溶酶体、粗面内质网）

（图3-23标注：分泌颗粒、高尔基复合体）

（二）外分泌腺与内分泌腺

根据有无导管,可将腺分为**内分泌腺 endocrine gland** 和**外分泌腺 exocrine gland** 两种。其中,内分泌腺无导管,其分泌物直接释放入血液;而外分泌腺有导管,其分泌物经导管排至体表或器官腔内。

按细胞的多少,可将外分泌腺分为单细胞腺(如杯状细胞)和多细胞腺。人体大部分腺为多细胞腺,它可分为**分泌部 secretory portion** 和导管两部分。根据导管有无分支,外分泌腺可分为单腺和复腺,单腺的导管无分支,复腺的导管有分支。按分泌部的形状又可分为管状腺、泡状腺、管泡状腺。按腺细胞分泌物的性质分为浆液性腺、黏液性腺和混合性腺。

1. 导管 管壁由单层或复层上皮构成,直接与分泌部相通连,能排出分泌物,有的导管上皮细胞还可分泌或吸收水和电解质(图3-25)。

2. 分泌部 多由一层腺细胞围成**腺泡 acinus**,中央有腺泡腔。浆液性腺泡由浆液性细胞构成;黏液性腺泡由黏液性细胞构成;混合性腺泡由上述两种腺泡或细胞共同组成,常见的形式是黏液性腺泡的末端有少量浆液性细胞,在切片中呈半月形结构,称**浆半月 serous demilune**。在腺细胞与基膜之间,还可有扁平、多突起的**肌上皮细胞 myoepithelial cell**,其收缩有助于排出分泌物。分泌部完全由浆液性腺泡构成的腺,称**浆液性腺**;完全由黏液性腺泡构成的腺称**黏液性腺**;由三种腺泡共同构成的腺称**混合性腺**(图3-25)。

三、上皮组织的更新与再生

放射自显影研究表明,上皮组织里存在少量未分化的干细胞,在生理状态下,它可以反

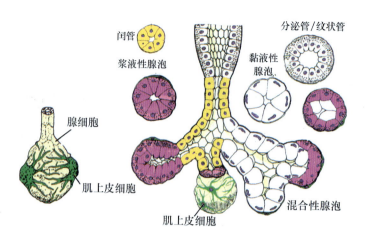

图 3-25　各种腺泡和导管模式图

复分裂增生,产生新细胞。皮肤的表皮、胃肠上皮及其他一些上皮细胞不断死亡脱落,并迅速由新生细胞来补充,此为生理性再生。

　　当上皮组织发生炎症或创伤时,未受损伤的上皮细胞增殖、分化进行修复,这些新生细胞一般是来自于上皮的基底部,迁移到损伤表面,形成新的上皮,此为病理性再生。

（张　莉）

第4章 固有结缔组织

结缔组织 connective tissue 由大量细胞间质和少量细胞构成,是人体内分布最广泛、形式最多样的一种组织。与上皮组织相比,其细胞数量少,细胞间质多,细胞没有极性,血管丰富。细胞的类型和数量随结缔组织类型不同而有差异。细胞间质包括纤维和基质。

结缔组织广泛分布于机体各器官中,具有支持、连接、营养、保护、防御和修复等功能。

广义的结缔组织包括固有结缔组织、软骨组织、骨组织、血液和淋巴。狭义的结缔组织专指固有结缔组织 connective tissue proper,包括疏松结缔组织、致密结缔组织、脂肪组织和网状组织。

第1节 疏松结缔组织

疏松结缔组织 loose connective tissue 又称蜂窝组织 areolar tissue,广泛分布于机体各种器官、组织和细胞之间,起支持、连接、营养、防御和修复等功能。其特点是细胞种类多,散在分布于大量基质内,纤维数量少且排列疏松(图4-1,图4-2)。

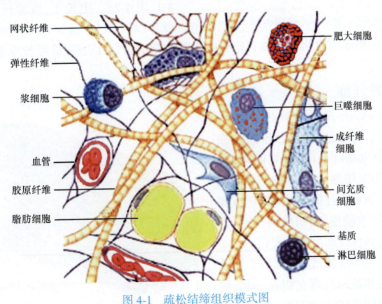

图 4-1　疏松结缔组织模式图

一、纤　　维

疏松结缔组织中含有3种纤维,即胶原纤维、弹性纤维和网状纤维。

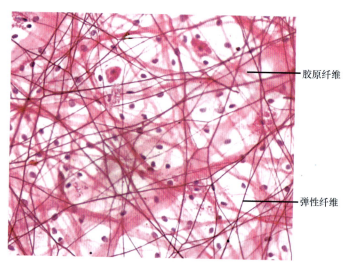

图 4-2　疏松结缔组织光镜图(低倍)

（一）胶原纤维

胶原纤维 collagenous fiber 新鲜时呈白色,故又称白纤维。在疏松结缔组织中分布最广

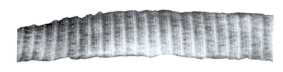

图 4-3　胶原原纤维电镜图

泛、含量最多。在 HE 染色的标本中,胶原纤维呈嗜酸性,成束分布,方向不定,粗细不等,长短不一,呈波浪状并交织成网(图 4-1,图 4-2)。电镜下,胶原纤维由更细的胶原原纤维 collagen fibril 组成,胶原原纤维有 64nm 明暗相间的周期性横纹(图 4-3)。其化学成分是 Ⅰ 型和 Ⅲ 型胶原蛋白,其韧性大,抗拉力强。

（二）弹性纤维

弹性纤维 elastic fiber 新鲜时呈黄色,故又称黄纤维。其含量比胶原纤维少,在 HE 染色标本中也呈红色(图 4-1,图 4-2),但折光性比胶原纤维强,可用特殊的弹性蛋白染色法显示,如地衣红染色后呈紫色或深棕红色。弹性纤维较细,交织成网,断端常卷曲。电镜下,弹性纤维由弹性蛋白 elastin 和微原纤维 microfibril 组成(图 4-4)。弹性纤维富有弹性,和胶原纤维交织在一起,使疏松结缔组织既有弹性又有韧性,有利于组织和器官保持形态和位置的相对固定,又具有一定的可塑性。

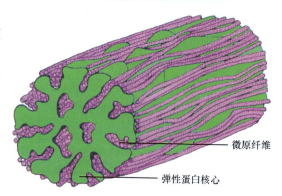

图 4-4　弹性纤维超微结构模式图

（三）网状纤维

网状纤维 reticular fiber 在疏松结缔组织中数量极少,主要分布在网状组织及结缔组

织与其他组织的交界处,还构成淋巴组织、淋巴器官和造血器官的支架。HE 染色的标本上不着色,镀银染色的标本中着棕黑色,又称嗜银纤维 argyrophil fiber。网状纤维细而短,有分支,交织成网(图 4-1)。电镜下也有周期性横纹。网状纤维主要由Ⅲ型胶原蛋白构成。

二、细　　胞

疏松结缔组织的细胞分为相对固定的细胞和可游走的细胞两种类型,相对固定的细胞包括成纤维细胞、脂肪细胞、未分化的间充质细胞。可游走的细胞包括巨噬细胞、浆细胞、肥大细胞及白细胞。

（一）成纤维细胞

成纤维细胞 fibroblast 是疏松结缔组织的主要细胞成分,细胞形态不规则,多突起,细胞轮廓不清;胞质弱嗜碱性;核较大,卵圆形,着色浅,核仁明显(图 4-1,图 4-5)。电镜下,胞质内含丰富的粗面内质网、游离核糖体和发达的高尔基复合体(图 4-6,图 4-7),其功能是合成和分泌细胞间质。

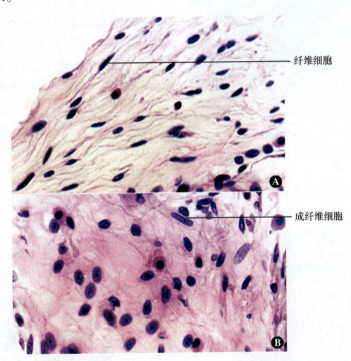

图 4-5　纤维细胞和成纤维细胞光镜图

A. 纤维细胞光镜图,高倍;B. 成纤维细胞光镜图,高倍

处于功能静止状态的成纤维细胞称为纤维细胞 fibrocyte,细胞较小,突起少,呈梭形,核着色深,核仁不明显,胞质弱嗜酸性(图 4-1,图 4-5)。电镜下,细胞器不发达(图4-6)。当机体创伤修复时静止状态的纤维细胞则转变为功能活跃的成纤维细胞。

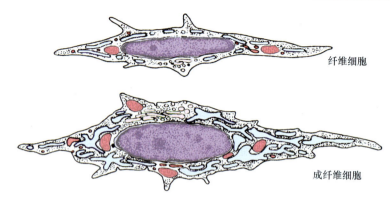

图 4-6　成纤维细胞和纤维细胞超微结构模式图

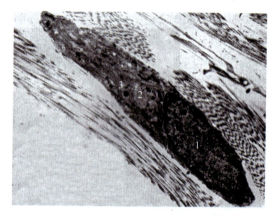

图 4-7　成纤维细胞电镜图

1. 细胞核;2. 高尔基复合体 ;3. 粗面内质网

的变形运动(图 4-8,图 4-9)。

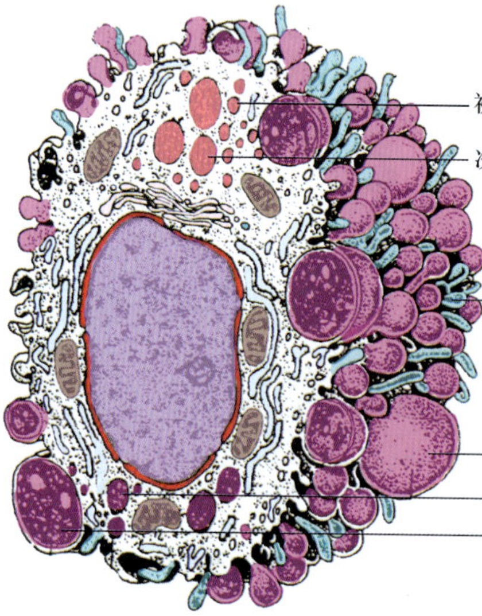

（二）巨噬细胞

巨噬细胞 macrophage 在体内广泛存在,由血液中的单核细胞穿出血管壁后分化而成。巨噬细胞多呈梭形或星形;在炎症、异物等刺激下巨噬细胞可伸出伪足而使其形态不规则;胞质较丰富,多为嗜酸性,内含颗粒状物质或空泡;胞核较小,圆形或肾形,染色较深(图 4-1)。电镜下,可见细胞表面有许多皱褶及微绒毛,还有一些较大的钝性突起(伪足),胞质内含大量溶酶体、吞噬体、吞饮小泡、残余体、吞噬体及发达的高尔基复合体,细胞膜内侧还有许多微丝和微管,参与细胞

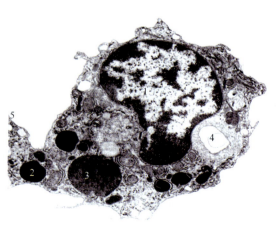

初级溶酶体
次级溶酶体
微绒毛
空泡
残余体
吞噬体

图 4-8　巨噬细胞模式图

图 4-9　巨噬细胞电镜图

1. 细胞核;2. 溶酶体;3. 次级溶酶体;4. 空泡;5. 伪足

　　巨噬细胞的主要功能如下。①趋化性和变形运动:当机体某些部位发生炎性病变时,病变组织及病菌产生的一些化学物质能刺激巨噬细胞使之产生活跃的变形运动,聚集于病变部位,此类化学物质称为趋化因子 chemotactic factor。巨噬细胞的这种向趋化因子定向移动的特性称趋化性 chemotaxis。②吞噬作用 phagocytosis:巨噬细胞有很强的吞噬功能,能吞噬细菌、异物、溢出血管的红细胞、衰老死亡细胞的碎片及肿瘤细胞等。③抗原呈递作用 antigen presenting:巨噬细胞吞噬抗原后,对抗原物质进行加工或酶解处理,并将抗原信息呈递给淋巴细胞,使其受到激活,促使其增殖、分化、产生抗体或致敏淋巴细胞,进而发挥免疫效应。④分泌作用:巨噬细胞能分泌数十种生物活性物质。

（三）浆细胞

　　浆细胞 plasma cell 圆形或卵圆形;胞质丰富,嗜碱性,核旁可见一淡染区;细胞核圆形,偏向细胞的一侧,核仁明显,异染色质呈团块状紧靠核膜内侧,辐射状排列,形似车轮(图4-1,图4-10)。电镜下,胞质内有大量平行排列的粗面内质网、游离的核糖体及发达的高尔基复合体(图4-11)。浆细胞由血液中的 B 淋巴细胞接受抗原刺激后转化而来,合成与分泌免疫球蛋白,即抗体,参与机体的体液免疫反应。

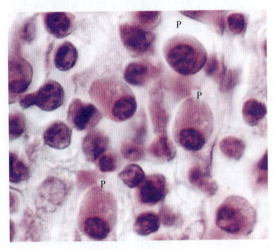

图 4-10　浆细胞光镜图(高倍)

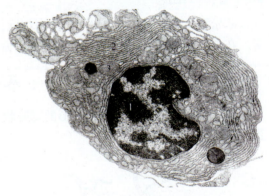

图 4-11　浆细胞电镜图
1. 细胞核;2. 粗面内质网;3. 线粒体

（四）肥大细胞

　　肥大细胞 mast cell 体积较大,呈圆形或椭圆形,胞质内充满粗大的嗜碱性和异染性颗粒(如可被甲苯胺蓝染成紫红色),颗粒呈水溶性;胞核小而圆,位于中央,着色浅(图4-1,图4-12)。电镜下,肥大细胞表面有微绒毛,胞质内含有大量分泌颗粒(图4-13)。

　　肥大细胞的胞质内含有白三烯,颗粒内含有肝素、组胺和嗜酸粒细胞趋化因子等物质。肝素具有抗凝血的作用。白三烯和组胺可使毛细血管扩张和通透性增加。肥大细胞参与过敏反应。

（五）脂肪细胞

　　脂肪细胞 fat cell 体积较大,呈圆球形或互相挤压成多边形。胞质被一个大脂滴挤到细胞周缘,成为很薄的一层包绕脂滴;细胞核扁圆形,被挤向细胞的一侧而呈"金戒指状"(图

4-1)。脂肪细胞能合成和储存脂肪,参与脂代谢。

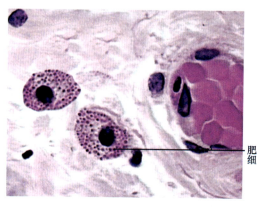

图 4-12　肥大细胞光镜图(高倍)

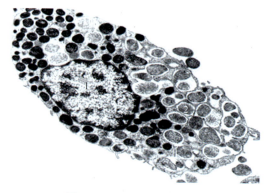

图 4-13　肥大细胞电镜图
1. 细胞核;2. 分泌颗粒

（六）未分化的间充质细胞

未分化的间充质细胞 undifferentiated mesenchymal cell 形状与成纤维细胞相似,在 HE 染色的标本中不易辨认,是保留在成人结缔组织内的干细胞。

（七）白细胞

疏松结缔组织内常见数量不定的白细胞,这些细胞来自血液,如嗜酸粒细胞、单核细胞等。在炎症的部位,大量中性粒细胞可穿出血管,行使防御功能。

三、基　质

基质 ground substance 呈无定形的凝胶状,填充在细胞和纤维之间,其化学成分主要为蛋白多糖、糖蛋白及组织液。

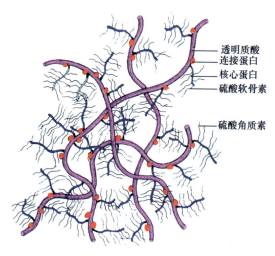

透明质酸
连接蛋白
核心蛋白
硫酸软骨素

硫酸角质素

图 4-14　分子筛结构模式图

如细菌、异物等不能通过,具有局部屏障作用。

（一）蛋白多糖

蛋白多糖 proteoglycan 由蛋白质和糖胺多糖结合而成,以多糖为主。蛋白质包括核心蛋白和连接蛋白,糖胺多糖包括透明质酸、硫酸软骨素、硫酸角质素等。蛋白多糖以透明质酸为核心,形成一种稳定的蛋白多糖聚合体。透明质酸是一种曲折盘绕的长链大分子,长达 2.5μm。其他糖胺多糖则以核心蛋白为中心向外呈辐射状排列,构成蛋白多糖亚单位,每个蛋白多糖亚单位再通过连接蛋白将其与透明质酸结合在一起,构成蛋白多糖聚合体,形成多微孔的筛状结构,称为分子筛(图 4-14)。分子筛只允许小于孔隙的物质通过,便于血液与细胞之间进行物质交换;大于孔隙的物质,

（二）糖蛋白

糖蛋白 glycoprotein 是以蛋白质为主并附有多糖的一类生物大分子。包括纤维粘连蛋白、层粘连蛋白和软骨粘连蛋白等。

（三）组织液

组织液 tissue fluid 由从毛细血管动脉端渗出的水和一些小分子物质组成，经过组织内的物质交换后，再通过毛细血管静脉端或毛细淋巴管吸收入血液或淋巴内。组织液是细胞摄取营养物质和排出代谢产物的中介，是细胞赖以生存的内环境。正常情况下，组织液不断循环更新，保持动态平衡。一旦这种动态平衡遭到破坏，基质中的组织液含量就会增多或减少，导致组织脱水或组织水肿。

（张　萍）

第2节　致密结缔组织

致密结缔组织 dense connective tissue 是一种以纤维成分为主的固有结缔组织，纤维粗大，排列致密，以支持和连接为其主要功能，细胞和基质成分很少。根据纤维的性质和排列方式不同分为规则致密结缔组织、不规则致密结缔组织和弹性组织。

一、规则致密结缔组织

规则致密结缔组织 regular dense connective tissue 的特点是大量密集成束的胶原纤维平行排列成束，束间有形态特殊的成纤维细胞，沿其长轴成行排列，其胞体伸出多个突起插入纤维束之间，细胞边缘不清，称为腱细胞 tendon cell（图 4-15）。构成肌腱和腱膜。

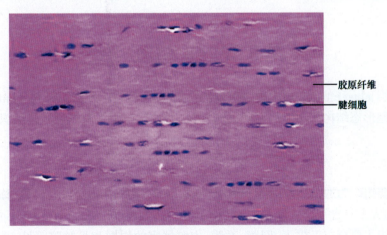

图 4-15　规则致密结缔组织光镜图（高倍）

二、不规则致密结缔组织

不规则致密结缔组织 irregular dense connective tissue 的特点是粗大的胶原纤维纵横交织，排列紧密，纤维之间的细胞成分较少。主要分布于皮肤的真皮、硬脑膜、巩膜及一些器官的被膜等（图 4-16）。

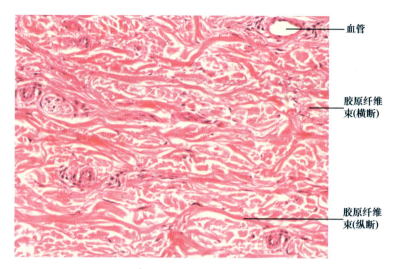

图 4-16　不规则致密结缔组织光镜图(高倍)

三、弹 性 组 织

弹性组织 elastic tissue 是以弹性纤维为主的致密结缔组织。粗大的弹性纤维平行排列成束,如黄韧带和项韧带,以适应脊柱运动;或编织成膜状,如弹性动脉管壁上的弹性膜,以缓冲血流压力。

机体内还有一些部位,是疏松结缔组织与致密结缔组织之间的过渡形态,如消化道和呼吸道黏膜的结缔组织,常称为细密结缔组织。

（张　萍）

第3节　脂肪组织

脂肪组织 adipose tissue 由大量脂肪细胞聚集而成,疏松结缔组织将其分隔成脂肪小叶。根据脂肪细胞形态结构和功能的不同,分为黄(白)色脂肪组织和棕色脂肪组织两种类型。

一、黄白色脂肪组织

黄色脂肪组织为通常所称的脂肪组织,呈黄色,在某些哺乳动物呈白色,称白色脂肪组织,其细胞内大多只含一个大脂滴,故又称单泡脂肪细胞 unilocular adipose cell(图 4-17)。黄色脂肪组织主要分布于皮下、网膜、系膜、内脏器官的周围和骨髓腔等处,是人体最大的能量储存库,并具有维持体温、缓冲、保护、支持和填充等作用。

二、棕色脂肪组织

棕色脂肪组织 brown adipose tissue 呈棕色,因脂肪细胞胞质中含有多个分散的小脂滴又称为多泡脂肪细胞 multilocular adipose cell,胞核呈圆形或椭圆形,多位于中央(图 4-18)。

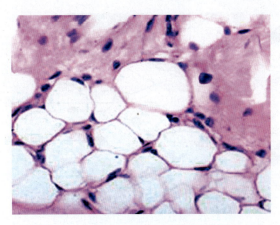

图 4-17　黄色脂肪组织光镜图(高倍)

新生儿时期,棕色脂肪分布比较广泛,随着年龄的增大,棕色脂肪迅速减少,成人极少。其主要功能是为机体提供热能。

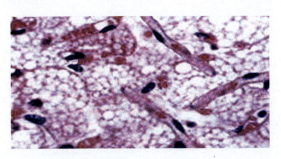

图 4-18　棕色脂肪组织光镜图(高倍)

第 4 节　网 状 组 织

网状组织 reticular tissue 由网状细胞、网状纤维和基质构成。网状细胞呈星形,多突起,相邻细胞的突起互相连接成网;胞质较多,弱嗜碱性;胞核较大,圆形或卵圆形,着色浅,核仁明显(图 4-19,图 4-20)。网状细胞产生网状纤维,其纤维常沿网状细胞的胞体和突起分布,并交织成网,成为网状细胞依附的支架。

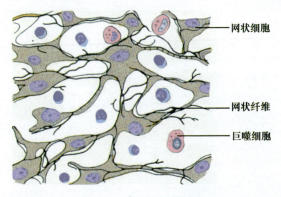

图 4-19　网状组织模式图

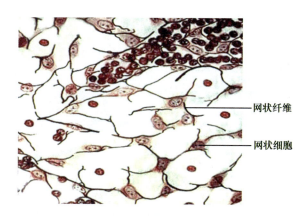

网状纤维

网状细胞

图 4-20　网状组织(镀银染色,高倍)

　　网状组织在机体内不单独存在,而是参与构成造血组织和淋巴组织,为血细胞的发生和淋巴细胞的发育提供适宜的微环境。

(张　萍)

第5章 软骨和骨

第1节 软 骨

软骨 cartilage 由软骨组织及软骨膜构成。软骨组织由软骨细胞、软骨基质和埋于基质中的纤维组成。根据所含纤维成分的不同,软骨分为透明软骨 hyaline cartilage、弹性软骨 elastic cartilage 和纤维软骨 fibrocartilage 三种类型。

一、透明软骨

新鲜状态下的透明软骨呈淡蓝色半透明状,略有弹性。分布较广,成人的肋软骨,关节软骨,鼻、喉、气管的软骨及胚胎早期的暂时骨架都是透明软骨。

（一）透明软骨组织的结构

1. 软骨细胞 chondrocyte 位于软骨基质中,所在的腔隙称为软骨陷窝 cartilage lacuma。软骨细胞的形态和分布有一定的规律性。靠近软骨膜的软骨细胞体积较小,扁椭圆形,单个分布,是幼稚的软骨细胞。越靠近软骨中部,软骨细胞越接近圆形,细胞越成熟。在软骨中部,软骨细胞多成群分布,每群 2~8 个细胞,这些细胞是由同一幼稚软骨细胞分裂增殖而来的,称为同源细胞群 isogenous group(图 5-1)。光镜下,软骨细胞的核呈圆形或卵圆形,染色较浅,核仁 1~2 个,胞质弱嗜碱性(图 5-2)。电镜下,细胞质含有丰富的粗面内质网和发达的高尔基复合体,线粒体少而糖原和脂滴较多。软骨细胞能合成和分泌软骨组织的基质和纤维。

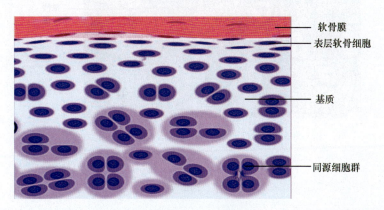

图 5-1　透明软骨模式图

软骨膜
表层软骨细胞
基质
同源细胞群

2. 软骨基质 cartilage matrix 呈凝胶状,化学成分主要是蛋白多糖,还含有一定量的蛋白质(连接蛋白)和糖蛋白(纤维粘连蛋白等)。基质成分的立体构型与疏松结缔组织相似,也是以透明质酸分子为主干,形成分子筛。软骨陷窝周围硫酸软骨素含量较多,嗜碱性较强,称为软骨囊 cartilage capsule。软骨组织内无血管,但由于基质结合着大量的水,通透

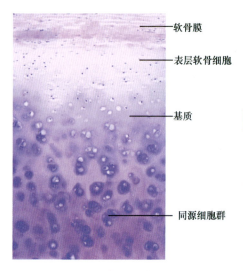

图 5-2　透明软骨光镜图(低倍)

性强,营养物质可通过渗透进入软骨组织。

3. 纤维　透明软骨组织内的纤维成分是由Ⅱ型胶原蛋白组成的胶原原纤维,没有明显的横纹。由于胶原原纤维直径很小,且其折光率与基质的折光率相近,因此在光镜下难以辨认。

(二) 软骨膜

除关节软骨外,软骨组织表面被覆薄层结缔组织,称为软骨膜 perichondrium(图 5-1,图 5-2)。软骨膜分为两层,外层含较多致密的胶原纤维,主要起保护作用。内层纤维疏松而细胞较多,其中有骨原细胞,可增殖分化为成软骨细胞进而形成软骨细胞,与软骨的生长有关。软骨膜内含血管、淋巴管和神经,血管供给营养,软骨细胞通过基质与血管进行物质交换并运走代谢产物。

二、弹　性　软　骨

弹性软骨分布于耳郭、会厌等处。新鲜时呈黄色,具有较强的弹性,其结构与透明软骨相似,基质中含有大量的弹性纤维,交织成网(图 5-3)。

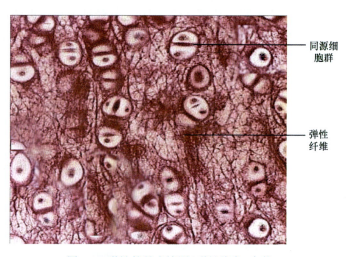

图 5-3　弹性软骨光镜图(弹性染色,高倍)

三、纤　维　软　骨

纤维软骨分布于椎间盘、关节盘和耻骨联合等处,新鲜时呈乳白色。软骨基质中含大量由Ⅰ型胶原蛋白组成的平行或交织排列的胶原纤维束,软骨细胞单个、成对或成行分布于纤维束之间,一般无软骨膜。纤维软骨具有较大的韧性,可对抗压力,耐受摩擦(图 5-4)。

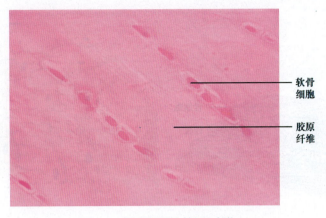

图 5-4 纤维软骨光镜图(高倍)

（田　鹤）

第2节 骨

骨是构成骨骼的器官,由骨组织和骨膜构成,骨内含有骨髓腔,腔内充满骨髓。骨具有支持、保护及参与身体运动等功能。体内 99% 的钙以羟基磷灰石的形式储存于骨内,骨是人体最大的钙库,参与钙、磷的代谢。此外,骨髓是生成血细胞的部位。

一、骨　组　织

骨组织 osseous tissue 是人体最坚硬的组织之一,由细胞和大量钙化的细胞间质构成,钙化的细胞间质称为骨基质。

◤ (一) 骨基质

骨基质 bone matrix 包括无机质和有机质,二者的比例随年龄而变化,儿童时各占一半;成人骨组织中有机质约占 1/3,无机质占 2/3;在老年人中,无机质占 4/5,有机质占 1/5。

有机质包括大量胶原纤维和少量基质。胶原纤维约占有机质的 90%,由 I 型胶原蛋白构成。基质呈凝胶状,主要成分是糖胺多糖和多种糖蛋白,如骨钙蛋白 osteocalcin、骨粘连蛋白 osteonectin 等,它们参与胶原纤维与骨盐的结合及细胞和基质的黏附,并调节骨的钙化和钙离子的传递。

无机质又称骨盐,主要成分是细针状的羟基磷灰石 $[Ca_{10}(PO_4)_6(OH)_2]$ 结晶。

在骨基质中,胶原纤维成层平行排列,且与骨盐晶体和基质紧密结合,形成薄板状的结构,称为骨板 bone lamella(图 5-5)。同一层骨板内的纤维相互平行,相邻两层骨板内的纤维相互垂直,这一结构特点使骨既坚硬又有韧性。在骨板内或骨板之间存在一些小的腔隙,称为骨陷窝 bone lacuna,它是骨细胞胞体所在之处。从骨陷窝发出许多放射状的细长小管,称为骨小管 bone canaliculus,骨小管使相邻的骨陷窝相互通连,骨细胞的突起位于骨小管内(图 5-6)。

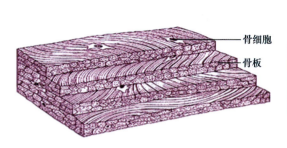

图 5-5 骨板模式图

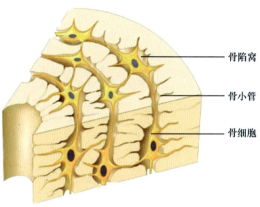

图 5-6 骨陷窝和骨小管模式图

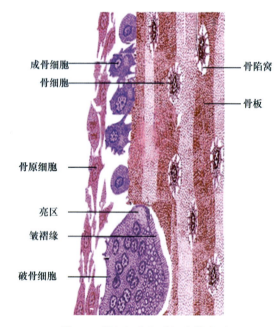

图 5-7 骨组织中各种细胞模式图

（二）骨组织的细胞

骨组织中的细胞有骨原细胞、成骨细胞、骨细胞和破骨细胞四种。骨细胞最多，位于骨基质内，其他几种细胞均分布在骨组织的边缘（图 5-7）。

1. 骨原细胞 osteoprogenitor cell 位于骨膜内。细胞呈梭形，体积小，核椭圆形，胞质弱嗜碱性，细胞器少，仅含少量核糖体和线粒体（图 5-7）。骨原细胞是一种干细胞，当骨组织生长和改建或骨折愈合时，骨原细胞分裂活跃，并分化为成骨细胞。

2. 成骨细胞 osteoblast 由骨原细胞分化而来，分布于成骨活跃的骨组织表面，常排成一层，胞体较大，立方形或矮柱状，细胞核大而圆，核仁明显，胞质嗜碱性（图 5-7，图 5-8）。电镜下可见大量粗面内质网、丰富的游离核糖体和发达的高尔基复合体。成骨细胞表面有许多细小突起，可与邻近的成骨细胞或骨细胞的突起形成缝隙连接，协调众多细胞的功能活动（图 5-9）。成骨细胞合成和分泌胶原纤维和基质，形成类骨质 osteoid；同时，还向类骨质中释放基质小泡 matrix vesicle。基质小泡的膜上有钙结合蛋白、碱性磷酸酶等，小泡内含小的钙盐结晶。基质小泡在类骨质钙化过程中发挥重要的作用。当成骨细胞被类骨质包埋后，便成为骨细胞。此外，成骨细胞还分泌骨基质中的特异

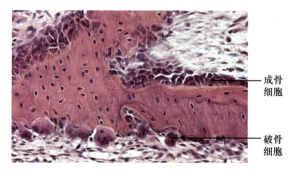

图 5-8 成骨细胞和破骨细胞光镜图（高倍）

性糖蛋白和一些生长因子,调节骨组织的生长、吸收和代谢。

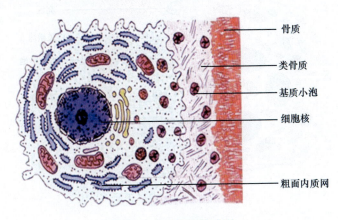

图 5-9 成骨细胞模式图

3. 骨细胞 osteocyte 单个分散于骨板内或骨板之间,细胞体积较小,呈扁椭圆形,核扁圆形,染色深,胞质嗜碱性,各种细胞器均不发达(图 5-7,图 5-10,图 5-11)。骨细胞的胞体位于骨陷窝内,自胞体发出许多细长突起,位于骨小管内。相邻骨细胞的突起形成缝隙连接,传递信息。骨陷窝和骨小管内含组织液,可营养骨细胞并带走代谢产物。

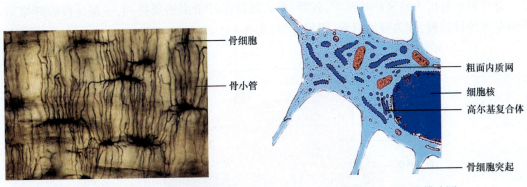

图 5-10 骨细胞光镜图(骨磨片,高倍) 　　图 5-11 骨细胞模式图

4. 破骨细胞 osteoclast 数量少,常位于骨组织表面被吸收形成的小凹陷内。由于破骨细胞由多个单核细胞融合而成,因而胞体巨大,直径约100μm,含2~50个细胞核,胞质嗜酸性,细胞器丰富(图 5-7,图 5-8)。功能活跃的破骨细胞贴近骨基质的一侧有**皱褶缘 ruffled border**,电镜下为许多不规则并分支的微绒毛。皱褶缘周围的环形胞质区稍隆起,富含微丝而无其他细胞器,电子密度低,称为亮区。皱褶缘深部胞质含大量初级溶酶体、吞饮小泡和次级溶酶体(图 5-12)。

破骨细胞有溶解和吸收骨基质的作用。当其功能活跃时,亮区紧贴骨基质表面,形成一道环形围堤,使皱褶区成为封闭的溶骨微环境。破骨细胞向此区释放多种有机酸和水解酶,溶解骨盐,分解有机成分,溶解产物经皱褶缘吸收,在溶酶体进行消化。

二、长　骨

长骨由骨膜、骨密质、骨松质、关节软骨及骨髓等构成(图 5-13)。

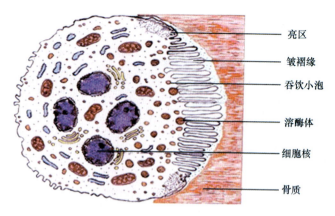

图 5-12 破骨细胞模式图

（一）骨膜

除关节软骨外，在骨的内、外表面均覆盖一层结缔组织，分别称为骨内膜和骨外膜。骨内膜 endosteum 由薄层疏松结缔组织和一层骨原细胞组成，位于骨髓腔面、骨小梁和中央管及穿通管的表面，主要功能是营养骨组织，为骨的生长和修复提供成骨细胞。骨外膜 periosteum 较厚，分为内、外两层。内层薄，主要为疏松结缔组织，血管、神经丰富，含大量骨原细胞。骨外膜的外层为致密结缔组织，较厚，粗大的胶原纤维束密集排列，一部分胶原纤维束横向穿入外环骨板，称为穿通纤维，固定骨膜（图 5-13）。

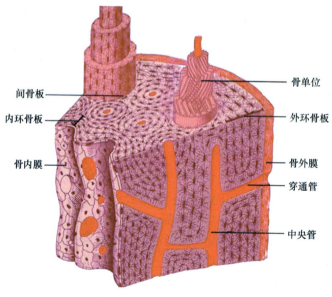

图 5-13 长骨骨干模式图

（二）骨密质

骨密质 compact bone 分布于骨干和骨骺的外侧面，其中的骨板排列规律，按骨板的排列方式可分为环骨板、骨单位和间骨板。骨密质中有一些小的管道，含有血管和神经等（图 5-13）。

1. 环骨板 circumferential lamella 是环绕骨干外表面和内表面的骨板,分别称外环骨板 outer circumferential lamella 和内环骨板 inner circumferential lamella。外环骨板较厚,10~20层,较整齐,最外层与骨外膜相贴(图5-13,图5-14)。内环骨板较薄,仅由几层不规则的骨板组成,内面衬有骨内膜(图5-13)。内、外环骨板内均有垂直或斜穿骨板的管道,称穿通管 perforating canal,与中央管相通连,内含血管、神经等(图5-13)。

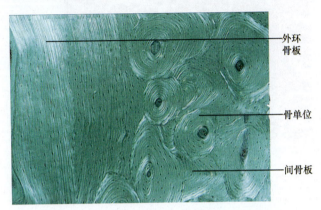

外环
骨板

骨单位

间骨板

图5-14 长骨骨干光镜图(孔雀绿染色,低倍)

2. 骨单位 osteon 又称哈弗斯系统 Haversian system,位于内、外环骨板之间,数量最多,是构成长骨骨干的主要结构。骨单位的长轴与骨干的纵轴平行,呈圆筒状,由4~20层同心圆排列的骨板围绕中央管构成(图5-13~图5-15)。骨单位表面有一层黏合质,是含骨盐较多而胶原纤维很少的骨基质,在横断的骨磨片上呈折光很强的轮廓,称黏合线(图5-15)。骨单位内的骨小管相互连通,最内层的骨小管开口于中央管,形成血管系统与骨细胞之间营养物质和气体交换的通路。骨单位最外层的骨小管在黏合线以内反折,与相邻骨单位的骨小管不相通。

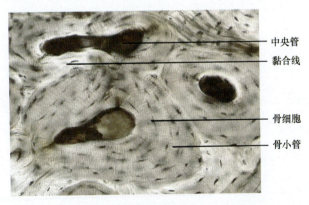

中央管

黏合线

骨细胞

骨小管

图5-15 骨单位光镜图(骨磨片,高倍)

3. 间骨板 interstitial lamella 位于骨单位之间或骨单位与环骨板之间,是一些不规则平行排列的骨板。间骨板是骨生长和改建过程中未被吸收的骨单位或内、外环骨板的残留部分(图5-13,图5-14)。

(三) 骨松质

骨松质 spongy bone 位于长骨的骨骺和骨干的内侧面,由大量骨小梁构成。骨小梁呈针状、片状或不规则的细杆状,由若干层不甚规则的骨板平行排列组成。骨小梁相互连接形成多孔的网架,网眼大小不一,但肉眼均可分辨,网眼内充填着骨髓和神经等(图5-16)。

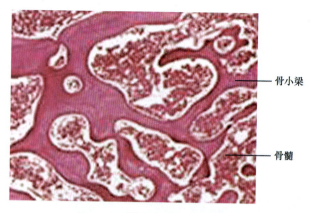

图5-16　骨松质光镜图(高倍)

(田　鹤)

第6章 肌 组 织

肌组织 muscle tissue 主要由肌细胞构成。肌细胞间有少量结缔组织、血管、淋巴管和神经。肌细胞呈细长纤维状,又称肌纤维 muscle fiber,肌细胞的细胞膜称肌膜 sarcolemma,细胞质称肌浆或肌质 sarcoplasm。根据肌细胞的结构和功能,肌组织分为骨骼肌、心肌和平滑肌。骨骼肌和心肌的肌纤维上有明暗相间的横纹,又称横纹肌;而平滑肌的肌纤维上没有明暗相间的横纹,又称非横纹肌。骨骼肌受躯体神经支配,属随意肌;心肌和平滑肌受自主神经支配,属不随意肌。

第1节 骨 骼 肌

骨骼肌 skeletal muscle 借助肌腱或腱膜附着于骨骼上。许多骨骼肌纤维由结缔组织结合在一起构成肌肉。整块肌肉外面包裹的结缔组织称为肌外膜 epimysium,肌外膜的结缔组织伸入肌内,将肌纤维分隔成大小不等的肌束,并形成肌束膜 perimysium,每条肌纤维的外面都有一薄层结缔组织,称为肌内膜 endomysium(图6-1)。

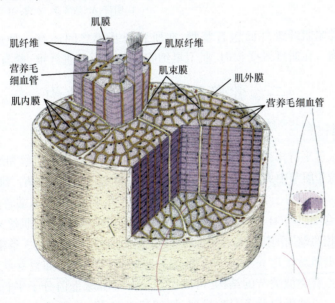

图6-1 骨骼肌结构模式图(白咸勇和谌宏鸣,2007)

一、骨骼肌纤维的光镜结构

骨骼肌纤维呈长圆柱状,直径10~100μm,长短不一,大多在1~40mm。一条肌纤维内含有多个细胞核,数量可达几十个甚至几百个,核呈扁椭圆形,位于肌膜下方(图6-2)。在肌质中有大量沿其长轴平行排列的肌原纤维 myofibril，呈细丝状，直径 1~2μm。每条肌原纤维上都有明暗相间排列的带，即明带和暗带。各条肌原纤维的明带和暗带都整齐地排列在同一平面上，使骨骼肌纤维在纵切面上呈现明暗相间的周期性横纹。明带又称 I 带，暗带又称 A 带。明带中央有一条深色的线，称 Z 线。暗带中央有一条浅色窄带，称 H 带，H 带中央有一条深色的线，称 M 线。相邻两条 Z 线之间的一段肌原纤维称为肌节 sarcomere。每个肌节包括 1/2 I 带+A 带+1/2 I 带，肌节的长度为 1.5~3.5μm。肌节是骨骼肌纤维结构和功能的基本单位（图 6-3）。

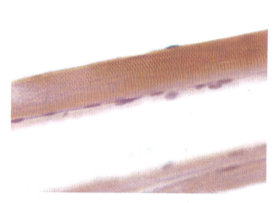

图 6-2　骨骼肌纤维光镜图（低倍）

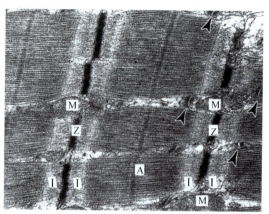

图 6-3　骨骼肌纤维电镜图

I. 明带；A. 暗带；Z. Z 线；M. M 线；▲. 细胞核

此外，每条骨骼肌纤维外面包有基膜，在肌膜与基膜之间还有一种扁平、多突起的细胞，称肌卫星细胞。在肌纤维受损时，肌卫星细胞可分化形成肌纤维，参与肌纤维的修复。

二、骨骼肌纤维的超微结构

（一）肌原纤维

肌原纤维由大量平行排列的肌丝 myofilament 组成。肌丝分为粗肌丝和细肌丝两种。粗肌丝 thick filament 位于肌节中央，贯穿 A 带，中央固定在 M 线上，两端游离。细肌丝 thin filament 位于肌节的两侧，一端附着于 Z 线，另一端伸入粗肌丝之间，与之平行，末端游离，止于 H 带的边缘。因此，明带只含细肌丝，H 带只含有粗肌丝，H 带两侧的暗带既有细肌丝又有粗肌丝。在横断面上，可见每条粗肌丝周围排列着 6 条细肌丝，每条细肌丝周围排列着 3 条粗肌丝。

粗肌丝主要由肌球蛋白 myosin 分子组成。肌球蛋白分子形如豆芽状，分头部和杆部，在头和杆的连接点有类似关节的结构，可以屈动。大量肌球蛋白分子平行排列，集合成束，组成一条粗肌丝。肌球蛋白分子对称排列，杆部朝向 M 线，头部朝向 Z 线并突出于粗肌丝表面，形成电镜下可见的横桥。肌球蛋白的头部具有 ATP 酶的活性并能与 ATP 结合，当头部与细肌丝肌动蛋白接触时，ATP 酶被激活，分解 ATP 并释放能量，使横桥屈动。

细肌丝由肌动蛋白 actin、原肌球蛋白 tropomyosin 和肌钙蛋白 troponin 三种蛋白质构成。肌动蛋白是细肌丝的主要结构蛋白，由球形的肌动蛋白单体互相连接，呈串珠状，并形成双股螺旋链。每个肌动蛋白单体都有一个能与粗肌丝的肌球蛋白头部相结合的位点，具有一定的极性。原肌球蛋白分子细长呈丝状，由两条多肽链互相缠绕而形成双股螺旋状分子。

原肌球蛋白分子首尾相连,位于肌动蛋白的双股螺旋链的浅沟内。一个原肌球蛋白分子上附有一个肌钙蛋白分子。肌钙蛋白由三个球形的亚单位构成,分别为肌钙蛋白 T 亚单位(TnT)、肌钙蛋白 I 亚单位(TnI)和肌钙蛋白 C 亚单位(TnC)。其中,TnT 能与原肌球蛋白结合,将肌钙蛋白固定在原肌球蛋白分子上。TnC 能与 Ca^{2+} 相结合,引起肌钙蛋白分子构型发生改变。TnI 能抑制肌动蛋白和肌球蛋白相结合(图 6-3,图 6-4)。

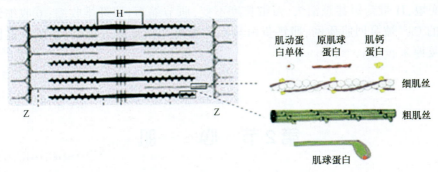

图 6-4　骨骼肌纤维分子结构模式图

（二）横小管

　　横小管 transverse tubule 是肌膜垂直于肌纤维长轴向细胞内凹陷形成的管状结构,又称 T 小管。横小管位于明带和暗带交界处,环绕在每条肌原纤维的表面。在每条肌原纤维内,同一水平面的横小管分支吻合并开口于肌纤维表面(图 6-5)。因此可将肌膜的兴奋通过横小管迅速传到肌纤维内部,引起肌纤维收缩。

（三）肌质网

　　肌质网 sarcoplasmic reticulum 是肌纤维中特化的滑面内质网。肌质网位于相邻的两个横小管之间,包绕在每条肌原纤维的周围,其中部为相互连通的纵行小管,称纵小管 longi-tudinal tubule。纵小管末端扩大呈扁囊状,互

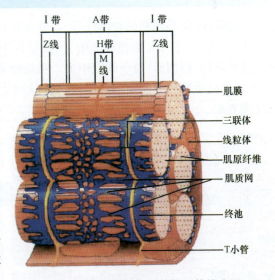

图 6-5　骨骼肌纤维超微结构立体模式图

相连通,并与横小管平行且紧密相贴,称终池(terminal cisternae)。横小管与两侧的终池共同形成三联体 triad(图 6-5)。此部位可将兴奋从肌膜传递到肌质网膜。肌质网膜有 Ca^{2+} 泵和 Ca^{2+} 通道。Ca^{2+} 泵能逆浓度差把肌质中的 Ca^{2+} 泵入肌质网内储存。当肌质网接受兴奋时,Ca^{2+} 通道开放,使肌质网内储存的 Ca^{2+} 释放到肌质内。

　　此外,肌原纤维之间有大量线粒体、糖原及少量脂滴,肌质中还有能与氧结合的肌红蛋白,可为线粒体提供在产生 ATP 过程中所需的氧。

三、骨骼肌纤维收缩机制

　　骨骼肌纤维的收缩机制为肌丝滑动原理,其主要过程:①运动神经末梢将神经冲

动传至肌膜;②肌膜去极化,冲动通过横小管迅速传向终池,使终池释放 Ca^{2+} 到肌质内;③Ca^{2+} 与肌钙蛋白 TnC 结合,引起肌钙蛋白分子构型发生变化,进而使原肌球蛋白的位置发生改变,暴露出肌动蛋白单体上的结合位点;④肌球蛋白头上的位点与肌动蛋白上的位点迅速结合,肌球蛋白头上的 ATP 酶被激活,分解 ATP 并释放能量,肌球蛋白的头部发生屈动,将肌动蛋白向 M 线牵拉;⑤细肌丝在粗肌丝之间向 M 线滑动,使 I 带变短,H 带变短甚至消失,A 带长度不变,肌节缩短,肌纤维收缩;⑥收缩结束后,肌质内的 Ca^{2+} 被泵回肌质网,肌钙蛋白与 Ca^{2+} 解离并恢复原来构型,细肌丝退回原位,肌节恢复原来长度。

(田　娟)

第2节　心　　肌

心肌 cardiac muscle 分布于心壁和邻近心的大血管壁上,其收缩具有自动节律性。

一、心肌纤维的光镜结构

心肌纤维呈不规则的短圆柱状,有分支并互相连接成网。心肌纤维的连接处称闰盘 intercalated disk。在 HE 染色标本中,闰盘呈深染的阶梯状线条。心肌纤维的细胞核多为一个,偶见双核,卵圆形,位于细胞中央。肌质较丰富,内含线粒体、糖原、少量脂滴和脂褐素。心肌纤维呈明暗相间的周期性横纹,属横纹肌,但其肌原纤维和横纹都不如骨骼肌纤维明显(图 6-6)。

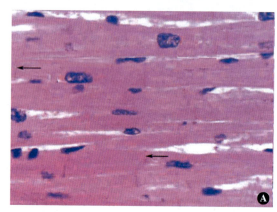
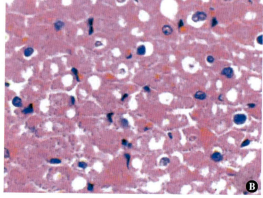

图 6-6　心肌纤维光镜图(低倍)

A. 纵断面;B. 横断面;

←指示闰盘

二、心肌纤维的超微结构

心肌纤维的超微结构与骨骼肌纤维相似,也含有粗、细肌丝并组成肌节。心肌纤维的超微结构特点是:①肌原纤维粗细不等、界线不清,主要是因为肌原纤维之间存在大量的线粒体及横小管、肌质网所致;②横小管较粗,位置相当于Z线水平;③肌质网稀疏,纵小管和终池不如骨骼肌发达,横小管多与一侧的终池紧贴形成二联体 diad,因此,心肌纤维的储钙能力低,收缩前尚需从细胞外摄取Ca^{2+};④闰盘位于Z线水平,横向连接的部分有中间连接和桥粒,加强了细胞间连接的牢固性;在纵向连接的部分有缝隙连接,便于细胞间信息的直接传导,保证心肌纤维整体同步收缩(图6-7)。心房肌纤维还具有内分泌功能,分泌的心钠素具有排钠、利尿、扩血管和降血压的作用。

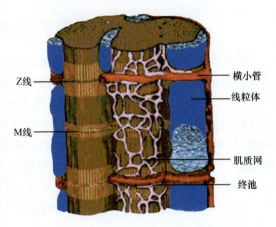

图6-7 心肌纤维超微结构立体模式图

图中标注:
Z线
M线
横小管
线粒体
肌质网
终池

(田 娟)

第3节 平 滑 肌

平滑肌 smooth muscle 主要由平滑肌纤维构成,广泛分布于血管和许多内脏器官,如胃肠道、呼吸道、泌尿生殖管道等。

一、平滑肌纤维的光镜结构

平滑肌纤维一般呈长梭形,长短不一。细胞核位于细胞中央,呈杆状或椭圆形,着色较深,可见1~2个核仁。细胞质嗜酸性,内无肌原纤维,不形成明显的肌节,因此无横纹(图6-8)。平滑肌纤维一般长200μm,直径8μm,但大小不均,如小血管壁上的平滑肌纤维短至20μm,妊娠末期的子宫平滑肌纤维可长达500μm。

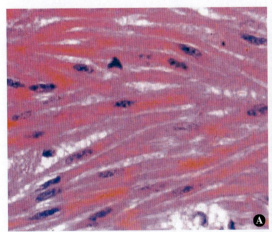
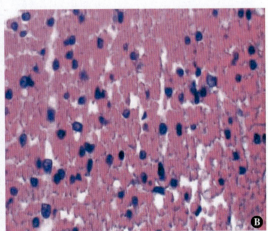

图6-8 平滑肌纤维光镜图(低倍)

A. 纵断面;B. 横断面

二、平滑肌纤维的超微结构

平滑肌纤维的肌膜向胞质内凹陷形成许多小凹,相当于横纹肌的横小管,可传导冲动。肌膜的内面,有许多电子密度高的区域,称为密斑 dense patch,相当于骨骼肌纤维的Z线,其上有肌丝附着。在细胞内还有电子密度高的不规则小体,称为密体 dense body。平滑肌纤维有粗、细肌丝和中间丝,但不形成肌原纤维,也没有横纹。粗肌丝由肌球蛋白构成,呈圆柱状,表面有成行排列的横桥,相邻的两行横桥屈动方向相反;细肌丝主要由肌动蛋白组成,位于粗肌丝周围,与肌纤维的长轴呈平行排列,一端附着于密斑或密体,另一端游离;中间丝连接于密斑、密体之间,斜行或纵行,形成梭形的细胞骨架,起支持作用。肌质网不发达,呈泡状或管状。细胞核周围无肌丝,可见高尔基复合体、游离核糖体及糖原颗粒等(图6-9)。

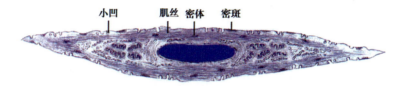

图6-9 平滑肌纤维超微结构模式图

平滑肌纤维没有肌节,若干粗肌丝和细肌丝聚集形成肌丝单位,又称肌收缩单位。一般认为平滑肌纤维收缩机制与骨骼肌相似,也是通过肌丝滑动来实现的。平滑肌收缩时,肌纤维呈螺旋状扭曲而变短增粗。

(田　娟)

第7章 神经组织

神经组织 nerve tissue 是神经系统的主要成分,由神经细胞和神经胶质细胞组成。神经细胞也称为神经元 neuron,是神经系统的结构和功能单位。神经元能接受刺激、整合信息和传导冲动,并将信息传递到肌纤维和腺体等发挥效应。神经胶质细胞 neuroglial cell 的数量为神经元的 10~50 倍,对神经元起支持、保护、营养、绝缘和修复等作用。

第1节 神 经 元

一、神经元的结构

神经元形态各异,大小不同,但均由胞体和突起组成。胞体包括细胞膜、细胞核和细胞质,突起分为树突和轴突(图 7-1)。

(一) 胞体

神经元的胞体主要位于脑和脊髓的灰质及神经节内,是神经元的营养和代谢中心。其形态各异,常为星形、锥体形、梨形或圆球形等;大小不一,直径为 5~150μm。

1. 细胞膜　具有接受刺激、产生和传导神经冲动的功能。神经元细胞膜上镶嵌有不同功能的蛋白质,即膜蛋白,其中有些是离子通道,如 Na^+ 通道、Ca^{2+} 通道和 K^+ 通道等;有些是受体,与相应的神经递质结合后,可引起某些离子通道开放。

2. 细胞核　位于胞体中央,大而圆。核仁 1~2 个,大而明显。常染色质多,故细胞核着色浅。

3. 细胞质　又称核周质 perikaryon。神经元胞质内有发达的高尔基复合体、滑面内质网、丰富的线粒体、溶酶体及脂褐素等。此外,可见神经元特征性结构、尼氏体和神经原纤维。

(1) 尼氏体 Nissl body:又称嗜染质,多为斑块状或颗粒状,呈嗜碱性。在较大的神经元,如脊髓前角运动神经元,尼氏体数量较多,呈斑块状,又称虎斑小体 tigroid body;而在小神经元,如脊神经节神经元,尼氏体呈细颗粒状,散在分布(图 7-2)。电镜下,尼氏体由发达的粗面内质网及游离核糖体组成。尼氏体是神经元合成蛋白质的部位。当神经元受损时,可引起尼氏体减少,乃至消失。因此,尼氏体的形态和数量可作为判定神经元功能状态的一种标志。

(2) 神经原纤维 neurofibril:在 HE 染色切片中难以分辨。在镀银染色切片中,呈棕黑色细丝状,并深入树突和轴突内(图 7-3)。电镜下,神经原纤维是由神经丝和神经微管构

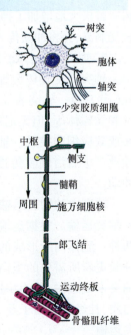

图 7-1　神经元模式图

（图中标注：树突、胞体、轴突、少突胶质细胞、中枢、侧支、髓鞘、施万细胞核、周围、郎飞结、运动终板、骨骼肌纤维）

成。神经丝是中间丝的一种。神经微管与神经丝排列成束,交织成网,共同构成神经元的细胞骨架,并参与物质运输。

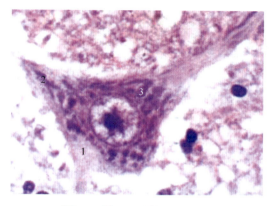

图 7-2　神经元光镜图(高倍)

1. 轴丘;2. 树突;3. 尼氏体

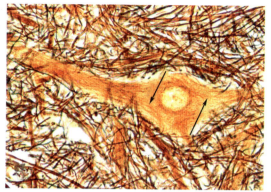

图 7-3　神经原纤维光镜图(镀银染色,高倍)

↑指示神经原纤维

(二) 突起

根据形态结构和功能的不同,神经元的突起分为树突和轴突。

1. 树突 dendrite　每个神经元有一至多个树突,反复分支形如树枝状(图 7-1)。树突表面可见许多细小棘状的突起,称为树突棘,是神经元之间形成突触的主要部位。树突和树突棘极大地增加了神经元接受刺激的表面积。树突内的结构与胞体相似,其主要功能是接受刺激,并将冲动传入胞体。

2. 轴突 axon　每个神经元只有一个轴突。长短不一,短者数微米,长者可达 1m 以上。轴突通常较树突细,粗细均一,表面光滑。胞体发出轴突的部位多呈圆锥形,称为轴丘(图 7-2)。轴突表面的细胞膜,称为轴膜,轴突内的胞质称为轴质。轴质内有神经原纤维和线粒体等,但无尼氏体,故染色浅。轴突末端分支较多,形成轴突终末,与其他神经元或效应细胞接触。轴突起始部的轴膜较厚,是神经元产生神经冲动的起始部位。神经冲动产生后沿轴膜传递至其他神经元或效应细胞。因此,轴突的主要功能是传导神经冲动。

轴突内的物质运输称为轴突运输 axonal transport。从胞体向轴突远端的运输,称为顺向轴突运输。根据运输的速度和运输物质的不同,可分为慢速轴突运输和快速轴突运输两种。胞体内新形成的神经丝、微丝及微管缓慢地向轴突终末延伸,称为慢速轴突运输。轴膜更新所需要的蛋白质、线粒体、含神经递质的小泡及合成递质所需的酶由胞体向轴突末端运输,称为快速轴突运输。轴突终末内的代谢产物和轴突末端摄取的物质如蛋白质、神经营养因子及一些外源性物质如病毒、毒素等由轴突末端运向胞体,称为逆向轴突运输。

二、神经元的分类

神经元的种类繁多,可根据神经元突起的数目、神经元的功能及释放递质的不同进行分类(图 7-4)。

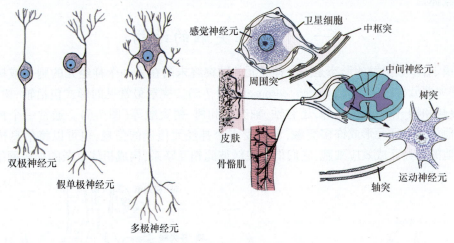

图 7-4 神经元主要类型模式图

（一）根据神经元突起的数量分类

多极神经元 multipolar neuron 有一个轴突和多个树突，是人体中数量最多的一种神经元。双极神经元 bipolar neuron 从胞体两端各发出一个突起，一个是树突，另一个是轴突。假单极神经元 pseudounipolar neuron 从胞体发出一个突起，但在离胞体不远处呈"T"形分为两支，一支分布到周围的组织或器官，称为周围突，其功能相当于树突；另一分支伸向中枢神经系统，称为中枢突，相当于轴突。

（二）根据神经元的功能分类

感觉神经元 sensory neuron 又称传入神经元，多为假单极神经元，可接受体内、外化学或物理性刺激，并将信息传入中枢。运动神经元 motor neuron 又称传出神经元，多为多极神经元，可将冲动传递给效应细胞。中间神经元 interneuron 又称联络神经元，主要为多极神经元，位于前两种神经之间，起联络和信息加工作用。中间神经元在中枢神经系统中构成复杂的神经网络，是学习、记忆和思维的基础。

（三）根据神经元释放的递质或神经调质分类

胆碱能神经元 cholinergic neuron 释放乙酰胆碱。胺能神经元 aminergic neuron 释放肾上腺素、去甲肾上腺素、多巴胺或 5-羟色胺等神经递质。氨基酸能神经元 amino acidergic neuron 释放谷氨酸、γ-氨基丁酸、甘氨酸等。肽能神经元 peptidergic neuron 释放脑啡肽、P 物质等肽类物质。

（李晓明）

第2节 突 触

突触 synapse 是神经元与神经元之间，或神经元与非神经细胞之间的一种特化的细胞连接。突触的主要功能是传递信息，分为化学性突触 chemical synapse 和电突触 electrical synapse。化学性突触以神经递质作为传递信息的载体。电突触实际是缝隙连接，以电流作为信息载体。

一、化学性突触的结构

光镜下,多数突触的形态是一个神经元的轴突终末附在另一个神经元的胞体或树突表面,其膨大部分称突触小体 synaptic corpuscle(图7-5)。突触最常见的形式包括轴-树突触、轴-棘突触和轴-体突触。此外,还有轴-轴突触和树-树突触等(图7-6)。通常一个神经元可与其他多个神经元形成许多突触,可接受多个神经元传递的信息,也可以将信息传递给多个其他的神经元或效应细胞,它们借助突触彼此相互联系,构成机体复杂的神经网络。

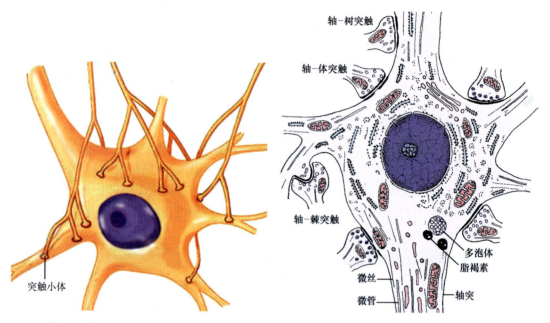

图7-5 化学性突触光镜结构模式图　　　　图7-6 多极神经元及其突触超微结构模式图

电镜下,化学性突触由三部分组成:突触前成分、突触间隙和突触后成分(图7-7)。

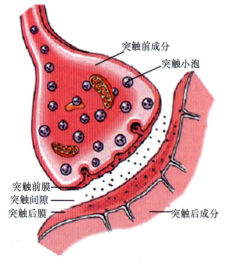

图7-7 化学性突触超微结构模式图

（一）突触前成分

突触前成分 presynaptic element 通常是神经元的轴突终末,轴膜增厚形成突触前膜。突触前成分内含有许多突触小泡 synaptic vesicle、微丝、微管、线粒体和滑面内质网等。突触小泡内含有神经递质或神经调质,是突触前成分的特征性结构。突触小泡表面附有一种蛋白质,称突触素,将突触小泡与细胞骨架连接在一起。突触前膜胞质面有一层致密物附着,因此比一般细胞膜略厚。

（二）突触后成分

突触后成分 postsynaptic element 是突触后神经元的胞体或树突,与突触前膜相对应的部分增厚,为突触后膜。突触后膜上含有特定的受体或离子通道。

（三）突触间隙

突触间隙 synaptic cleft 位于突触前膜和突触后膜之间，宽 20~30nm，其中含糖胺多糖（如唾液酸）和糖蛋白等，能与神经递质结合，促进递质从突触前膜移向突触后膜。

二、化学性突触的功能

神经元通过突触把信息传递给其他神经元或效应细胞，使机体完成各种功能。突触传递信息的过程：当神经冲动沿轴膜传至轴突终末时，引起突触前膜 Ca^{2+} 通道开放，细胞外 Ca^{2+} 进入突触前成分，在 ATP 的参与下，突触素发生磷酸化，与突触小泡亲和力降低而与小泡分离，致使突触小泡与细胞骨架分离，移向突触前膜，通过胞吐作用，释放神经递质进入突触间隙。突触后膜含受体和化学门控通道，释放到突触间隙的神经递质与突触后膜上的相应受体结合，使突触后膜内、外两侧的离子分布发生改变，从而引起突触后神经元膜电位发生改变，呈现兴奋性或抑制性，因而影响突触后神经元或效应细胞的活动。使突触后膜发生兴奋的突触，称为兴奋性突触，反之称为抑制性突触。

（李晓明）

第3节　神经胶质细胞

神经胶质细胞广泛分布于中枢和周围神经系统。HE 染色只能显示神经胶质细胞的细胞核和少量胞质，用特殊银染方法可显示神经胶质细胞的整体形态。大多数胶质细胞也具有突起，但不分为轴突和树突，也无传递神经冲动的功能。

一、中枢神经系统的神经胶质细胞

（一）星形胶质细胞

星形胶质细胞 astrocyte 是胶质细胞中数量最多、体积最大的一种。胞体呈星形，核大呈圆形或椭圆形，染色较浅。由胞体伸出的许多突起，呈放射状，起支持和绝缘作用。部分突起末端膨大形成脚板，附着在毛细血管基膜上，或伸到脑和脊髓的表面形成胶质界膜，参与构成血-脑屏障。胞质内有交织排列的神经胶质丝，参与细胞骨架的组成。星形胶质细胞可分为两种。

1. 原浆性星形胶质细胞 protoplasmic astrocyte 突起短粗，分支多，表面不光滑，神经胶质丝少，多分布于中枢神经系统的灰质内（图 7-8A）。

2. 纤维性星形胶质细胞 fibrous astrocyte 突起细长，呈放射状，分支较少，神经胶质丝丰富，多分布于白质内（图 7-8B）。

（二）小胶质细胞

小胶质细胞 microglia 分布于灰质及白质内，是胶质细胞中最小的一种。胞体细长形或椭圆形，细胞核小，呈椭圆形或三角形，染色较深。常以胞体长轴的两端伸出两个较长突起，并反复分支，其表面有棘突（图 7-9A）。小胶质细胞具有吞噬功能和免疫功能，属于单核

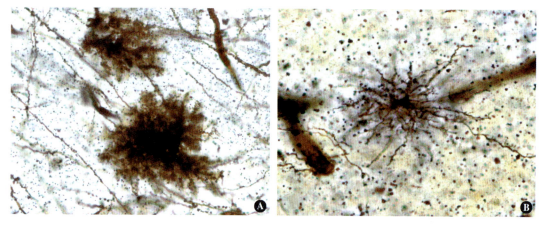

图 7-8　星形胶质细胞光镜图(镀银染色,高倍)
A. 原浆性星形胶质细胞;B. 纤维性星形胶质细胞

吞噬细胞系统,可能来源于血液的单核细胞。当中枢神经系统损伤时,小胶质细胞可转换为巨噬细胞,吞噬死亡细胞的碎片和退化变性的髓鞘。

(三) 少突胶质细胞

少突胶质细胞 oligodendrocyte 在银染标本上,胞体较小,呈圆形或椭圆形,突起少,分支亦少,但用免疫组织化学方法染色,其突起并不少,而且分支丰富(图 7-9B)。少突胶质细胞分布于灰质及白质内,是中枢神经系统髓鞘的形成细胞,此外还有营养和保护作用。

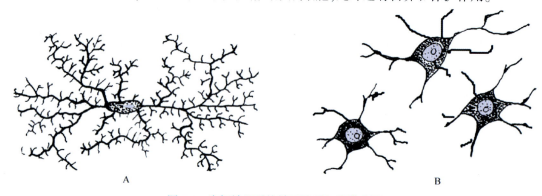

A　　　　　　　　　　　　　　　　　　B

图 7-9　中枢神经系统神经胶质细胞模式图
A. 小胶质细胞;B. 少突胶质细胞

(四) 室管膜细胞

室管膜细胞 ependymal cell 呈立方或柱状,分布于脑室和脊髓中央管的腔面,形成单层立方或柱状上皮,称室管膜。细胞游离面有微绒毛或纤毛。部分细胞的基部发出细长突起伸向脑及脊髓深部。室管膜细胞对神经元具有保护和支持作用,并参与脑脊液的形成。

二、周围神经系统的神经胶质细胞

(一) 施万细胞

施万细胞 Schwann cell 是周围神经系统髓鞘的形成细胞。此外,施万细胞还能分泌神经营养因子,在神经纤维的再生中起重要作用。

(二) 卫星细胞

卫星细胞 satellite cell 是包绕在神经节细胞胞体周围的一层扁平或立方细胞,核圆形,染色较深,对神经节细胞具有营养和保护作用。

(李晓明)

第4节 神经纤维和神经

一、神经纤维

神经纤维 nerve fiber 由神经元的轴突及其外层包绕的神经胶质细胞组成。根据神经纤维有无髓鞘,分为有髓神经纤维 myelinated nerve fiber 和无髓神经纤维 unmyelinated nerve fiber 两种。

(一) 有髓神经纤维

1. 周围神经系统的有髓神经纤维 由施万细胞包绕神经元轴突构成。施万细胞一个接一个地包绕在轴突外面形成长卷筒状的节段性髓鞘,相邻施万细胞之间有一狭窄的间隔,称为郎飞结 Ranvier node,此部位轴膜裸露。相邻两个郎飞结之间的一段神经纤维称为结间体 internode,每个结间体的髓鞘由一个施万细胞形成。电镜下可见髓鞘呈明暗相间的板层状(图7-10)。髓鞘主要化学成分为类脂和蛋白质,称为髓磷脂。在 HE 染色切片上,因髓鞘中的类脂被溶解,仅见少量残存呈网状的蛋白质。在锇酸固定和染色的标本上,髓鞘呈黑色,在其纵切面上可见数个不着色的漏斗形斜裂,称为施-兰切迹(图7-11),它们是由施万细胞围绕轴突过程中残留在髓鞘板层内的胞质形成,是施万细胞内、外边缘胞质相通的狭窄通道。施万细胞外有一层基膜,基膜与施万细胞最外面的一层胞膜共同组成神经膜。

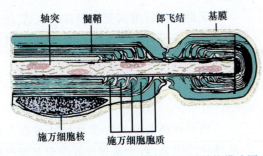
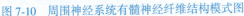

图7-10 周围神经系统有髓神经纤维结构模式图

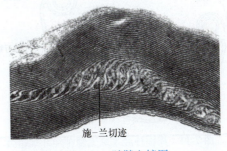

图7-11 髓鞘电镜图

周围神经系统的髓鞘形成过程中,首先施万细胞表面凹陷形成一条纵沟,轴突陷入其内,纵沟两侧的细胞膜相贴,形成轴突系膜。该系膜不断伸长,并旋转包绕轴突,在轴突周围形成许多呈同心圆环绕的板层膜,即髓鞘 myelin sheath(图7-12)。髓鞘有保护和绝缘作用,可防止神经冲动的扩散。有髓神经纤维的神经冲动传导,是从一个郎飞结跳到相邻郎飞结的跳跃式传导。在长的神经纤维中,轴突较粗,髓鞘亦厚,结间体也长,传导速度快。反之,传导速度慢。

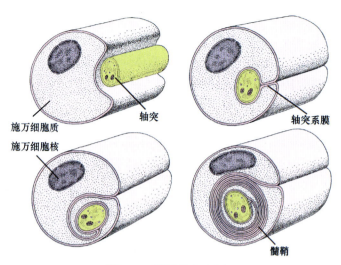

图 7-12　髓鞘形成示意图

2. 中枢神经系统的有髓神经纤维　其结构与周围神经系统有髓神经纤维相似,但髓鞘由少突胶质细胞形成。一个少突胶质细胞的多个突起,可分别包卷多条轴突形成髓鞘,其胞体位于神经纤维之间。神经纤维外面无基膜,髓鞘内无施-兰切迹。

（二）无髓神经纤维

1. 周围神经系统的无髓神经纤维　施万细胞形成深浅不一的纵沟,轴突陷于其内(图7-13)。施万细胞沿轴突连续排列,但不形成髓鞘,也无郎飞结。一个施万细胞可包裹多条轴突。

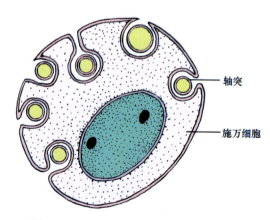

图 7-13　周围神经系统无髓神经纤维超微结构模式图

2. 中枢神经系统的无髓神经纤维　轴突外没有任何神经胶质细胞包裹,轴突裸露地走行于有髓神经纤维或神经胶质细胞之间。

无髓神经纤维因无髓鞘和郎飞结,故神经冲动只能沿着轴突进行连续性传导,其传导速度比有髓神经纤维慢。

二、神　　经

周围神经系统的许多神经纤维集合形成神经纤维束,若干条神经纤维束又聚集构成周围神经 peripheral nerve。包裹在神经表面的一层致密结缔组织膜称为神经外膜 epineurium。神经外膜包裹许多粗细不等的神经纤维束,每一神经束又由神经束膜 perineurium 围绕。神经束内的每条神经纤维表面又有薄层疏松结缔组织包绕,称为神经内膜 endoneurium。在一条神经内,有的只含运动神经纤维或感觉神经纤维,但多数神经为混合神经,兼含二者及自主神经纤维(图7-14)。

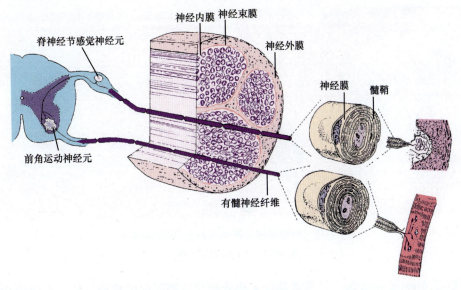

图 7-14　周围神经结构示意图

（李晓明）

第5节　神经末梢

神经末梢 nerve ending 是周围神经纤维的终末部分,遍布全身,形成各种末梢装置。按功能可分为感觉神经末梢和运动神经末梢两种。

一、感觉神经末梢

感觉神经元周围突的终末部分与其他组织共同组成感受器,感受人体内外的各种刺激,并转换为神经冲动,通过感觉神经纤维传向中枢,产生感觉。

（一）游离神经末梢

此种神经末梢结构较简单,感觉神经元的周围突在接近终末处髓鞘消失,其裸露的细支又反复分支,广泛分布于表皮、角膜、浆膜、肌肉和结缔组织中,能感受疼痛和冷、热等刺激。

（二）有被囊神经末梢

有被囊神经末梢 encapsulated nerve ending 的表面均有结缔组织形成的被囊包裹。

1. 触觉小体 tactile corpuscle　呈椭圆形,长轴与皮肤表面垂直,外包结缔组织被囊,内有许多横列扁平的触觉细胞。有髓神经纤维在进入小体前失去髓鞘,分支盘绕在触觉细胞之间。触觉小体主要分布在皮肤的真皮乳头层,以手指掌面和足趾底面最多,其主要功能是感受触觉(图 7-15A)。

2. 环层小体 lamellar corpuscle　小体多呈圆形或椭圆形,大小不一。小体的中轴为一均质性的圆柱体,周围由多层同心圆排列的扁平细胞构成。有髓神经纤维进入小体时失去髓鞘,穿行于圆柱体内(图 7-15B)。环层小体多见于真皮深层、皮下组织、肠系膜的结缔组织中,主要感受压力、振动和张力等感觉。

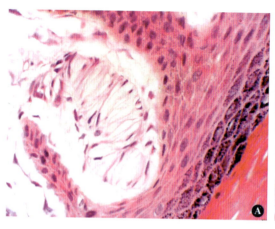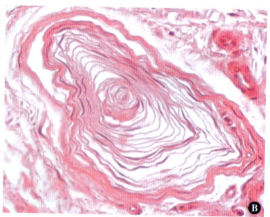

图 7-15　有被囊感觉神经末梢光镜图（高倍）

A. 触觉小体；B. 环层小体

3. 肌梭 muscle spindle　是感觉神经末梢分布在骨骼肌内的梭形结构。肌梭内含有数条较细的骨骼肌纤维,称为梭内肌纤维。梭内肌纤维的细胞核常成串排列,或集中于肌纤维的中段而使此处膨大,肌梭的表面有结缔组织被囊。感觉神经纤维进入肌梭前失去髓鞘,终末分支呈环状或螺旋状包绕在梭内肌纤维中段;或呈树枝状终止于梭内肌纤维。此外,肌梭内也有运动神经末梢,分布在肌纤维的两端(图 7-16)。肌梭位于肌纤维束之间,当肌肉收缩或伸张时,梭内肌纤维被牵拉,其张力变化可刺激感觉神经末梢,产生神经冲动,并传向中枢而产生对骨骼肌伸缩状态的感知,故肌梭是感觉肌肉运动和肢体位置变化的本体感受器。

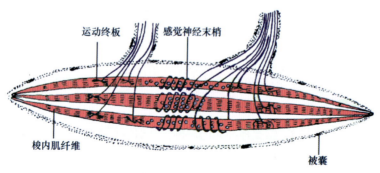

图 7-16　肌梭模式图

二、运动神经末梢

运动神经末梢 motor nerve ending 是运动神经元长轴突的终末结构,分布于骨骼肌、心肌、平滑肌及腺体等处形成效应器,支配肌纤维的收缩或腺体的分泌。运动神经末梢分为躯体运动神经末梢和内脏运动神经末梢两种。

（一）躯体运动神经末梢

躯体运动神经末梢分布于骨骼肌内。运动神经元的轴突到达骨骼肌后失去髓鞘,发出许多分支,每一分支末端形成椭圆形的板状膨大,与骨骼肌纤维形成化学性突触(图 7-17),

又称为运动终板或神经-肌连接。电镜下,运动终板处的骨骼肌纤维表面凹陷形成浅槽,槽底肌膜即突触后膜,轴突终末嵌入浅槽内。膨大的轴膜即为突触前膜,内有突触小泡,小泡内含有乙酰胆碱。当神经冲动到达运动终板时,突触小泡释放乙酰胆碱,与突触后膜相应的受体结合,致使肌膜兴奋,经横小管系统传导至整个肌纤维,引起肌纤维收缩(图7-17)。

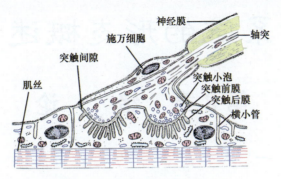

图 7-17　运动终板超微结构模式图

（二）内脏运动神经末梢

内脏运动神经末梢是分布于内脏及血管的平滑肌、心肌、腺细胞等处的植物性神经末梢。内脏运动神经末梢较细,无髓鞘,终末分支呈串珠状膨大,称为膨体 varicosity,贴附于肌纤维表面或走行于腺细胞之间,它们是与效应细胞建立突触的部位(图7-18)。

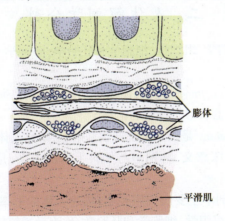

图 7-18　内脏运动神经末梢模式图

(李晓明)

第二篇　人体主要器官系统的形态概述

第8章　绪　　论

一、人体解剖学的定义和任务

人体解剖学 human anatomy 是研究正常人体形态结构的科学,是医学科学中一门重要的基础课程。只有在学习和掌握人体正常形态结构的基础上,才能正确理解人体的生理功能和病理变化,否则就无法区别人体的正常与异常、生理与病理状态,更不能对疾病进行正确诊断和治疗。因此,学习和掌握人体各器官正常形态结构知识,是为学习其他基础医学课程和临床医学课程奠定必要的形态学基础。

二、人体解剖学分科

广义的解剖学包括解剖学、组织学、细胞学和胚胎学,解剖学又分为系统解剖学和局部解剖学。

系统解剖学 systematic anatomy 是按人体器官功能系统:运动系统、内脏学、脉管学、感觉器、神经系统等阐述人体器官形态构造的学科。

局部解剖学 reginal anatomy 是在系统解剖学基础上,研究人体各个局部的层次结构、器官的位置与毗邻关系及临床意义,特别是与外科手术的关系,是基础与临床之间的桥梁课程。

系统解剖学和局部解剖学主要用肉眼观察,描述人体的形态结构,故又称为巨视解剖学,而把借助显微镜观察的组织学、细胞学和胚胎学,称为微视解剖学。

三、人体的一般结构

人体由许多器官构成,每一器官由数种组织构成,每种组织由特定的细胞和细胞间质组成。人体诸多器官按其功能的不同,分为下列各个系统:运动系统,包括骨、关节(骨连结)和骨骼肌,具有保护躯体与运动的功能;消化系统具有消化食物,吸收营养物质的功能;呼吸系统具有机体与外界环境间气体交换的功能;泌尿系统具有排出机体内溶于水的代谢产物的功能;生殖系统具有生殖繁衍后代的功能;脉管系统包括心血管系统和淋巴系统,具有输导血液、淋巴液在体内流动的功能;内分泌系统具有控制系统器官活动的功能;感觉器具有感受机体内、外环境刺激的功能;神经系统具有调节全身各系统器官活动协调统一的功能。人体可划分为以下部分:头部、颈部、胸部、腹部、盆部、会阴部、上肢、下肢、脊柱。

四、人体解剖学的基本术语

为了能正确描述人体的形态结构,必须有一些众所公认且统一标准的描述术语,以避免不必要的误解,为此确定一些轴、面和方位名词。

(一) 解剖学姿势

解剖学姿势 anatomical position 即身体直立,面向前,两眼向正前方平视,上肢下垂于躯干两侧,下肢、两足并拢,足尖与手掌向前。

(二) 方位术语

按照上述解剖学姿势,规定了相对的方位名词,按照这些方位名词,可以正确地描述器官或结构的相互位置关系。

上 superior 与下 inferior,是描述部位高低的名词,按照解剖学姿势,头在上、足在下,故近头(颅)侧的为上,远离头(颅)侧的为下。在描述中枢神经时,常用颅侧和尾侧代替上和下。

前 anterior 或腹侧 ventral 与后 posterior 或背侧 dorsal,凡距身体腹面近者为前,距背面近者为后。

内侧 medial 与外侧 lateral,是描述各部位器官或结构与正中面相对位置关系的名词。

内 internal 与外 external,是表示器官或结构与空腔相互位置关系的名词,也表示管或腔壁的结构距腔的远、近关系,凡近的为内,远者为外。

浅 superficial 与深 profundal,是指与皮肤表面相对距离关系的名词,离皮肤近者为浅,远者为深。

在四肢,距离肢体附着点近者为近侧 proximal,远者为远侧 distal。前臂的尺侧 ulnar 与桡侧 radial,下肢的胫侧 tibial 与腓侧 fibular,则相当于内侧和外侧,其名词是根据前臂和小腿相应的骨,即尺骨、桡骨和胫骨、腓骨而来的。还有左 left 与右 right,垂直 vertical、水平 horizontal 与中央 central 等则与一般概念相同。

(三) 轴和面

1. 轴 axis 为了分析关节的运动,可按解剖学姿势作出相互垂直的三个轴。

(1) 垂直轴 vertical axis:自上而下与水平面垂直,与人体长轴平行。

(2) 矢状轴 sagittal axis:由前向后与水平面平行,与人体长轴垂直。

(3) 冠状轴 coronal axis:或称额状轴,由左向右与水平面平行,与上述两条轴垂直。

2. 面 plane 按上述三条轴,人体也有互相垂直的三个面。

(1) 矢状面 sagittal plane:按矢状轴方向,将人体分成左、右两部的纵切面,其正中矢状面将人体分为左、右相等的两部分。

(2) 冠(额)状面 coronal plane:按冠状轴方向,将人体分为前、后两部分的切面,这个面与矢状面互相垂直。

(3) 水平面 horizontal plane 或称横切面 transverse plane:与上述两个平面相互垂直,将人体分为上、下部分(图8-1)。

在描述关节运动时必须明确其轴。在描述个别器官的切面时则可以按其自身长轴为准,与长轴平行的切面称纵切面,与长轴垂直的面称横切面,而不用上述三个面。

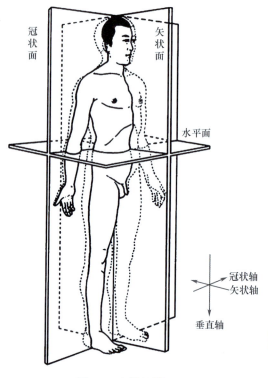

图8-1 人体的轴和面

五、人体解剖学的学习方法

人体解剖学是一门形态科学,既要运用进化发展的观点、形态功能相互联系的观点、局部与整体统一的观点、理论联系实际的观点,又要重视对尸体标本与模型的学习,学会运用图谱联系活体学习,全面、正确地认识人体形态结构。

(一) 进化发展的观点

人类是由动物进化发展而来的,是种系发生的结果,而人的个体发生反映了种系发生。从种系发生或个体发生的过程来探讨,常可发现其返祖现象或胚胎发育异常,有时形态上出现变异或畸形。人在出生后也在不断地生长发育,不同的年龄,不同的社会生活、劳动条件等,均可影响人体的形态发展。

(二) 形态功能的相互联系的观点

每一个器官都表现一定的功能,器官的形态结构是功能的基础,形态结构的变化必然导致功能的改变,功能的改变又会反过来影响形态的改变。理解这些相互影响关系,可以更好地认识与掌握人体的器官结构特征。

(三) 局部与整体统一的观点

人体是一个统一整体,由许多系统和器官组成,也可分为若干局部。任何一个器官或局部都是整体不可分割的一部分,器官或局部与整体之间、局部与局部、器官与器官之间,在结构和功能上都是既相互联系又互相影响的统一整体。学习中必须始终注意局部与整体的关系,注意各器官系统或局部在整体中的地位,注意它们的相互关系及影响,即从整体角度来理解个别器官系统或局部,以便更深入地理解局部与整体的关系。

(四) 理论联系实际的观点

学习的目的在于应用,学习人体解剖学就是为了更好地认识人体,为进一步学习医学理论与医疗实践奠定基础。因此,学习人体形态结构的基本特点,必须注意与生命活动密切相关的形态特点,必须掌握与诊治疾病有关的器官形态结构特征,为学习其他医学基础课和临床医学课打好必要的基础。

学习是一种艰苦劳动,只有树立为我国医学科学发展、保障人民健康、为人民服务的目标,才能激发人们学习的动力,才能勤奋、刻苦、创造性地去学习。在学习中要培养科学思维和独立工作的能力、独立分析问题和解决问题的能力、不断创新的能力。不断改进学习方法,将所学知识融会贯通,克服死记硬背,才能学好人体解剖学。

(阎文柱)

第9章 运动系统

运动系统 locomotor system 由骨、关节和骨骼肌组成,在神经系统的调控和其他系统的配合下,对人体起支持、保护和运动作用。

第1节 骨 学

一、总 论

骨 bone 是一种器官,主要由骨组织(包括骨细胞、胶原纤维和基质等)构成,具有一定的形态,外被骨膜,内容骨髓,含有丰富的血管、淋巴管及神经,能不断进行新陈代谢和生长发育,并有修复、再生和重塑的能力。经常锻炼可促进骨的良好发育,长期废用则出现骨质疏松。骨基质中沉积有大量钙盐和磷酸盐,是人体钙、磷的储存库,参与体内钙、磷代谢,骨髓具有造血功能。

（一）骨的分类

成人的骨共 206 块(图 9-1),按其所在部位,可分为颅骨、躯干骨及附肢骨三部分。颅骨及躯干骨合称中轴骨,附肢骨包括上肢骨和下肢骨;按骨的形态,则可分为长骨、短骨、扁骨和不规则骨四类。

1. 长骨 long bone 呈长管状,分一体两端。中间为骨体,又称骨干 diaphysis,内有空腔称髓腔,容纳骨髓;两端膨大称骺 epiphysis,常有光滑的关节面,上覆关节软骨。骨干与骺相移行的部分称干骺端 metaphysis,幼年时保留一片软骨,称骺软骨 epiphysial cartilage(图 9-2),骺软骨细胞不断分裂繁殖和骨化,使骨增长。成年后,骺软骨骨化,骨干与骺融合,遗留骺线。

2. 短骨 short bone 一般呈立方体,内无骨髓腔。成群分布位于既承受重压又运动灵活的部位,如腕骨、跗骨等。

3. 扁骨 flat bone 呈板状,常构成颅腔、胸腔等的壁,如顶骨、胸骨等,起保护内部器官的作用。

4. 不规则骨 irregular bone 形状不规则,如椎骨、某些颅骨等。有的不规则骨内有空腔,称含气骨 pneumatic bone,如上颌骨、筛骨等。

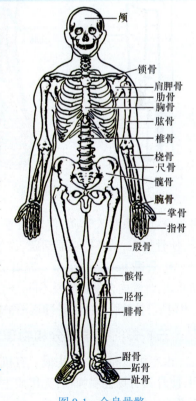

图 9-1 全身骨骼

颅
锁骨
肩胛骨
肋骨
胸骨
肱骨
椎骨
桡骨
尺骨
髋骨
腕骨
掌骨
指骨
股骨
髌骨
胫骨
腓骨
跗骨
距骨
趾骨

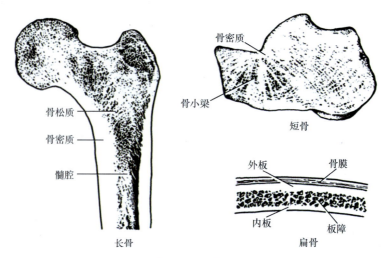

图 9-2　骨的构造

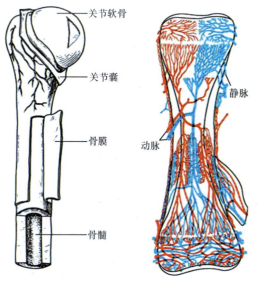

图 9-3　长骨的构造

（二）骨的构造与功能

骨主要由骨质、骨膜、骨髓及血管、神经等构成（图 9-3）。

1. 骨质 substance of bone　由骨组织构成,是骨的主要成分,分骨密质和骨松质。**骨密质 compact bone** 分布于骨的表层,致密坚硬,抗压性强。**骨松质 spongy bone** 配布于骨的内部,呈海绵状,由许多片状的**骨小梁 bone trabecula** 交织排列而成,骨小梁的排列与骨所承受压力或张力的方向趋于一致。

2. 骨膜 periosteum　由致密结缔组织构成,包被于除关节面以外的骨表面。骨膜富含血管和神经,对骨有营养、再生及感觉作用。骨膜分为内、外两层,外层致密,有许多胶原纤维束穿入骨质,使之固着于骨面;内层疏松,有成骨细胞和破骨细胞参与骨的生长,使骨加粗,幼年期功能活跃,成年后转为静止状态,骨损伤时又恢复功能。

3. 骨髓 bone marrow　充填于骨髓腔和骨松质的网眼内,分红骨髓和黄骨髓。在胎儿和幼儿期,骨髓内含发育阶段不同的红细胞和某些白细胞,呈红色,称红骨髓,具有造血功能。约 5 岁以后,骨髓腔内的红骨髓逐渐被脂肪组织代替,呈黄色,称黄骨髓,失去造血功能。

（三）骨的化学成分和物理性质

由有机质和无机质构成。有机质主要是骨胶原纤维和黏多糖蛋白等,在骨板中成层排列,使骨具有韧性和弹性;无机质主要有碳酸钙、磷酸钙及氯化钙等,使骨具有硬度和脆性。两者的比例随着年龄而变化。幼儿骨有机质和无机质各占一半,故柔韧性大而硬度小,易发生变形,在外力作用下不易骨折或折而不断,称青枝骨折。成年人骨有机质和无机质比例约为 3：7，最为合适，因而具有很大的硬度和一定的弹性。老年人骨无机质所占比例则更大，故韧性差，脆性大，易发生骨折。

二、中轴骨骼

人体的中轴骨骼包括躯干骨和颅。

（一）躯干骨

躯干骨包括椎骨、肋及胸骨，它们分别参与脊柱、骨盆及胸廓的构成。

1. 椎骨 vertebrae 包括 7 块颈椎、12 块胸椎、5 块腰椎、5 块骶椎融合为 1 块骶骨，3～4 块尾椎融合为 1 块尾骨，共计 26 块。

（1）椎骨的一般形态：椎骨由前方的椎体 vertebral body 和后方的椎弓 vertebral arch 组成（图 9-4）。椎弓与椎体围成椎孔 vertebral foramen，各椎骨的椎孔连贯起来构成椎管 vertebral canal，其内容纳脊髓。

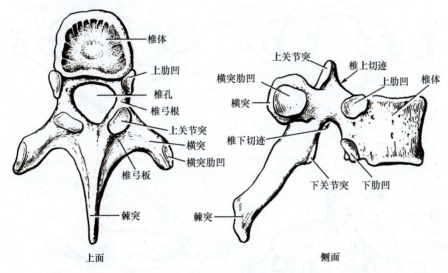

图 9-4 胸椎

椎体呈短柱状，是椎骨负重的主要部分。椎弓呈弓形，由一对椎弓根和一对椎弓板构成。椎弓根是椎弓连于椎体的缩窄部分，其上、下缘各有一个切迹称椎上切迹和椎下切迹，相邻椎骨的椎上、下切迹围成椎间孔 intervertebral foramen，有脊神经及血管通过。椎弓后方的骨板称为椎弓板，两侧的椎弓板在中线结合。椎弓上有 7 个突起：棘突 1 个，在正中线伸向后方或后下方，其尖端可在体表扪及；横突 1 对，在椎弓根与椎弓板结合处伸向两侧；关节突 2 对，在椎弓根与椎弓板结合处分别向上、下方突起，即上关节突和下关节突。

（2）各部椎骨的主要特征

1）颈椎 cervical vertebrae（图 9-5）：椎体较小，呈椭圆形；椎孔较大，呈三角形。横突根部有孔，称横突孔，内有椎动、静脉通过。第 2～6 颈椎棘突较短，末端分叉。

第 1 颈椎又名寰椎 atlas（图 9-6），呈环形，无椎体、棘突和关节突，由前弓、后弓及两个侧块构成。前弓短，后弓长。前弓后面正中有齿突凹，与枢椎的齿突相关节。侧块的上关节面与枕骨髁相关节，下关节面与枢椎的上关节面相关节。

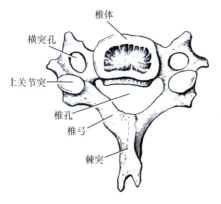

图 9-5 颈椎

第 2 颈椎又名枢椎 axis（图 9-7），椎体向上伸出一指状突起，称齿突，与寰椎前弓后面的齿突凹相关节。

第 7 颈椎又名隆椎（图 9-8），棘突特长，末端不分叉，呈结节状。活体易触及，常为计数椎骨的标志。

2）胸椎 thoracic vertebrae（图 9-4）：椎体两侧有半圆形的上、下肋凹，与肋骨头相关节；横突末端的前面有横突肋凹，与肋结节相关节。棘突较长，斜向后下方，呈叠瓦状排列。关节突关节面几呈冠状位。

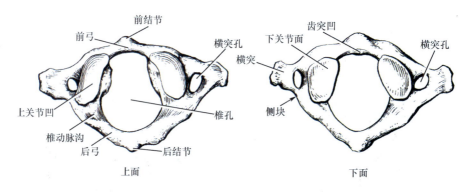

图 9-6 寰椎

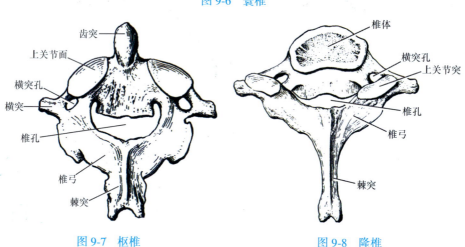

图 9-7 枢椎　　　　　　　　图 9-8 隆椎

3）腰椎 lumbar vertebrae（图 9-9）：椎体粗壮，棘突宽厚呈板状，水平后伸。棘突间空隙较宽，临床上常在下位腰椎棘突之间行腰椎穿刺。关节突关节面几呈矢状位。

4）骶骨 sacrum（图 9-10，图 9-11）：略呈三角形。底朝上，尖向下，中央有纵贯全长的骶管 sacral canal。骶管上通椎管，下端开口称骶管裂孔 sacral hiatus。裂孔两侧有向下突出的骶角 sacral cornu，可在体表扪及，骶管麻醉时常为确定骶管裂孔的标志。骶骨底前份中央的粗糙面与第 5 腰椎体相接，前缘微向前突，称岬 promontory；后份有向上的一对上关节突，与第 5 腰椎下关节突相关节。骶骨尖与尾骨相接。

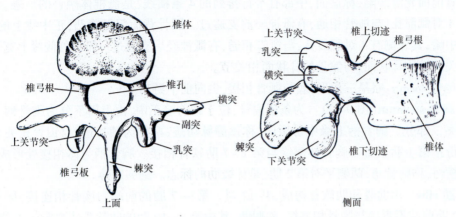

图 9-9 腰椎

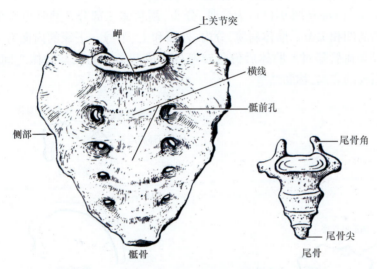

图 9-10 骶骨和尾骨(前面)

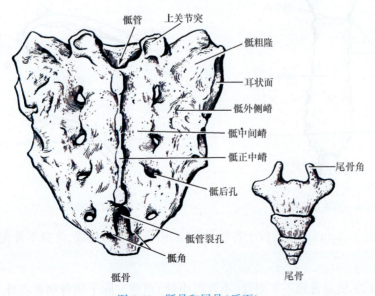

图 9-11 骶骨和尾骨(后面)

骶骨前面光滑凹陷,称盆面,中部有平行排列的 4 条横线,是骶椎体融合的痕迹。横线两侧有 4 对骶前孔,与骶管相通,有骶神经前支通过。骶骨背面粗糙隆凸,正中线上的骨嵴称骶正中嵴,其外侧有 4 对骶后孔,与骶管相通,有骶神经后支通过。骶骨外侧缘上宽下窄,上份的关节面称耳状面,与髋骨的耳状面相关节。

5)尾骨 coccyx:略呈三角形,底与骶骨相接,尖向前下游离。

2. 胸骨 sternum(图 9-12) 为条形扁骨,位于胸前壁正中,由上而下分为胸骨柄、胸骨体和剑突三部分。胸骨柄上缘中份微凹,称颈静脉切迹;两侧为锁切迹,与锁骨相关节;外侧缘上份接第 1 肋软骨。胸骨体侧缘与第 2～7 肋软骨相接。胸骨柄与体相接处形成微向前突的横嵴,称胸骨角,两侧平对第 2 肋,是计数肋的标志。剑突扁薄。

3. 肋 ribs 由肋骨和肋软骨构成,共 12 对。第 1～7 肋的前端与胸骨相连接,称真肋。第 8～12 肋前端不直接与胸骨相连接,称假肋,其中第 8～10 肋的肋软骨依次附于上位肋软骨,形成肋弓;第 11、12 肋短小而直,末端游离,称浮肋。

(1)肋骨 costal bone(图 9-13):为扁骨,分头、颈和体三部分。肋骨后端稍膨大,称肋头,与胸椎体的肋凹相关节。肋体扁薄,分内、外面和上、下缘。下缘的内面有一浅沟,称肋沟,有肋间神经和血管经过。肋体后份急转弯处形成肋角。肋头与肋体之间为较细的肋颈,其外侧有粗糙的突起,称肋结节。

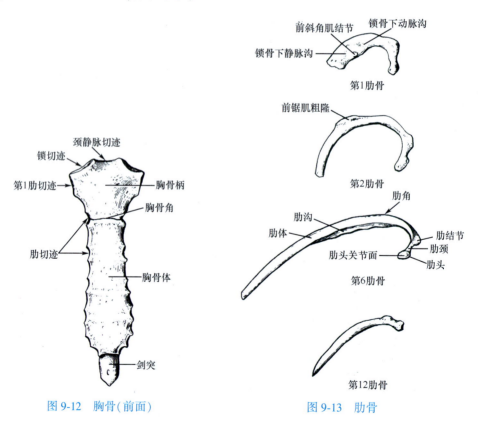

图 9-12 胸骨(前面)　　图 9-13 肋骨

(2)肋软骨 costal cartilage:位于各肋骨前端,由透明软骨构成,终身不骨化。

(二) 颅

颅 skull 由 23 块扁骨和不规则骨(不含听小骨)组成。除下颌骨和舌骨外,彼此借缝或软骨牢固连接。颅以眶上缘和外耳门上缘的连线为界,分为后上部的<u>脑颅</u>和前下部的<u>面颅</u>两部分。

1. 脑颅骨 共 8 块,其中成对的有顶骨和颞骨,不成对的有额骨、筛骨、蝶骨和枕骨。共同围成颅腔,容纳和保护脑。

(1)<u>额骨 frontal bone</u>(图 9-14):位于颅的前上部,由竖立的<u>额鳞</u>和水平的<u>眶部</u>等构成。内有空腔称<u>额窦</u>。

(2)<u>筛骨 ethmoid bone</u>(图 9-15):位于两眶之间。在冠状面上呈"巾"字形,分筛板、垂直板和筛骨迷路三部分。<u>筛板</u>多孔,呈水平位。<u>垂直板</u>居正中矢状位,向上突向颅腔称<u>鸡冠</u>,向下构成骨性鼻中隔的上部。<u>筛骨迷路</u>位于垂直板两侧,内有许多小腔隙,称<u>筛窦</u>;迷路外侧壁极薄,参与构成眶的内侧壁;迷路内侧壁有上、下两个卷曲的小骨片,即<u>上鼻甲</u>和<u>中鼻甲</u>。

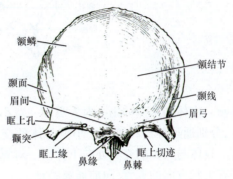

图 9-14 额骨(前面)

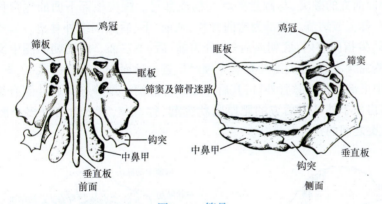

图 9-15 筛骨

(3)<u>蝶骨 sphenoid bone</u>(图 9-16,图 9-17):位于颅底中央,形似蝴蝶,分为<u>体</u>、<u>大翼</u>、<u>小翼</u>和<u>翼突</u>四部分。蝶骨体居中,内有空腔称<u>蝶窦</u>。体上面呈鞍状,称<u>蝶鞍</u>,其中央凹陷为垂

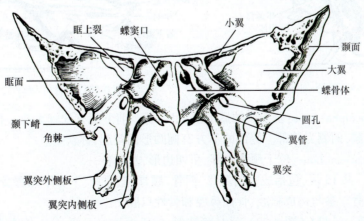

图 9-16 蝶骨(前面)

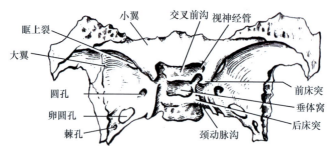

图 9-17　蝶骨（上面）

体窝。由体向两侧伸出一对大翼和一对小翼。大翼根部由前内向后外有圆孔、卵圆孔和棘孔，分别通过神经和血管。小翼与体的交界处有视神经管。小翼与大翼间的裂隙称眶上裂。自体与大翼的交界处向下伸出一对翼突，翼突向后敞开形成内侧板和外侧板。翼突根部有矢状方向的翼管，向前通翼腭窝。

　　（4）颞骨 temporal bone（图 9-18，图 9-19）：位于颅的两侧，参与构成颅底和颅腔侧壁，形状不规则。以外耳门为中心分为鳞部、岩部及鼓部。鳞部位于外耳门前上方，呈鳞片状。其前下部有伸向前方的颧突，与颧骨的颞突构成颧弓。颧突根部下面的深窝称下颌窝，其前缘突向下方，称关节结节。鼓部为弯曲骨片，从前、下、后面围绕外耳道。岩部又称锥体，呈三棱锥体形，尖指向前内，底朝向后外，分为前、后、下三面。前面朝向颅中窝，中央有弓状隆起，其外侧为鼓室盖，近尖端处有三叉神经压迹。后面中央部有一大孔，即内耳门。下面凹凸不平，中央部有颈动脉管外口，其后方是颈静脉窝。颈静脉窝后外侧有细长骨棘，称茎突。岩部后份位于外耳门后方的肥厚乳状突起，称乳突，其内含有许多小腔，称乳突小房。茎突和乳突之间的孔称茎乳孔。

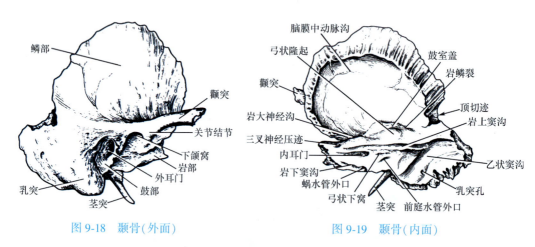

图 9-18　颞骨（外面）　　　　　　　　　图 9-19　颞骨（内面）

　　（5）枕骨 occipital bone：位于颅的后下部，呈勺状。前下部有枕骨大孔。孔的前方为基底部，后方为枕鳞，两侧为侧部。侧部的下方有椭圆形的隆起，称枕髁。

　　（6）顶骨 parietal bone：位于颅顶中部，呈四边形，左右各一。

　　2. 面颅骨　共 15 块，包括成对的鼻骨、泪骨、颧骨、上颌骨、下鼻甲和腭骨，不成对的犁骨、下颌骨和舌骨。参与构成眶腔、骨性鼻腔和骨性口腔。

　　（1）下颌骨 mandible（图 9-20）：呈马蹄铁形，位于面颅前下部，分 1 体 2 支。下颌体上缘构成<u>牙槽弓</u>,下缘钝圆,为<u>下颌底</u>。外面正中下部为突向前的<u>颏隆凸</u>,前外侧面有<u>颏孔</u>;内面正中有 2 对小棘,称<u>颏棘</u>。<u>下颌支</u>为长方形骨板,突向后上方。下颌支上方有两个突起,前方的称<u>冠突</u>,后方的为<u>髁突</u>,两突之间为<u>下颌切迹</u>。髁突上端膨大为<u>下颌头</u>,与颞骨下颌窝相关节;头的下方称<u>下颌颈</u>。下颌支后缘与下颌体下缘相交处称<u>下颌角</u>,角的外侧面为<u>咬肌粗隆</u>,内侧面为<u>翼肌粗隆</u>。下颌支内侧面中央有<u>下颌孔</u>。

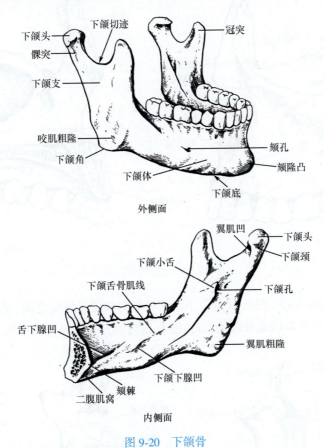

图 9-20　下颌骨

（2）<u>舌骨 hyoid bone</u>（图 9-21）:呈半环形,位于颈前部,介于舌与喉之间,借肌和韧带与其他颅骨相连。其中间部称<u>舌骨体</u>,自体向后外伸出一对<u>大角</u>,体与大角结合处向上伸出一对<u>小角</u>。

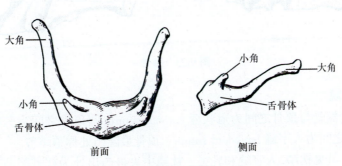

图 9-21　舌骨

（3）**上颌骨 maxilla**（图 9-22）：位于面颅的中部，分 1 体 4 突。上颌体内有较大的空腔，称**上颌窦**；前面上份有**眶下孔**。4 个突起即额突、颧突、腭突和牙槽突。额突上接额骨；颧突外接颧骨；腭突水平内伸，在中线与对侧者会合，构成**骨腭**的前部；牙槽突向下方突出，与对侧者合成**牙槽弓**，其下缘有牙槽，容纳上颌牙根。

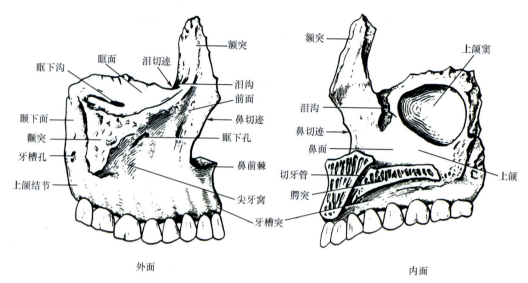

外面　　　　　　　　　　　　　　　　　　　　内面

图 9-22　上颌骨

（4）**腭骨 palatine bone**（图 9-23）：位于上颌骨腭突与蝶骨翼突之间，呈"L"形，分为水平板和垂直板两部。水平板构成骨腭的后部，垂直板构成鼻腔外侧壁的后份。

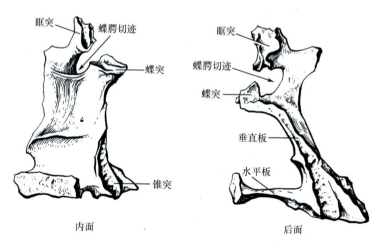

内面　　　　　　　　　　　后面

图 9-23　腭骨

3. 颅的整体观

（1）顶面观：额骨与顶骨之间为**冠状缝 coronal suture**，两顶骨之间为**矢状缝 sagittal suture**，枕骨与顶骨之间为**人字缝 lambdoid suture**。顶骨最隆凸处称**顶结节**。

（2）后面观：可见枕鳞、人字缝和乳突。枕鳞中央最凸出处为**枕外隆凸**，由此向两侧延伸至乳突根部的骨嵴，称**上项线**，其下方与之平行的是**下项线**。

（3）内面观（图9-24）：颅盖内面光滑而不平坦，有许多脑沟回及血管分支的压迹。沿正中线有一条浅沟为上矢状窦沟，沟两侧有一些小的凹陷，称颗粒小凹，为蛛网膜颗粒的压迹。颅底内面高低不平，与脑底面形态一致，分为颅前窝、颅中窝及颅后窝。

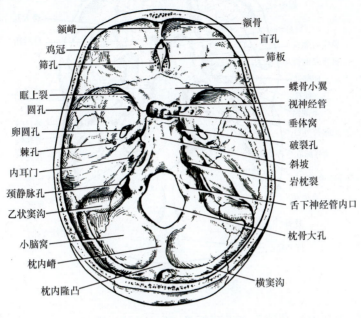

图9-24 颅底内面观

1）颅前窝 anterior cranial fossa：较浅，由筛板、额骨眶部及蝶骨小翼构成。主要承托端脑额叶，下方与鼻腔及眶腔相邻。窝的正中线上有额嵴和鸡冠。鸡冠前方有盲孔，筛板上有筛孔。

2）颅中窝 middle cranial fossa：较深，由蝶骨体及大翼和颞骨岩部构成。主要承托端脑颞叶及部分间脑等。中间狭窄，两侧宽广。中央为蝶鞍，上有垂体窝，窝前方的横行浅沟称前交叉沟，前外侧有视神经管通眶腔。管口的外侧有向后的突起，称前床突。蝶鞍后方横位的骨嵴称鞍背，鞍背两侧向上的突起称后床突。

蝶鞍两侧的浅沟称颈动脉沟，其后端有破裂孔，颈动脉管内口亦开口于此。两侧部较为深陷，在蝶骨大、小翼之间有眶上裂。大翼内侧由前内向后外依次有圆孔、卵圆孔和棘孔。颞骨岩部尖端前面有三叉神经压迹，岩部中央的骨隆起为弓状隆起，其外侧为鼓室盖。

3）颅后窝 posterior cranial fossa：主要由枕骨及颞骨岩部构成，承托脑干及小脑。中央有枕骨大孔，孔前上方的平坦斜面称斜坡；前外侧缘有舌下神经管内口；后方十字形隆起的交会处称枕内隆凸，由此向外侧的浅沟称横窦沟，转而向下续于乙状窦沟，终于颈静脉孔。颞骨岩部的后面有内耳门，通内耳道。

（4）外面观（图9-25）：颅底前部主要是牙槽弓和骨腭。中部深陷，中区由枕骨基底部与蝶骨体直接结合，其前方有鼻后孔，两侧与颞骨岩部的尖端相结合处为破裂孔。翼突根部有翼管的开口，其后外方可见卵圆孔和棘孔。中区的外侧为颞下窝。后部宽阔隆凸，中央为枕骨大孔，其前外侧有卵圆形的枕髁。枕髁根部外侧有舌下神经管外口，枕髁外侧有颈静脉孔，其前方为颈动脉管外口。颈静脉孔的后外侧有茎突，茎突后方为乳突，二者间有茎乳孔。外耳门前内侧的浅窝为下颌窝，与下颌头相关节，窝前缘的隆起，称关节结节。

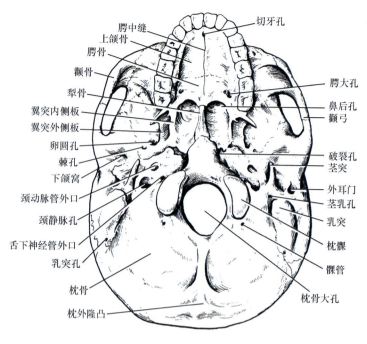

图 9-25　颅底外面观

（5）侧面观（图 9-26）：颅侧面可见到额骨、顶骨、枕骨、颞骨、蝶骨、颧骨、上颌骨及下颌骨等。侧面中部有外耳门，其后方为乳突，其前方为颧弓。颧弓将颅侧面分为上方的颞窝和下方的颞下窝。颞窝前下部最薄弱，有额、顶、颞、蝶四骨交会形成的"H"形骨缝，称翼点pterion，其内面有脑膜中动脉前支经过，骨折时极易损伤动脉。颞下窝无下壁和后壁，向上借卵圆孔和棘孔通颅中窝，向前经眶下裂通眶，向内侧通翼腭窝。

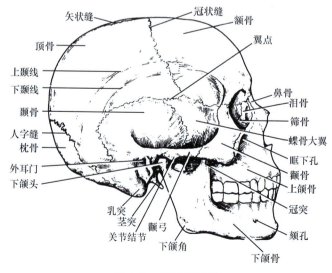

图 9-26　颅的侧面观

翼腭窝（图 9-27）为上颌骨体、蝶骨翼突及腭骨之间的狭窄间隙，深藏于颞下窝内侧。此窝向前经眶下裂通眶；向下移行于腭大管，经腭大孔通口腔；向外侧通颞下窝；向后借圆孔通颅中窝,借翼管通颅底外面;内侧壁有蝶腭孔通鼻腔。

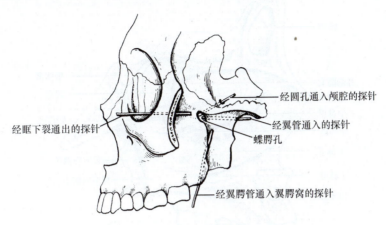

经圆孔通入颅腔的探针

经翼管通入的探针

蝶腭孔

经眶下裂通出的探针

经翼腭管通入翼腭窝的探针

图 9-27 翼腭窝

(6) 前面观(图 9-28):自上而下分为额区、眶、骨性鼻腔及骨性口腔。

1) 额区:为眶以上的部分,由额鳞组成。两侧的隆起为额结节,眶上缘上方的弧形隆起称眉弓。两侧眉弓间的平坦部为眉间。

2) 眶 orbit(图 9-28):呈四棱锥体形,容纳视器。分一尖一底和四壁。眶尖向后内,有视神经管通颅中窝。底即眶口,略呈四边形,朝向前外,其上、下缘分别称眶上缘、眶下缘。眶上缘中、内 1/3 交界处有眶上孔(或眶上切迹),眶下缘中点下方有眶下孔。上壁由额骨眶部及蝶骨小翼构成,与颅前窝相隔,其前外侧有泪腺窝,容纳泪腺。外侧壁较厚,由颧骨和蝶骨构成。

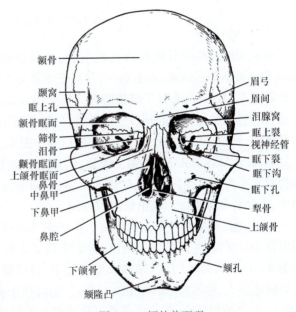

额骨
颞窝
眶上孔
额骨眶面
筛骨
泪骨
颧骨眶面
上颌骨眶面
鼻骨
中鼻甲
下鼻甲

鼻腔

下颌骨

颏隆凸

眉弓
眉间
泪腺窝
眶上裂
视神经管
眶下裂
眶下沟
眶下孔
犁骨
上颌骨

颏孔

图 9-28 颅的前面观

上、外侧壁交界处的后份有眶上裂,通颅中窝。下壁是上颌体的上面,与上颌窦相隔,其中份有眶下沟前行,经眶下管向外开口于眶下孔。下、外侧壁交界处的后份有眶下裂,向后与颞下窝和翼腭窝相通。内侧壁前下方有泪囊窝,经鼻泪管通入鼻腔。

3) 骨性鼻腔 bony nasal cavity(图 9-29):位于面颅中央,被骨性鼻中隔分为左右两部。骨性鼻中隔由筛骨垂直板和犁骨构成。鼻腔前方的开口称梨状孔,后方为成对的鼻后孔。鼻腔顶的前部为鼻骨,后部为筛骨筛板和蝶骨体。鼻腔底由上颌骨和腭骨构成,前端有切牙管通口腔。鼻腔外侧壁上有 3 个向下卷曲的骨片,依次为上鼻甲、中鼻甲和下鼻甲。前二者属筛骨,后者为下鼻甲骨。鼻甲下方为相对应的上鼻道、中鼻道和下鼻道。上鼻甲后上方有蝶筛隐窝。

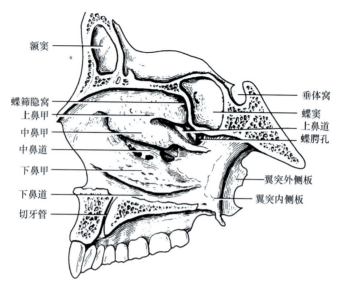

图 9-29　骨性鼻腔外侧壁

鼻腔周围有些颅骨内有含气的空腔,与鼻腔相通,称**鼻旁窦**,共有 4 对。**额窦 frontal sinus** 位于额骨眉弓深面,左右各一,开口于中鼻道。**蝶窦 sphenoidal sinus** 位于蝶骨体内,被内板隔成左、右两腔,开口于蝶筛隐窝。**筛小房 ethmoidal sinus** 位于筛骨迷路内,呈蜂窝状,分前、中、后三群,前、中群开口于中鼻道,后群开口于上鼻道。**上颌窦 maxillary sinus** 位于上颌骨体内,开口于中鼻道。此窦最大,窦口高于窦底,故直立时不易引流。

4)**骨性口腔 oral carity**:由上颌骨、腭骨和下颌骨构成。顶为**骨腭**,由两侧上颌骨腭突和腭骨水平板组成,前方正中有**切牙孔**,后方两侧有**腭大孔**。前壁和外侧壁由上颌骨的牙槽突、下颌骨和牙围成。底由软组织封闭。

4. 新生儿颅的特征及生后变化　由于胎儿咀嚼器官和呼吸器官的发育比脑和感觉器的发育相对缓慢,尤其是牙未萌出,鼻旁窦尚未发育,因此新生儿脑颅远比面颅大,二者之比为 8:1(成人为 4:1)。颅尚未发育完全,骨缝较宽,由纤维结缔组织连接,在多骨的交会处间隙较大,称**颅囟 cranial fontanelles**。**前囟**位于矢状缝与冠状缝会合处,呈菱形,最大,一般在 1~2 岁时闭合,闭合的早晚可作为婴儿发育的标志。**后囟**位于矢状缝与人字缝会合处,呈三角形;此外还有颞窝处的**蝶囟**和顶、枕、颞骨间的**乳突囟**等,均在生后不久相继闭合(图 9-30)。

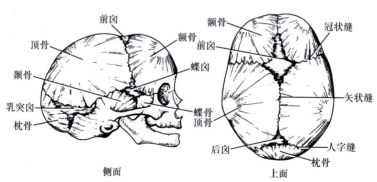

图 9-30　新生儿颅

从出生至7岁是颅的生长期,由于牙的萌出和鼻旁窦的出现,面颅迅速扩大,是颅发育最快的时期。从7岁至性成熟是相对静止期,颅生长缓慢,但已逐渐呈现性别差异。性成熟至25岁为成长期,眉弓、乳突和鼻旁窦发育迅速,下颌角、颏隆凸等骨面的肌或筋膜的附着痕迹变得明显,性别差异更加明显。老年期则因骨质的退行性变被吸收,颅骨变得轻而薄,随着牙的脱落和牙槽变平,面颅又显短小。

三、附肢骨骼

附肢骨包括上肢骨和下肢骨。

（一）上肢骨

上肢骨由上肢带骨和自由上肢骨组成,两侧共64块。

1. 上肢带骨 包括锁骨和肩胛骨。

（1）锁骨 clavicle（图9-31）：呈"S"形弯曲,架于胸廓的前上方,可于体表扪及。其内侧2/3凸向前,外侧1/3凸向后。内侧端粗大,称胸骨端,与胸骨柄相关节;外侧端扁平,称肩峰端,与肩胛骨的肩峰相关节。锁骨上面光滑;下面粗糙,有肌和韧带附着。

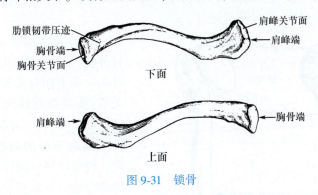

图9-31　锁骨

（2）肩胛骨 scapula（图9-32）：为三角形扁骨,位于胸廓后外侧,介于第2~7肋。肩胛骨有3个缘、3个角和2个面。上缘短且薄,其中,外1/3交界处有肩胛切迹;切迹的外侧有弯向前外的指状突起,称喙突 coracoid process。内侧缘长而锐薄,邻近脊柱,又称脊柱缘。

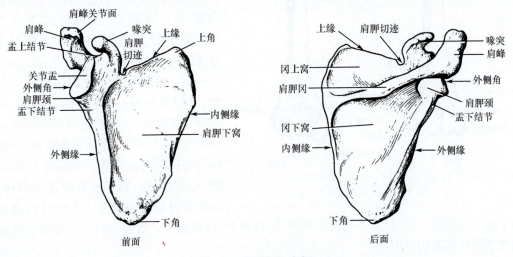

图9-32　肩胛骨（右侧）

外侧缘肥厚,邻近腋窝,又称**腋缘**。**上角**为上缘与内侧缘会合处,平对第2肋。**下角**为内、外侧缘会合处,平对第7肋或第7肋间隙。上、下角均为计数肋的标志。**外侧角**为上缘与外侧缘会合处,最为肥厚,有梨形关节面称**关节盂**,与肱骨头相关节。关节盂的上、下方分别有粗糙的**盂上结节**和**盂下结节**。前面与胸廓相对,为一大浅窝,称**肩胛下窝**。后面有一横向骨嵴,称**肩胛冈 spine of scapula**,其上、下方的浅窝分别称为**冈上窝**和**冈下窝**;肩胛冈伸向外侧的扁平突起称**肩峰 acromion**,与锁骨肩峰端相关节。

2. 自由上肢骨 包括肱骨、桡骨、尺骨和手骨。

(1) **肱骨 humerus**(图9-33):位于臂部,分一体两端。上端有半球状的关节面,称**肱骨头**,与肩胛骨的关节盂相关节。头周缘的环状浅沟称**解剖颈**。上端外侧的隆突称**大结节**,前方的隆突称**小结节**,二者之间的沟称**结节间沟**。两结节向下延伸的骨嵴,分别称**大结节嵴**和**小结节嵴**。上端与体交界处稍细,称**外科颈**,易发生骨折。肱骨体中部的外侧有一粗糙的隆起,称**三角肌粗隆**。后面有一自内上斜向外下的浅沟,称**桡神经沟**,有桡神经和肱深血管经过,故肱骨中段骨折易损伤桡神经。下端较扁,外侧份有半球状关节面,称**肱骨小头**;内侧份有滑车状关节面,称**肱骨滑车**。滑车前、后上方的深窝分别为**冠突窝**及**鹰嘴窝**。下端的内、外侧各有一较明显的隆突,分别称**内上髁**和**外上髁**,在体表可扪及。内上髁后下方有一浅沟,称**尺神经沟**,有尺神经经过。

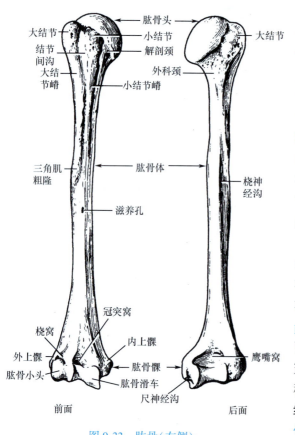

图9-33 **肱骨**(右侧)

(2) **桡骨 radius**(图9-34):位于前臂外侧,分一体两端。上端细小,称**桡骨头**。头上面有关节凹,与肱骨小头相关节;头周缘有环状关节面,与尺骨桡切迹相关节;头下方较细称**桡骨颈**。桡骨颈前内下方的粗糙隆起,称**桡骨粗隆**。桡骨体呈三棱柱形,内侧缘为薄锐的骨间缘。下端粗大,前凹后凸。内侧有**尺切迹**,与尺骨头环状关节面相关节。下面有腕关节面,与腕骨相关节。外侧有向下的突起,称**茎突**。

(3) **尺骨 ulna**(图9-34):位于前臂内侧,分一体两端。上端粗大,后上方有大的突起,称**鹰嘴 olecranon**;前下方有较小的突起,称**冠突 coronoid process**。两突起之间大而深陷的关节面,称**滑车切迹**,与肱骨滑车相关节。冠突外侧有**桡切迹**,前下方粗糙的隆起称**尺骨粗隆**。尺骨体呈三棱柱状,外侧缘为较锐利的骨间缘。下端细小,称**尺骨头**,其前、外、后三面有环状关节面,与桡骨尺切迹相关节。头的后内侧有

向下的**尺骨茎突**。桡、尺骨并列而不平齐,尺骨偏上,桡骨偏下。鹰嘴、桡骨头、桡骨茎突及尺骨茎突在体表均可扪及。

（4）**手骨**：包括腕骨、掌骨和指骨（图9-35）。

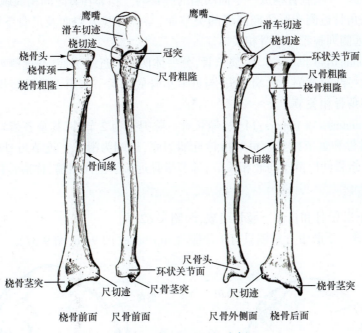

桡骨前面　尺骨前面　　　尺骨外侧面　桡骨后面

图9-34　桡骨和尺骨（右侧）

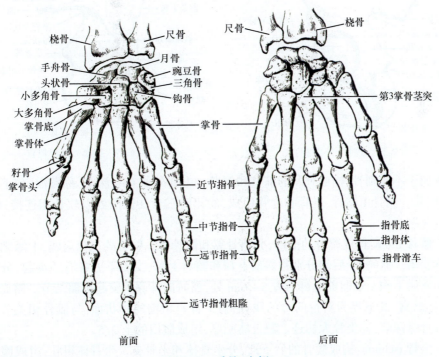

前面　　　　　　　　　　　后面

图9-35　手骨（右侧）

1）**腕骨 carpal bones**：8块，属短骨，排成两列。近侧列由桡侧向尺侧依次为：**手舟骨 scaphoid bone**、**月骨 lunate bone**、**三角骨 triquetral bone** 和**豌豆骨 pisiform bone**。远侧列由桡

侧向尺侧依次为：大多角骨 trapezium bone、小多角骨 trapezoid bone、头状骨 capitate bone 和钩骨 hamate bone。8 块腕骨构成一掌面凹陷的腕骨沟。相邻各骨之间构成腕骨间关节。手舟骨、月骨和三角骨近侧端形成椭圆形的关节面，与桡骨腕关节面及尺骨下端的关节盘构成桡腕关节。远侧列腕骨与掌骨相关节。

2）掌骨 metacarpal bones：5 块，属长骨，分一体两端。近端为底，与远侧列腕骨相关节。体表面光滑，微弓凸向背侧。远端为头，与近节指骨底相关节。第 1 掌骨短粗，其底有鞍状关节面，与大多角骨相关节。

3）指骨 phalanges of fingers：14 块，属长骨。除拇指为 2 节外，其余各指均为 3 节，称近节指骨、中节指骨和远节指骨。每节指骨近端为底，远端为滑车。近节指骨底与相应掌骨头相关节；各节指骨间以滑车与底相关节；远节指骨远端掌侧面粗糙，称指骨粗隆。

（二）下肢骨

下肢骨由下肢带骨和自由下肢骨组成，两侧共 62 块。

1. 下肢带骨　下肢带骨每侧只有 1 块髋骨 hip bone（图 9-36，图 9-37）。

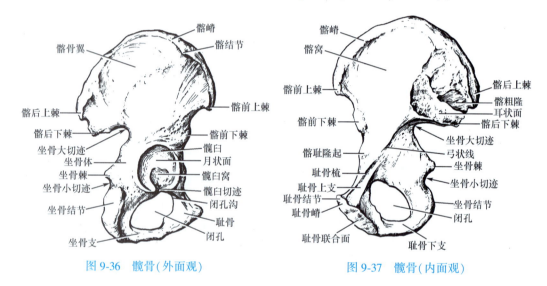

图 9-36　髋骨（外面观）　　　　图 9-37　髋骨（内面观）

髋骨属于不规则骨，构成骨盆的前壁和侧壁。中部外侧有一深窝，称髋臼；前下部有一大孔，称闭孔。髋骨由髂骨、耻骨和坐骨组成，幼年时三者在髋臼处以软骨相连接，16 岁左右完全骨化融合。

（1）髂骨 ilium：构成髋骨的上部，分髂骨翼和髂骨体。髂骨翼上部扁阔，上缘肥厚的弓形骨嵴称髂嵴。髂嵴前、后端分别称髂前上棘和髂后上棘，二者下方各有一突起，分别称髂前下棘和髂后下棘。在髂前上棘后 5~7cm 处，髂嵴向外侧的突起称髂结节。髂翼内侧面的浅凹，称髂窝，其下界为斜行的弓状线；后份下方有粗糙的耳状面，与骶骨相关节。髂后下棘下方骨缘深陷，称坐骨大切迹。髂骨体肥厚，组成髋臼的上 2/5。

（2）坐骨 ischium：构成髋骨的后下部，分坐骨体和坐骨支。坐骨体粗壮，组成髋臼的后下 2/5。体后缘有一尖的突起，称坐骨棘，棘下方为坐骨小切迹。体下部肥厚而粗糙，为坐骨结节，髋关节屈时易于扪及。坐骨支是从坐骨结节向前内上方延伸的骨板，与耻骨下支相结合。

（3）耻骨 pubis：构成髋骨的前下部，分体和上、下二支。耻骨体组成髋臼的前下 1/5；

与髂骨体结合处上缘骨面粗糙,称髂耻隆起。由体向前内侧伸出耻骨上支,其末端急转向后下方延伸为耻骨下支。上支的上缘锐利,称耻骨梳,向前终于耻骨结节,向后与弓状线相接;耻骨结节至中线的粗钝骨嵴,称耻骨嵴。内侧的粗糙面,称耻骨联合面。两侧联合面以纤维软骨相连接,构成耻骨联合。耻骨下支伸向下后外,与坐骨支结合。由坐骨与耻骨共同围成闭孔。

髂骨、耻骨、坐骨三者的体融合为一圆形的深窝,称髋臼 acetabulum。窝内半月形的关节面称月状面,其中央非关节面部分称髋臼窝,其下缘的缺口称髋臼切迹。

2. 自由下肢骨 自由下肢骨包括股骨、髌骨、胫骨、腓骨和足骨。

(1) 股骨 femur(图 9-38):位于股部,是人体最长的骨,约为身高的 1/4,分一体两端。

上端为球形的股骨头,朝向内上,与髋臼相关节。头中央微凹,称股骨头凹。头下方较狭细的部分称股骨颈,易骨折。颈与体成 120°~130° 夹角,称颈干角,有性别差异。颈与体移行处有 2 个隆突,外上方较大的称大转子,内下方较小的称小转子。二者之间,前面有转子间线,后面有转子间嵴。大转子在体表可扪及,为重要的体表标志。

股骨体向前略弓,上段呈圆柱状,中段呈三棱柱状,下段前后略扁。前面光滑,后面有一纵形粗糙骨嵴,称粗线,向上外侧延续为臀肌粗隆,向上内延续为耻骨肌线。下端略宽扁,有两个向后膨出的隆突,分别称内侧髁和外侧髁。两髁的前、下、后三面均为关节面,与髌骨和胫骨相关节。两髁后份之间的深窝为髁间窝;两髁侧面最突出处,分别称为内上髁及外上髁。内侧髁后上方的小突起为收肌结节。

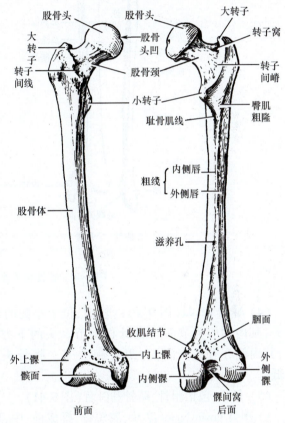

图 9-38 股骨(右侧)

(2) 髌骨 patella(图 9-39):位于股骨下端前面,在股四头肌腱内,是人体最大的籽骨。呈杏仁状,上宽下窄,前面粗糙,后面光滑为关节面,与股骨相关节。

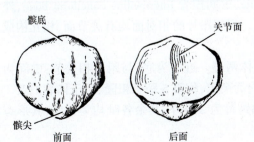

图 9-39 髌骨

(3) 胫骨 tibia(图 9-40):位于小腿的内侧,分一体两端。上端粗大,向两侧突出形成内侧髁和外侧髁。两髁上面各有微凹的关节面,分别与股骨内、外侧髁相关节。两关节面之间有向上的粗糙隆起,称髁间隆起。上端前面的粗糙隆起,称胫骨粗隆。外侧髁的后外下方有腓关节面,与腓骨头相关节。胫骨体呈三棱柱形,前缘锐利,内侧面光滑,二者紧贴皮下,可于体表扪及。后面上份有斜向下内的比目鱼肌线。下端内侧伸向内下方的突起,称内踝,可于体表扪及,为重要的体表标志。下端下面及内踝的外侧面均有关节面,与距骨相关节。下端外侧有腓切迹,与腓骨相连接。

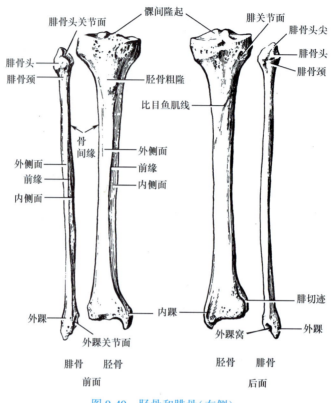

图 9-40　胫骨和腓骨(右侧)

　　(4)腓骨 fibula(图 9-40):较细,位于小腿的外侧,分一体两端。上端稍膨大,称腓骨头,其内侧的关节面与胫骨相关节。头的下方较细部分称腓骨颈。下端膨大,称外踝,其内侧亦有关节面,与距骨相关节。腓骨头和外踝在体表可扪及。外踝比内踝略低。

　　(5)足骨:包括跗骨、跖骨和趾骨(图 9-41)。

　　1)跗骨 tarsal bones:7 块,属短骨,排成前、中、后上列。后列上方为距骨 talus,其上面前宽后窄,称距骨滑车,与胫、腓骨下端相关节;下方为跟骨 calcaneus,其后端粗糙,称跟骨结节。中列为位于距骨前方的足舟骨 navicular bone,其内下方的隆起称舟骨粗隆。前列由内侧向外侧依次为内侧楔骨 medial cuneiform bone、中间楔骨 intermedius cuneiform bone、外侧楔骨 lateral cuneiform bone 和骰骨 cuboid bone。相邻跗骨的相对面均有关节面,相互构成关节。跟骨结节可在体表扪及。

　　2)跖骨 metatarsal bones:5 块,属长骨,分一体两端。近端为底,与跗骨相关节;中间为体;远端为头,与近节趾骨相关节。第 5 跖骨底向后突出,称第 5 跖骨粗隆,可于体表扪及。

　　3)趾骨 phalanges of toes:14 块,属长骨。除蹬趾为 2 节外,其余各趾均为 3 节,其形态和名称与指骨相同。

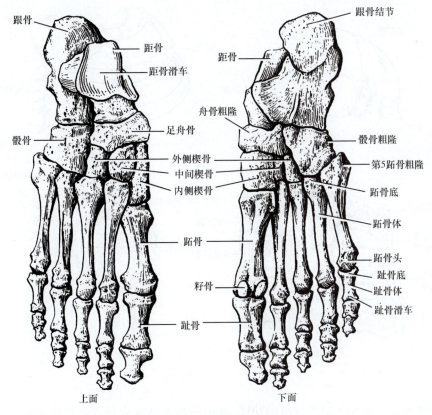

图 9-41 足骨(右侧)

（阎文柱　崔洪雨）

第2节 骨 连 结

一、总　　论

骨与骨之间的连接装置称骨连结。按骨连结的不同方式,可分为直接连结和间接连结两类。

（一）直接连结

直接连结是骨与骨之间借纤维结缔组织、软骨或骨直接相连,一般运动幅度较小,比较牢固(图 9-42)。这种连结可分为纤维连结、软骨连结和骨性结合三类。

1. 纤维连结　两骨之间以纤维结缔组织相连,如相邻颅骨之间的缝、桡尺骨之间的前臂骨间膜及胫腓骨之间的小腿骨间膜等。

2. 软骨连结　两骨之间借软骨相连,如幼年发育时期的长骨骨干与骺之间的骺软骨和椎体之间的椎间盘等。

图中标注（上面）：跟骨、距骨、距骨滑车、足舟骨、骰骨、外侧楔骨、中间楔骨、内侧楔骨、跖骨、籽骨、趾骨、上面

图中标注（下面）：跟骨结节、距骨、舟骨粗隆、骰骨粗隆、第5跖骨粗隆、跖骨底、跖骨体、跖骨头、趾骨底、趾骨体、趾骨滑车、下面

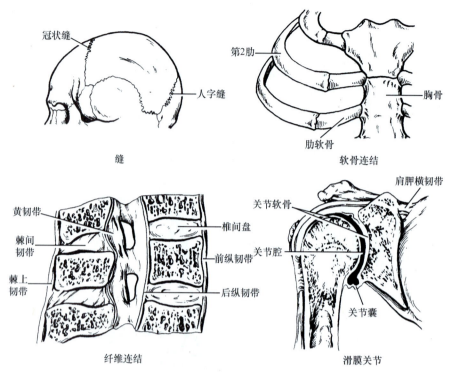

图 9-42 骨连结的分类

3. 骨性结合 两骨之间借骨组织相连,常由纤维连结或软骨连结骨化而成,如颅骨缝的骨化及骶椎骨性结合为骶骨等。

(二) 间接连结

间接连结又称关节 articulation 或滑膜关节 synovial joint,是骨连结的最高分化形式。其结构特点是骨与骨之间有腔隙,内充滑液,因而通常具有较大的活动性。人体大部分骨连结属于间接连结。

1. 关节的基本结构 关节的基本结构包括关节面、关节囊和关节腔(图 9-43)。

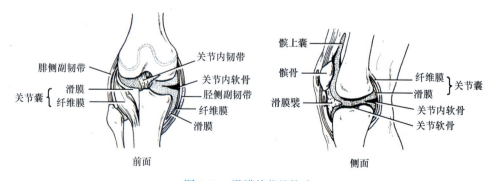

图 9-43 滑膜关节的构造

(1) 关节面 articular surface:是构成关节骨的接触面,表面被覆一薄层关节软骨 articular cartilage。关节软骨多数为透明软骨,少数为纤维软骨。关节软骨表面光滑,且富有一定弹性,运动时可减少摩擦,减缓冲击和震荡。每一关节至少有两个关节面,一般是一凹一凸,凸者称关节头,凹者为关节窝。

（2）关节囊 articular capsule：由结缔组织构成,附着于关节面周缘及其附近骨面上,包围关节,封闭关节腔,可分为内、外两层。外层为纤维膜 fibrous membrane,由致密结缔组织构成,厚而坚韧,富含血管和神经。纤维膜在某些部位增厚形成韧带,可增强关节的稳固性,并限制其过度运动。内层为滑膜 synovial membrane,由疏松结缔组织构成,薄而柔润,衬于纤维膜的内面,附着于关节软骨的周缘。滑膜富含血管、淋巴管和神经,可产生透明的滑液 synovial fluid,以减少关节运动时的摩擦,并对关节软骨等起营养作用。

（3）关节腔 articular cavity：由关节囊滑膜和关节面共同围成的密闭腔隙,内有少量滑液。关节腔内呈负压,对维持关节稳固性有一定作用。

2. 关节的辅助结构　关节除具备上述基本结构外,一些关节为适应其功能还形成了特殊的辅助结构,这些辅助结构对于增加关节的灵活性、稳固性及缓冲防震性有重要作用。

（1）韧带 ligament：为连于构成关节骨之间的致密结缔组织束。韧带不仅能增强关节稳固性,而且能够限制关节过度运动。位于关节囊外的韧带称囊外韧带,有的与囊相贴,为囊的局部纤维增厚;有的与囊分离,不相贴。位于关节囊内的韧带称囊内韧带,有滑膜包裹。

（2）关节盘 articular disc：是位于关节面之间的纤维软骨板,其周缘附于关节囊,多呈圆盘状,中间薄,周缘厚,把关节腔分成两部分。膝关节内的关节盘呈半月形,称半月板 menisci,对关节腔分隔不完全。关节盘和半月板可使两个关节面更为适合,增加关节的稳定性和运动形式,扩大关节的运动范围,并缓减冲击和震荡。

（3）关节唇 articular labrum：为附着于关节窝周缘的纤维软骨环,可加深关节窝,增大关节面,并且增加关节的稳固性,如盂唇、髋臼唇等。

3. 关节的运动　关节的运动与关节面的形态有密切关系,其运动形式是沿三个互相垂直的运动轴所作的三组拮抗性运动。

（1）屈 flexion 和伸 extension：是指关节沿冠状轴进行的一组运动。运动时两骨互相靠拢,角度变小为屈;反之为伸。在足部,将足背提起向小腿前面靠拢为踝关节的伸,习惯上称为背屈;反之足尖下垂,为踝关节的屈,习惯上称为跖屈。有些关节的屈和伸是沿矢状轴进行的,如拇指腕掌关节。

（2）收 adduction 和展 abduction：是指关节沿矢状轴进行的一组运动。运动时骨向正中矢状面靠拢为收;反之为展。但在手部和足部,手指的收、展则以中指为中轴,足趾的收、展以第二趾为中轴,向中轴靠拢为收,反之为展;而拇指的收、展则是围绕冠状轴进行。

（3）旋转 rotation：是指关节沿垂直轴所作的一组运动。骨的前面转向内侧称旋内 medial rotation;反之称旋外 lateral rotation。在前臂,旋内又称旋前 pronation,旋外又称旋后 supination。

（4）环转 circumduction：是指关节头在原位转动,骨的远端作圆周运动,运动时全骨描绘成一圆锥形的轨迹。具有双轴或三轴的关节（如肩关节）可作环转运动,实际上环转运动为屈、展、伸、收的依次连续运动。

4. 关节的分类(图9-44)

（1）按构成关节的骨数：由两块骨构成的关节称单关节,如肩关节和髋关节;由两块以上骨构成的关节称复关节,如肘关节。

（2）按能否单独运动：可独立运动的关节,称单动关节,如肩关节;两个或多个独立的关节必须同时运动,称联动关节,如颞下颌关节。

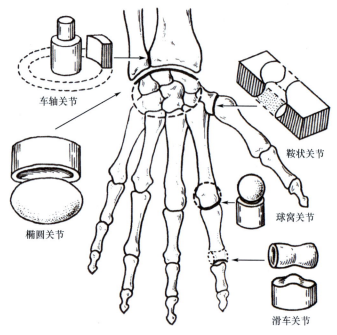

图9-44 滑膜关节的分类

（3）按运动轴的数目：可分为三类。仅能沿一个运动轴作一组运动的关节,称单轴关节,如指间关节和桡、尺近远侧关节；沿两个互相垂直的运动轴可作两组运动,并能作环转运动的关节,称双轴关节,如桡腕关节和拇指腕掌关节；具有三个互相垂直的运动轴,可作多方向运动的关节,称多轴关节,如肩关节和髋关节。

二、中轴骨连结

中轴骨连结包括颅骨连结和躯干骨连结。

（一）躯干骨连结

躯干骨连结包括脊柱和胸廓。

1. 脊柱　椎骨间连结包括椎体间连结和椎弓间连结。

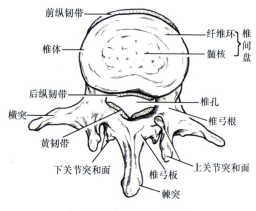

图9-45 椎间盘和关节突

（1）椎体间连结：相邻椎体之间借椎间盘、前纵韧带和后纵韧带相连。

1）椎间盘 intervertebral disc（图9-45）：是连接于相邻椎体间的纤维软骨盘（第1和第2颈椎间除外）。椎间盘由外周部的纤维环和中央部的髓核两部分构成。纤维环 anulus fibrosus 由多层同心圆排列的纤维软骨环组成,质地坚韧；髓核 nucleus pulposus 为富有弹性、柔软的胶状物质,是胚胎时期脊索的残留物。成人共有23个椎间盘,颈部较厚,中胸部较薄,腰部最厚,故颈、腰部活动度较大。颈、腰部的椎间盘前厚后薄,胸部反之,与整个脊柱的弯曲度相适应。椎间盘除有连接椎体作用外,还具有"弹性垫"样作用,可承受压力和缓冲震荡,以保护脑,并有利于脊柱向各个方向运动。当脊柱过度劳损或猛然的屈转及暴力撞击时,可发生纤维环破裂,髓核膨出,压迫脊髓或脊神经根引起牵涉性痛,临床称为椎间盘脱出症,以腰部多见。

2)前纵韧带 anterior longitudinal ligament(图9-46):是附着于椎体和椎间盘前坚固的纤维束,上起自枕骨大孔前缘,下达至骶骨,牢固地附着于椎体和椎间盘,宽而坚韧,有限制脊柱过度后伸和防止椎间盘向前脱出的作用。

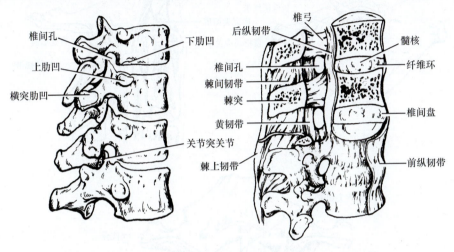

图9-46 椎骨间连结

3)后纵韧带 posterior longitudinal ligament(图9-46):位于椎管内,附着于椎体和椎间盘后面的纵长韧带。上起自枢椎,下达至骶管,与椎间盘纤维环及椎体上下缘紧密连接,而与椎体结合较为疏松,窄而坚韧,有限制脊柱过度前屈和防止椎间盘向后脱出的作用。

(2)椎弓间连结

1)黄韧带 ligamenta flava(图9-46):由黄色的弹力纤维构成,参与构成椎管后壁,连接相邻椎弓板之间的短韧带。黄韧带坚韧且富有弹性,有限制脊柱过度前屈的作用。

2)棘上韧带 supraspinal ligament(图9-46):附着于各椎骨棘突尖的纵行韧带,限制脊柱过度前屈。其中,在颈部向后扩展成三角形矢状位的弹性膜状结构,称项韧带 ligamentum nuchae(图9-47),上附于枕外隆凸,下至第7颈椎棘突续于棘上韧带。

3)棘间韧带 interspinal ligament:附着于棘突根部和棘突尖,连接相邻棘突之间的短韧带。该韧带向前与黄韧带相连,向后续于棘上韧带,有限制脊柱过度前屈的作用。

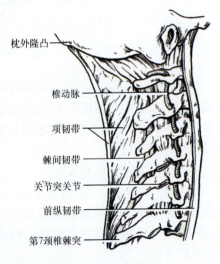

图9-47 项韧带

4)关节突关节 zygapophyseal joint:由相邻椎骨的上、下关节突关节面构成,仅能作轻微的滑动。

（3）寰枕关节和寰枢关节

1）寰枕关节 atlantooccipital joint（图9-48）：由枕骨的枕髁和寰椎侧块的上关节面构成，属联动关节，可使头作俯仰、侧屈和环转运动。

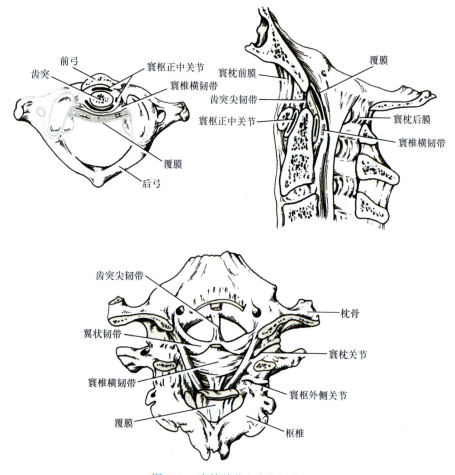

图9-48　寰枕关节和寰枢关节

2）寰枢关节 atlantoaxial joint（图9-48）：包括3个独立的关节。2个寰枢外侧关节，由寰椎侧块的下关节面与枢椎上关节面构成；1个寰枢正中关节，由枢椎齿突与寰椎的齿突凹及寰椎横韧带构成，可使头连同寰椎进行旋转。寰椎横韧带位于齿突后方，连接寰椎左、右侧块，限制齿突后退。

（4）脊柱的整体观及其运动

1）脊柱 vertebral column（图9-49）：成年男性脊柱长约70cm，女性及老年人略短。由24块椎骨、1块骶骨和1块尾骨借骨连结构成，上承载头颅，下连接下肢带骨，构成人体的中轴，并参与胸腔、腹腔及盆腔后壁的构成。脊柱内有椎管，容纳脊髓，其主要功能是支持躯干和保护脊髓。

2）前面观：可见脊柱椎骨的宽度，自上而下椎体随负载增加而逐渐增大，至第2骶椎为最宽，骶骨耳状面以下，椎体明显变小。

3）后面观：可见各部椎骨棘突循后正中线形成纵嵴。颈椎棘突短而分叉，近水平位；胸椎棘突细长,呈叠瓦状斜向后下;腰椎棘突呈板状,水平后伸。

4)侧面观:可见成人脊柱有颈、胸、腰、骶4个生理弯曲,其中颈曲和腰曲凸向前,胸曲和骶曲凸向后。胸曲和骶曲在胚胎时已形成,在出生后继续存在,同时参与胸腔和盆腔的形成,在一定意义上扩大了胸腔和盆腔的容积。颈曲和腰曲是生后随着抬头、坐起及站立行走而相继形成。脊柱的生理性弯曲增大了脊柱的弹性,可缓减冲击和震荡,并对维持人体的重心稳定有重要意义。

脊柱的运动在相邻椎骨关节运动的范围很小,但各椎骨之间运动的总和使整个脊柱的运动范围变得很大,脊柱可作屈、伸、侧屈、旋转和环转运动。

2. 胸廓 胸廓 thorax 由 12 块胸椎、12 对肋和 1 块胸骨借骨连结构成。成人胸廓近似圆锥形,上窄下宽,横径长,前后径短(图 9-50)。胸廓有上、下两口和前、后及外侧四壁。胸廓上口 superior aperture of thorax 由第 1 胸椎、第 1 肋和胸骨柄上缘围成。胸廓上口较小,向前下方倾斜,胸骨柄上缘平对第 2、3 胸椎间的椎间盘,上口是胸腔与颈部的通道。胸廓下口 inferior aperture of thorax 由第 12 胸椎、第 11 及第 12 肋前端、肋弓和剑突围成。胸廓下口较大,且不平整,由膈肌封闭胸腔底。两侧肋弓在中线形成向下开放的胸骨下角 infrasternal angle。胸廓前壁最短,由胸骨、肋软骨和肋骨前端构成;后壁较长,由胸椎、和肋角内侧的肋骨构成;外侧壁最长,由肋骨体构成。相邻两肋之间的窄隙称为肋间隙 intercostal space。

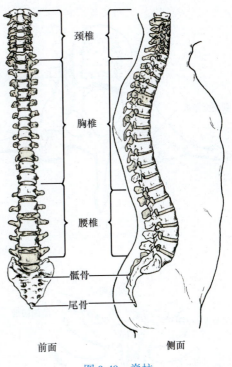

图 9-49 脊柱

胸廓除对胸腔内器官有保护和支持作用外,主要参与呼吸运动。吸气时,在肌肉作用下,肋的前端抬高,伴以胸骨上升并前移,加大胸廓的前后径,肋体向外扩展,加大胸廓横径,从而使胸腔的容积增大。呼气时,在重力和肌肉作用下,胸廓作相反的运动,使胸腔容积减小。

(1)胸廓连结

1)肋与胸椎连结(图 9-51):肋骨后端与胸椎间形成肋椎关节 costovertebral joint,包括肋头关节 joint of costal head(由肋头与相应胸椎体肋凹构成)和肋横突关节 costotransverse joint(由肋结节与相应胸椎横突肋凹构成)。这两个独立关节在功

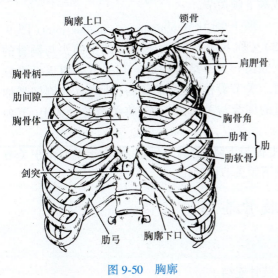

图 9-50 胸廓

能上是联动关节,运动时使肋上升或下降,从而增大或缩小胸腔的容积,助呼吸。

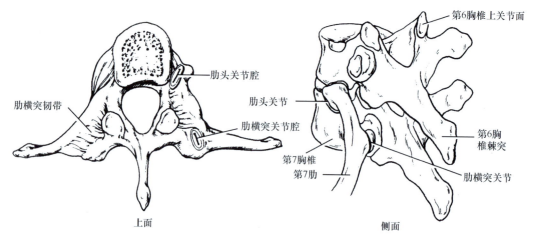

图 9-51 肋椎关节

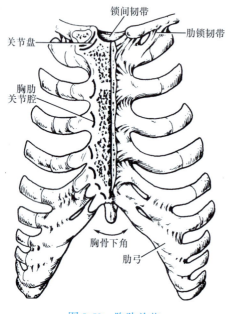

图 9-52 胸肋关节

2）肋与胸骨连结（图 9-52）：第 1 肋与胸骨柄之间为软骨连结，是不动关节；第 2~7 肋软骨与胸骨体的肋切迹之间构成微动的胸肋关节 sternocostal joint；第 8~10 肋软骨的前端依次与上位肋软骨相连形成肋弓；第 11、12 肋的前端游离于腹壁肌肉之中。

（二）颅骨连结

各颅骨之间，大多借缝或软骨直接连结，彼此结合得较为牢固。随着年龄的增长，缝和软骨连结先后骨化而成为骨性结合。舌骨则借韧带和肌肉与颅底相连。只有下颌骨与颞骨之间形成颞下颌关节。

颞下颌关节 temporomandibular joint（图 9-53）又称下颌关节，由下颌骨的下颌头与颞骨的下颌窝和关节结节构成。其关节面覆盖纤维软骨。关节囊松弛，前部薄弱，外侧有外侧韧带加强。关节腔内有纤维软骨构成的关节盘，盘的周缘与关节囊相连，将关节腔分为上、下独立的两部分。

颞下颌关节属于联动关节，下颌骨可作上提与下降、前进与后退、侧方运动。由于关节囊前部薄弱而松弛，当张口过大时，易发生颞下颌关节前脱位。

三、附肢骨连结

（一）上肢骨连结

上肢骨连结包括上肢带骨连结和自由上肢骨连结。

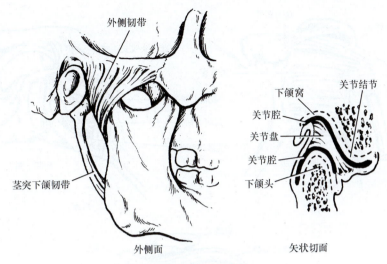

图 9-53 颞下颌关节

1. 上肢带骨连结

（1）胸锁关节 sternoclavicular joint（图 9-54）：由锁骨的胸骨端与胸骨柄的锁切迹及第 1 肋软骨的上面构成，属多轴关节，是上肢骨与躯干骨之间连接的唯一关节。关节囊坚韧，并有囊外韧带加强。关节腔内有纤维软骨的关节盘，盘的下缘附着于第 1 肋软骨，能阻止锁骨向内上方脱位，并将关节腔分成外上和内下两部分。胸锁关节活动度虽然较小，但是扩大了上肢的活动范围。

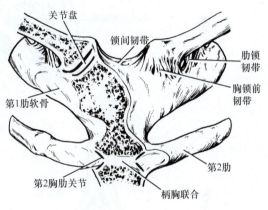

图 9-54 胸锁关节

（2）肩锁关节 acromioclavicular joint：由锁骨的肩峰端与肩胛骨肩峰的关节面构成，活动度很小。关节的上方有肩锁韧带加强，喙突与锁骨下方有喙锁韧带相连，加强上肢带骨连结。

（3）喙肩韧带 coracoacromial ligament（图 9-55）：连于肩胛骨的喙突与肩峰之间的扁韧带，呈三角形。喙肩韧带与喙突、肩峰共同构成喙肩弓，架于肩关节上方，有防止肱骨头向上脱位的作用。

2. 自由上肢骨连结

（1）肩关节 shoulder joint（图 9-55）：由肱骨的肱骨头与肩胛骨的关节盂构成，属多轴关节。肱骨头呈球形且较大，关节盂浅而小。关节盂周缘有纤维软骨构成的盂唇 glenoid labrum 附着，使窝面略微加大，但仍仅容肱骨头的 1/4~1/3。关节囊薄而松弛，其上壁有喙肱韧带加强，并且上、前、后壁都有肌腱纤维编入，增加关节稳固性。但下壁无肌腱纤维加强，是肩关节的薄弱处，故肩关节易发生前下方脱位。关节囊内有肱二头肌长头腱穿过。肩关节是全身最灵活的关节，可作屈、伸、收、展、旋内、旋外及环转运动。

（2）肘关节 elbow joint（图 9-56）：由肱骨下端与桡、尺骨上端构成的复关节，包括三个关节。

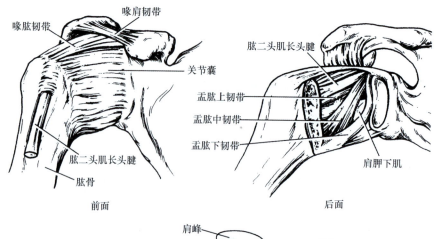

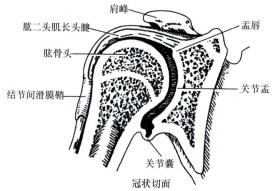

图 9-55 肩关节

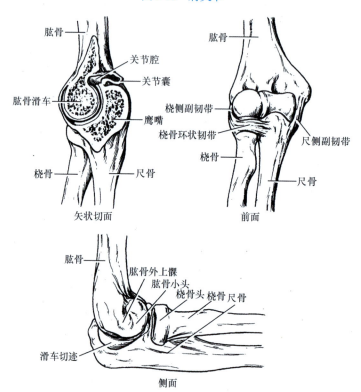

图 9-56 肘关节

1）肱尺关节 humeroulnar joint：由肱骨滑车与尺骨滑车切迹构成。

2）肱桡关节 humeroradial joint：由肱骨小头与桡骨头关节凹构成。

3）桡尺近侧关节 proximal radioulnar joint：由桡骨头环状关节面与尺骨桡切迹构成。

三个关节共同包在一个关节囊内，关节囊的前、后壁薄而松弛；两侧壁厚而紧张，并有桡侧副韧带 radial collateral ligament 和尺侧副韧带 ulnar collateral ligament 增强；囊的后壁最薄弱，故临床常见桡、尺骨后脱位。桡骨头有桡骨环状韧带 annular ligament of radius 环绕，以防止其脱出。幼儿桡骨头未发育完全，易发生桡骨头半脱位。

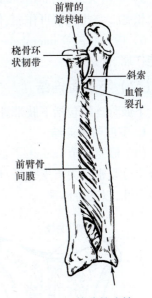

图 9-57 前臂骨连结

肘关节的运动：以肱尺关节为主，肱尺关节和肱桡关节可同时进行屈、伸运动；肱桡关节和桡尺近、远侧关节则可同时进行旋转运动。当肘关节伸直时，肱骨内、外上髁与尺骨鹰嘴三点成一直线；当屈肘关节 90° 时，三点则连成一等腰三角形。肘关节发生后脱位时，此三点的位置关系发生改变。

（3）前臂骨连结　包括桡尺近侧关节、桡尺远侧关节和前臂骨间膜连结（图 9-57）。

1）前臂骨间膜 interosseous membrane of forearm：为一坚韧的纤维膜，连接在桡、尺骨相对的骨间缘。

2）桡尺近侧关节（见肘关节）

3）桡尺远侧关节 distal radioulnar joint（图 9-58）：由尺骨头环状关节面与桡骨的尺切迹及尺骨茎突根部的关节盘共同构成。

桡尺近侧、远侧关节及肱桡关节是联动关节，前臂可作旋前和旋后运动。

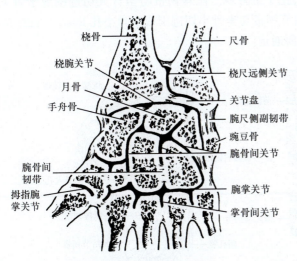

图 9-58　手关节（冠状切面）

（4）手关节 joint of hand（图 9-58）包括桡腕关节、腕骨间关节、腕掌关节、掌骨间关节、掌指关节和指骨间关节。

1）桡腕关节 radiocarpal joint（图 9-58）：又称腕关节 wrist joint，由手舟骨、月骨和三角骨的近侧面组成关节头，桡骨腕关节面和尺骨茎突根部的关节盘构成关节窝。关节囊松弛，周围有韧带加强。桡腕关节可作屈、伸、收、展及环转运动。

2）腕骨间关节 intercarpal joints（图 9-58）：由相邻腕骨的相对面构成的微动关节。

3）腕掌关节 carpometacarpal joints（图 9-58）：由远侧列腕骨与 5 个掌骨底构成。除拇指和小指的腕掌关节外，其他各指的腕掌关节运动范围极小。拇指腕掌关节 carpometacarpal joint of thumb 为人类和灵长目动物特有，由大多角骨与第 1 掌骨底构成。关节囊厚而松弛,可作屈、伸、收、展、环转及对掌运动。对掌运动是指拇指向掌心、拇指尖与其余四指尖掌侧面相接触的运动,是人类和灵长目动物特有的功能。

4)掌骨间关节 intermetacarpal joint:由第2~5相邻掌骨底构成。

5)掌指关节 metacarpophalangeal joints:共5个,由掌骨头与近节指骨底构成。关节囊薄而松弛。掌指关节可作屈、伸、收、展及环转运动。

6)指骨间关节 interphalangeal joints of hand:共9个,由相邻两节指骨的底和滑车构成,只能作屈、伸运动。

(二) 下肢骨连结

下肢骨连结包括下肢带骨连结和自由下肢骨连结。

1. 下肢带骨连结

(1)骶髂关节 sacroiliac joint:由骶骨和髂骨相对的耳状面构成,关节面凹凸不平,彼此结合十分紧密。关节囊紧张,其前、后方分别有骶髂前、后韧带加强。骶髂关节具有相当大的稳固性,以支持体重。

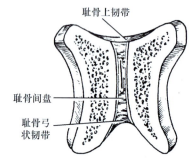

耻骨上韧带

耻骨间盘

耻骨弓
状韧带

图9-59 耻骨联合(冠状面)

(2)耻骨联合 pubic symphysis(图9-59):由两侧耻骨的耻骨联合面借纤维软骨构成的耻骨间盘连接而成。耻骨间盘中间有一矢状位的裂隙,女性较宽大,尤以孕妇和经产妇显著。耻骨联合的上、下缘分别有连接两侧耻骨的韧带加强。

(3)骶结节韧带和骶棘韧带(图9-60):骶结节韧带 sacrotuberous ligament 位于骨盆后方,起自骶、尾骨侧缘,呈扇形,止于坐骨结节内侧缘;骶棘韧带 sacrospinous ligament 位于骶结节韧带的前方,起自骶、尾骨侧缘,呈三角形,止于坐骨棘。骶棘韧带与坐骨大切迹围成坐骨大孔 greater sciatic foramen,骶棘韧带、骶结节韧带与坐骨小切迹围成坐骨小孔 lesser sciatic foramen。此二孔为肌肉、血管和神经的重要通道。

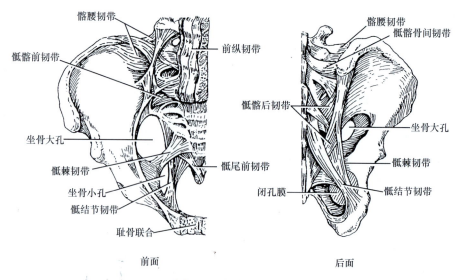

髂腰韧带

骶髂前韧带

前纵韧带

坐骨大孔

骶棘韧带

坐骨小孔

骶结节韧带

耻骨联合

骶尾前韧带

前面

髂腰韧带

骶髂骨间韧带

骶髂后韧带

坐骨大孔

骶棘韧带

骶结节韧带

闭孔膜

后面

图9-60 骨盆的韧带

（4）髋骨的固有韧带：即闭孔膜 obturator membrane，为封闭闭孔的致密结缔组织膜。其上部与耻骨上支的闭孔沟围成闭膜管 obturator canal，有神经、血管通过。

（5）骨盆 pelvis：由骶骨、尾骨、两侧髋骨相连接而成。人体直立时，骨盆向前倾斜，此时，两侧髂前上棘与两耻骨结节位于同一冠状面上（图9-61）。

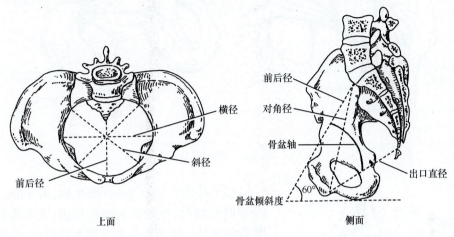

图 9-61　骨盆径线

骨盆以骶岬、两侧的弓状线、耻骨梳、耻骨结节至耻骨联合上缘连成的环形线为界线 terminal line，分为前上方的大骨盆 greater pelvis 和后下方的小骨盆 lesser pelvis。由于骨盆向前倾斜，大骨盆几乎没有骨性前壁。小骨盆即通常所说的骨盆，是大骨盆向下延伸的骨性狭窄部分，可分为骨盆上口、骨盆下口和骨盆腔。骨盆上口 superior pelvic aperture 由界线围成。骨盆下口 inferior pelvic aperture 呈菱形，由尾骨尖、骶结节韧带、坐骨结节、坐骨支、耻骨下支和耻骨联合下缘围成。两侧坐骨支和耻骨下支连成耻骨弓 pubic arch，它们的夹角称耻骨下角 subpubic angle，女性较大。骨盆上、下口之间略弯曲的骨性管道为骨盆腔（也称固有盆腔），其前壁短，侧壁和后壁长而弯曲，腔内容纳直肠、膀胱及部分生殖器。骨盆具有传导重力、支持和保护盆腔脏器的作用，女性骨盆尚有孕育和娩出胎儿的功能，故存在性别差异。

2. 自由下肢骨连结　包括髋关节、膝关节、小腿骨连结和足关节。

（1）髋关节 hip joint（图9-62，图9-63）：由髋骨的髋臼与股骨头构成。股骨头呈球状，髋臼窝较深，且周缘有纤维软骨的髋臼唇 acetabular labrum 加深关节窝。髋臼横韧带封闭髋臼切迹，使髋臼半月形的关节面扩大为环形。股骨头韧带 ligament of head of femur 位于关节腔内，连于髋臼横韧带与股骨头凹之间，内含营养股骨头的血管。关节囊紧张、坚韧而致密，上附髋臼周缘及髋臼横韧带，下附股骨颈，前面至转子间线包裹股骨颈的全部，后面包裹股骨颈内侧 2/3，使股骨颈骨折有囊内、囊外及混合骨折之分。关节囊周围有多条韧带加强，前壁的髂股韧带 iliofemoral ligament 最强健，呈"人"字形，可限制大腿过伸，对维持人体的直立姿势有重要意义；后下壁相对薄弱，故髋关节常发生下脱位。

髋关节属于多轴关节，可作屈、伸、收、展、旋内、旋外及环转运动，其运动幅度远不及肩关节，但具有较大的稳固性，以适应其支持和行走功能。

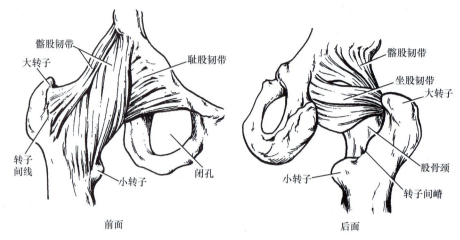

前面　　　　　　　　　　　　　　　　后面

图 9-62　髋关节

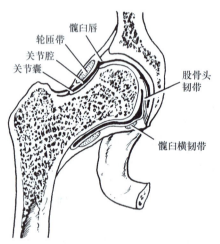

图 9-63　髋关节（冠状切面）

（2）膝关节 knee joint（图 9-64，图 9-65）：由股骨和胫骨的内、外侧髁与髌骨构成，是人体最大最复杂的关节。膝关节的关节囊薄而松弛，有较多的韧带加强。前壁有髌韧带加强，**髌韧带 patellar ligament** 自髌骨下缘向下止于胫骨粗隆，由股四头肌肌腱向下延续部分形成；内侧壁有**胫侧副韧带 tibial collateral ligament**，与关节囊和内侧半月板紧密结合；外侧壁有独立于囊外的**腓侧副韧带 fibular collateral ligament**，与外侧半月板不直接相连；后壁有**腘斜韧带 oblique popliteal ligament**。

膝关节腔内有膝交叉韧带和半月板，是膝关节的特征性结构。**膝交叉韧带 cruciate ligament** 位于膝关节中央稍后方，非常强韧，由滑膜覆盖，分为前、后交叉韧带。**前交叉韧带 anterior cruciate ligament** 起自胫骨髁间隆起的前方，止于股骨外侧髁的内侧面，呈扇形，在伸膝时最紧张，可防止胫骨前移。**后交叉韧带 posterior cruciate ligament** 起自胫骨髁间隆起的后方，止于股骨内侧髁的外侧面，较前交叉韧带短而坚韧，在屈膝时最紧张，能防止胫骨后移。半月板是垫于股骨和胫骨内、外侧髁之间的两个半月形纤维软骨板，上面凹，下面平，内缘薄，外缘厚与关节囊相连。**内侧半月板 medial meniscus** 较大，呈"C"形。**外侧半月板 lateral meniscus** 较小，近似"O"形。半月板使关节窝略有加深，同时加强了关节的稳固性，也能缓冲压力、吸收震荡，有利于膝关节运动。

膝关节主要作屈、伸运动，在半屈膝时，还可作小幅度的旋内、旋外运动。

（3）**胫腓骨连结**：胫骨和腓骨之间连接紧密，上端构成微动的**胫腓关节 tibiofibular joint**，下端借韧带连结，两骨体之间以**小腿骨间膜 crural interosseous membrane** 相连，由此小腿两骨之间几乎不能运动。

（4）**足关节 joints of foot**：包括距小腿关节、跗骨间关节、跗跖关节、跖骨间关节、跖趾关节和趾骨间关节。

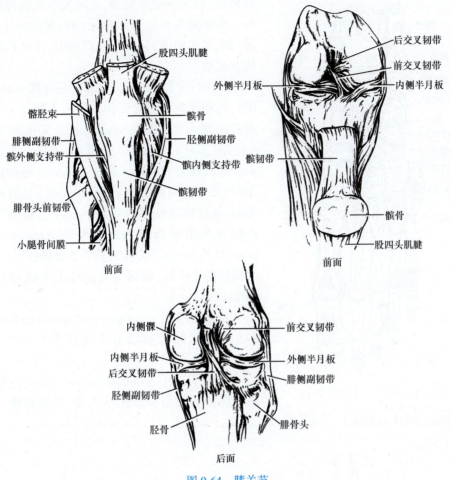

图 9-64 膝关节

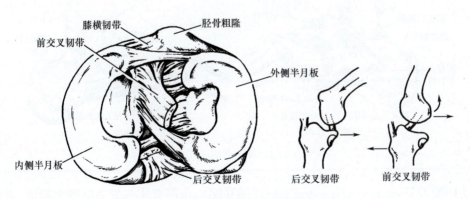

图 9-65 膝关节半月板

1）距小腿关节 talocrural joint：通称踝关节 ankle joint（图 9-66），由胫、腓骨下端与距骨滑车构成，属单轴关节。

关节囊前、后壁薄而松弛，两侧则有韧带加强（图 9-67）。内侧韧带 medial ligament（又称三角韧带 deltoid ligament）坚韧强厚，自内踝向下呈扇形展开，附着于足舟骨、距骨和跟骨。外侧韧带 lateral ligament 较薄弱，为不连续 3 条独立的韧带，前为距腓前韧带、中为跟

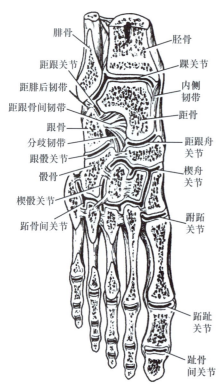

图 9-66 足关节(水平切面)

腓韧带、后为距腓后韧带,常因关节过度内翻而损伤。距小腿关节主要作背屈(伸,足尖向上)和跖屈(屈,足尖向下)运动。当跖屈时,还可作轻微的侧方运动。

2)跗骨间关节 intertarsal joints(图 9-66、图 9-67):由相邻跗骨相对面构成的多个微动关节。主要有距跟关节 talocalcaneal joint(又称距下关节 subtalar joint)、距跟舟关节 talocalcaneonavicular joint 和跟骰关节 calcaneocuboid joint。足的内侧缘抬起、足底转向内侧称内翻 inversion;足的外侧缘抬起、足底转向外侧称外翻 eversion。跟骰关节和距跟舟关节常合称为跗横关节 transverse tarsal joint(又称 Chopart 关节),其关节线横过跗骨中份,呈横位的"S"形,临床上常沿此关节线进行足的离断。

3)跗跖关节 tarsometatarsal joints(图 9-66):由 3 块楔骨和骰骨前端与 5 块跖骨底构成,活动甚微。

4)跖骨间关节 intermetatarsal joints:由第 2~5 跖骨底相邻面借韧带连结构成,活动甚微。而第 1、2 跖骨底之间并不相连。

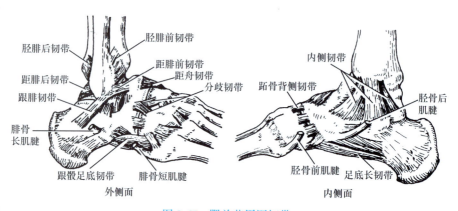

图 9-67 踝关节周围韧带

5)跖趾关节 metatarsophalangeal joints(图 9-66):由跖骨头与近节趾骨底构成,可作轻微的屈、伸、收、展运动。

6)趾骨间关节 interphalangeal joints of foot(图 9-66):由各趾相邻两节趾骨的底与滑车构成,能作屈、伸运动。

(5)足弓 arch of foot(图 9-68):由跗骨和跖骨借其骨连结构成的凸向上的弓,形似"拱桥",称足弓。足弓可分为前后方向的内、外侧纵弓和内外方向的横弓。内侧纵弓由跟骨、距骨、舟骨、三块楔骨和第 1~3 跖骨连结构成,其前、后端的承重点分别是第 1 跖骨头和跟骨结节,活动性大;外侧纵弓由跟骨、骰骨和第 4、5 跖骨连结构成,弓的最高点在骰骨;横弓由 3 块楔骨、骰骨和跖骨连结构成,弓的最高点为中间楔骨。站立时,足仅以第 1 跖骨头、第 5 跖骨头和跟骨结节三点着地,有如一个弹性的"三脚架",能稳固地站在地面,并能保护足底的血管、神经免受压迫。

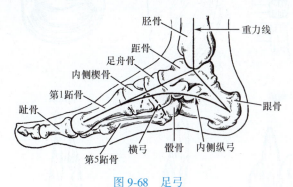

图 9-68　足弓

（解　玲　李春桃）

第 3 节　肌　　学

一、总　　论

能引起躯体运动的肌称为骨骼肌,它们大多附着于骨和关节周围,可以随意收缩,故又称为随意肌。

骨骼肌约占体重的 40%,在人体分布广泛,共 600 多块。每块肌都具有一定的位置、形态、结构,并有一定的血管、淋巴管和神经分布,故每块肌都可看成是一个器官。

（一）肌的形态、构造和分类

肌主要由肌腹和肌腱构成。肌腹色红、柔软而富有弹性,有收缩功能。肌腱色白、强韧、无收缩能力;肌腱多位于肌腹的两端,或插入肌腹之中。肌腹与肌腱相连续,并借肌腱附着于骨、筋膜或关节囊上。

肌的形态不一,按其外形大致可分为四种(图 9-69)。

1. 长肌　多见于四肢,其肌质构成肌腹,肌束大致和肌的长轴平行,收缩时肌腹明显缩短,引起大幅度运动。长肌的肌腱多在肌端,呈索条状。有些长肌有两个以上的头,合成一个肌腹称为二头肌、三头肌或四头肌。有的长肌具有两个或数个肌腹,其间以中间腱或腱划相连,分别称二腹肌和多腹肌。

2. 短肌　具有明显的节段性,收缩幅度较小,多见于躯干部的深层。

3. 阔肌　多见于胸腹壁和背浅层,肌形扁薄宽大,参与不同的运动,并兼有保护内脏和协助内脏活动的作用。其肌腱呈片状,称腱膜。

4. 轮匝肌　位于孔、裂的周围,收缩时关闭孔、裂。

（二）肌的起止、配布和作用

骨骼肌通常以两端附着在两块或两块以上的骨上,中间跨过一个或几个关节。肌收缩

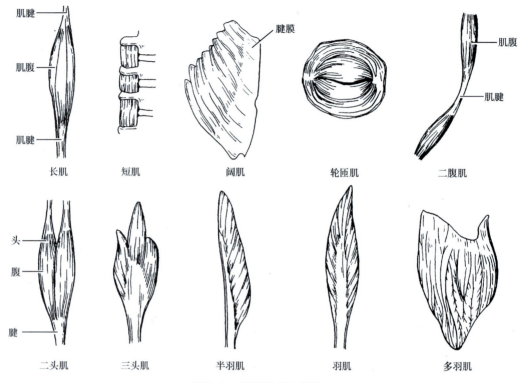

图 9-69　肌的形态和分类

时使两端附着的骨彼此接近产生运动,其中一端位置相对固定称定点或起点,另一端明显移动称动点或止点。在大多数情况下躯干的外侧部比内侧部、四肢的远侧部比近侧部更为活动,因此通常把躯干肌接近身体正中线和四肢肌近侧端的附着点看作定点,另一端看作动点(图 9-70)。肌的定点和动点在该肌参与的不同运动中,可以相互转化。

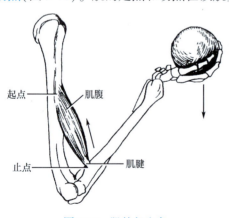

图 9-70　肌的起止点

全身骨骼肌配布的方式与关节的运动轴有关,即在一个运动轴的相对侧配布两组作用相反的肌群,这两组作用相反的肌或肌群称为拮抗肌,例如,一轴性关节冠状轴的前方有屈肌群,后方有伸肌群。而在一个运动轴同侧配布,并具有相同作用的两组或多组肌,称为协同肌,如桡侧腕屈肌和尺侧腕屈肌可以同时屈腕关节。

（三）肌的命名原则

通常根据肌的形状、大小、位置、起止点、作用与肌束方向等给肌命名。如斜方肌,菱形肌、三角肌是根据形状命名的;冈上肌、冈下肌是根据位置命名的;肱二头肌、股四头肌是根据形状和位置综合命名的;胸大肌、胸小肌是按大小与位置综合命名的;胸锁乳突肌则是根据起止点命名的;旋后肌是根据作用命名的;桡侧腕长伸肌是根据位置、长短与作用综合命名的;腹外斜肌、腹横肌是根据部位和肌束方向命名的。了解肌的命名原则有助于学习和记忆。

（四）肌的辅助装置

在肌或肌腱的周围有筋膜、滑膜囊、腱鞘和籽骨等辅助装置，可协助肌的活动。

1. 筋膜 fascia　分浅筋膜和深筋膜（图9-71）。

（1）浅筋膜 superficial fascia：又称皮下筋膜，位于全身真皮之下，由疏松结缔组织构成；除个别部位外，浅筋膜富含脂肪，并有浅血管、浅淋巴管和皮神经。皮肌和乳腺也位于此层。浅筋膜对深部结构起保护作用。

（2）深筋膜 deep fascia：又称固有筋膜，位于浅筋膜的深面，由致密结缔组织构成，遍布全身，包裹肌群、血管、神经，并随肌的分层而分层，在四肢还伸入肌群间，形成肌间隔，分隔肌群。深筋膜常形成筋膜鞘，对深部结构有保护、支持和约束作用；它对肌或肌群的分隔，更有利于各肌或肌群单独活动。

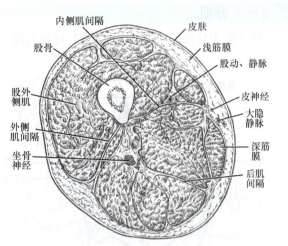

图9-71　大腿中部水平切面（示筋膜）

2. 滑液囊 synovial bursa　是结缔组织形成的封闭扁平的小囊，内有滑液，多位于肌腱和骨接触处，有的在关节附近与关节腔相交通，可减少肌腱活动时的摩擦。滑液囊炎症可影响运动功能。

3. 腱鞘 tendinous sheath（图9-72）　多为套在手、足长腱表面的鞘管，可将肌腱固定于一定部位，并减少腱与骨面的摩擦。腱鞘可分两层，外层为纤维层（或腱纤维鞘），是深筋膜的增厚部，它与骨面共同形成骨纤维性管道，对肌腱起约束作用。内层为滑膜层（或腱滑膜鞘），是双层圆筒形滑膜鞘；滑膜内层（脏层）贴在腱的表面，外层（壁层）衬于腱纤维鞘内面，两层之间含有少量滑液，利于腱在鞘内自由滑动；两层滑膜在骨与腱之间相互移行部称为腱系膜，其中有腱的血管通过。

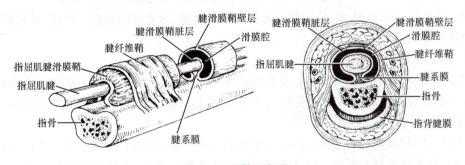

图9-72　腱鞘示意图

4. 籽骨 sesamoid bone　是由肌腱骨化而成，位于某些关节周围的小骨，直径一般只有几毫米，但髌骨例外，为全身最大的籽骨。籽骨多在手掌面或足跖面的肌腱中，在运动中，籽骨起减少肌腱与骨面的摩擦、改变骨骼肌牵引的方向和加大肌力的作用。

膜。作用：提肋，使胸廓纵径及横径皆扩大，以助吸气。

（2）肋间内肌 intercostales interni：位于肋间外肌的深面，肌束方向与肋间外肌相反，前部肌束达胸骨外侧缘，后部肌束只到肋角，自此向后为肋间内膜所代替。作用：降肋助呼气。

（3）肋间最内肌 intercostales intimi：位于肋间内肌的深层，肌束方向和肋间内肌相同。

（三）膈

膈 diaphragm 为向上膨隆呈穹窿形的扁薄阔肌，位于胸腹腔之间，成为胸腔的底和腹腔的顶。膈的肌束起自胸廓下口的周缘和腰椎前面，可分为三部：胸骨部起自剑突后面；肋部起自下 6 对肋骨和肋软骨；腰部以左、右两个膈脚起自上 2~3 个腰椎。各部肌束均止于中央的中心腱，所以膈的外周是肌性部，而中央部分是腱膜（图 9-76）。

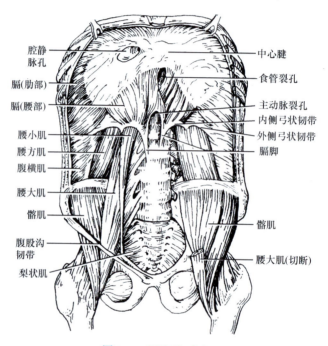

图 9-76　膈和腹后壁肌

膈上有 3 个裂孔：在第 12 胸椎前方，左右两个膈脚与脊柱之间共同围成主动脉裂孔 aortic hiatus，有主动脉和胸导管通过；主动脉裂孔的左前上方，约在第 10 胸椎水平，有食管裂孔 esophageal hiatus，有食管和迷走神经通过；在食管裂孔的右前上方的中心腱内有腔静脉孔 vena caval foramen，它约在第 8 胸椎水平，内有下腔静脉通过。

作用：膈为主要的呼吸肌，收缩时，膈穹窿下降，胸腔容积扩大，以助吸气；松弛时，膈穹窿上升恢复原位，胸腔容积减小，以助呼气。膈与腹肌同时收缩，能增加腹压，协助排便、呕吐及分娩等活动。

（四）腹肌

腹肌可分为前外侧群和后群。

1. 前外侧群　前外侧群形成腹腔的前外侧壁；包括腹外斜肌、腹内斜肌、腹横肌和腹直肌等（图 9-77）。

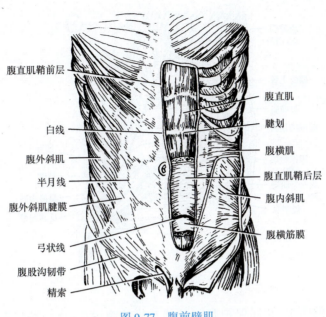

图 9-77　腹前壁肌

左侧标注（从上到下）：腹直肌鞘前层、白线、腹外斜肌、半月线、腹外斜肌腱膜、弓状线、腹股沟韧带、精索

右侧标注（从上到下）：腹直肌、腱划、腹横肌、腹直肌鞘后层、腹内斜肌、腹横筋膜

（1）**腹外斜肌 obliquus externus abdominis**：为宽阔扁肌，位于腹前外侧部的最浅层，起始部呈锯齿状，起自下位 8 个肋骨的外面，肌束由外上斜向前内下方，后部肌束向下止于髂嵴前部，上中部肌束向内移行于腱膜，经腹直肌的前面，并参与构成腹直肌鞘的前层，至腹正中线终于白线。腹外斜肌腱膜的下缘卷曲增厚连于髂前上棘与耻骨结节之间，称为**腹股沟韧带 inguinal ligament**。腹股沟韧带的内侧端有一小束腱纤维向下后方止于耻骨梳，为**腔隙韧带（陷窝韧带）**。在耻骨结节外上方，腱膜形成近乎三角形的裂孔，为**腹股沟管浅（皮下）环**。

（2）**腹内斜肌 obliquus internus abdominis**：在腹外斜肌深面。起自胸腰筋膜、髂嵴和腹股沟韧带的外侧 1/2，肌束呈扇形，即后部肌束几乎垂直上升止于下位 3 根肋骨，大部分肌束向前上方延为腱膜，在腹直肌外侧缘分为前、后两层包裹腹直肌，参与构成腹直肌鞘的前层及后层，在腹正中线终于白线。腹内斜肌的下部肌束行向前下方，作凸向上的弓形，跨过精索后，延为腱膜，再向内侧与腹横肌腱膜会合形成**腹股沟镰**或称**联合腱**，止于耻骨梳的内侧端。腹内斜肌的最下部发出一些细散的肌束，向下包绕精索和睾丸，称为**提睾肌**，收缩时可上提睾丸（图 9-78）。

（3）**腹横肌 transversus abdominis**：在腹内斜肌深面，较薄弱。起自下位 6 个肋软骨的内面、胸腰筋膜、髂嵴和腹股沟韧带的外侧 1/3，肌束横行向前，延为腱膜的上部与腹内斜肌腱膜后层愈合并经腹直肌后方，止于腹白线，下部则和腹内斜肌腱膜后层一起经腹直肌的前方至腹白线，分别构成腹直肌鞘的后层和前层。腹横肌最下部分分别参与提睾肌和腹股沟镰的构成。

（4）**腹直肌 rectus abdominis**：位于腹前壁正中线的两旁，居腹直肌鞘中，上宽下窄，起自耻骨联合前面和耻骨嵴，肌束向上止于胸骨剑突和第 5~7 肋软骨的前面。肌的全长被3~4条横行的**腱划**分成多个肌腹，腱划系结缔组织构成，与腹直肌鞘的前层紧密结合。在腹直肌的后面，腱划不明显，不与腹直肌鞘的后层愈合，所以腹直肌的后面是游离的。

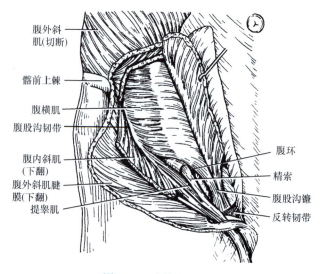

图 9-78　腹前壁下部肌

腹前外侧群肌的作用:共同保护腹腔脏器及维持腹内压,保持腹腔脏器位置的固定。当腹肌收缩时,可增加腹压以协助排便、分娩、呕吐和咳嗽等功能,还可降肋助呼气并能使脊柱前屈、侧屈与旋转。

2. 后群　后群有腰大肌和腰方肌,腰大肌将在下肢肌中叙述。

腰方肌 quadratus lumborum 位于腹后壁,在脊柱两侧,其后方有竖脊肌。起自髂嵴的后部,向上止于第 12 肋和第 1~4 腰椎横突(图 9-76)。作用:下降和固定第 12 肋,并使脊柱侧屈。

3. 腹直肌鞘 sheath of rectus abdominis　包绕腹直肌,由腹外侧壁三个阔肌的腱膜构成。鞘分前后两层,前层由腹外斜肌腱膜与腹内斜肌腱膜的前层愈合而成;后层由腹内斜肌腱膜的后层与腹横肌腱膜愈合而成。在脐下 4~5cm 及以下,鞘的后层完全转至腹直肌的前面参与构成鞘的前层。所以自此以下是由 3 个阔肌腱膜愈合成鞘的前层,而缺乏鞘的后层,但可见后层的游离下缘呈凸向上方的弧形线,称弓状线(半环线),此线以下腹直肌后面与腹横筋膜相贴(图 9-77,图 9-79)。

4. 白线 linea alba　位于腹前壁正中线上,介于左右腹直肌鞘之间,由两侧的腹直肌鞘纤维彼此交织而成,上方起自剑突,下方止于耻骨联合上缘。

5. 腹股沟管 inguinal canal　为男性精索或女性子宫圆韧带所通过的一条肌和腱之间的裂隙,位于腹前外侧壁的下部。由外上斜贯向内下方,在腹股沟韧带内侧半的上方,

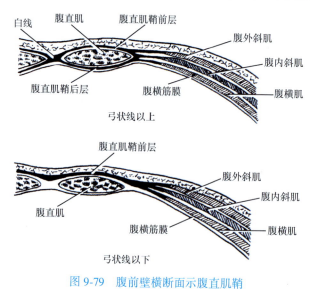

图 9-79　腹前壁横断面示腹直肌鞘

长约4.5cm。管的内口称腹股沟管深(腹)环,在腹股韧带中点上方约1.5cm处,为腹横筋膜向外的突口。管的外口即腹股沟管浅(皮下)环。

管有4个壁:前壁是腹外斜肌腱膜和腹内斜肌;后壁是腹横筋膜和腹股沟镰;上壁为腹内斜肌和腹横肌的弓状下缘;下壁为腹股沟韧带。

6. 海氏(腹股沟)三角 Hesselbach(inguinal)triangle 是由腹直肌外侧缘、腹股沟韧带和腹壁下动脉围成的三角区,位于腹前壁下部。

三、头 颈 肌

(一) 头肌

头肌可分为面肌和咀嚼肌两部分。

1. 面肌 面肌为扁薄的皮肌,位置浅表,大多起自颅骨的不同部位,止于面部皮肤,主要分布于面部口、眼、鼻等孔裂周围,可分为环形肌和辐射状肌两种,有闭合或开大上述孔裂的作用,同时牵动面部皮肤显示喜怒哀乐等各种表情(图9-80)。

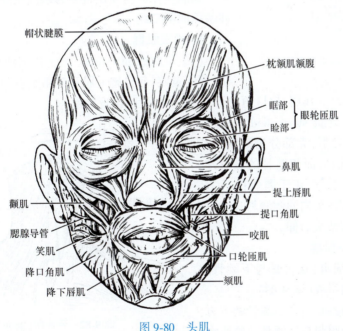

图9-80 头肌

(1) 颅顶肌:颅顶肌薄而阔,几乎覆盖颅盖的全部,左右各有一块枕额肌,它由两个肌腹和中间的帽状腱膜构成。帽状腱膜很坚韧,连于两肌腹,它们与颅部的皮肤和浅筋膜紧密结合共同组成头皮,而与深部的骨膜则隔以疏松的结缔组织。枕腹起自枕骨,额腹止于额部皮肤。作用:枕腹可向后牵拉帽状腱膜,额腹收缩时可提眉并使额部皮肤出现皱纹。

(2) 眼轮匝肌:眼轮匝肌位于眼裂周围。作用:使眼裂闭合,可同时扩张泪囊,促使泪液经鼻泪管流向鼻腔。

(3) 口周围肌:包括辐射状肌和环形肌。辐射状肌能上提上唇,降下唇或拉口角向上、向下或向外。在面颊深部有一对颊肌,此肌紧贴口腔侧壁,可使唇、颊紧贴牙齿,帮助咀嚼和吸吮。环绕口裂的环形肌称口轮匝肌,收缩时关闭口裂。

（4）鼻肌：分布在鼻孔周围，有开大或缩小鼻孔的作用。

2. 咀嚼肌 咀嚼肌包括咬肌、颞肌、翼内肌和翼外肌，它们均配布于下颌关节周围，参加咀嚼运动。

（1）咬肌 masseter：起自颧弓的下缘和内面，向后下止于咬肌粗隆，作用是上提下颌骨。

（2）颞肌 temporalis：起自颞窝，肌束如扇形向下会聚，通过颧弓的深面，止于下颌骨的冠突，作用是使下颌骨上提，后部肌束可拉下颌骨向后。

（3）翼内肌 medial pterygoid：起自翼窝，向下外方止于下颌角的内面，作用是上提下颌骨，并使其向前运动（图9-81）。

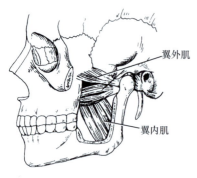

图 9-81 翼内肌和翼外肌

（4）翼外肌 lateral pterygoid：在颞下窝内，起自蝶骨大翼的下面和翼突的外侧，向外，止于下颌颈。作用：两侧同时收缩，使下颌头和关节盘向前至关节结节的下方，作张口运动，一侧收缩使下颌移向对侧。

（二）颈肌

颈肌可依其所在位置分为颈浅肌群、舌骨上下肌群和颈深肌群三组。

1. 颈浅肌群

（1）颈阔肌 platysma：位于颈部浅筋膜中，为一皮肌，薄而宽阔，起自胸大肌和三角肌表面的深筋膜，向上止于口角（图9-82）。作用：拉口角向下，并使颈部皮肤出现皱褶。

（2）胸锁乳突肌 sternocleidomastoid：斜列于颈部两侧皮下，大部分为颈阔肌所覆盖。起自胸骨柄前面和锁骨的胸骨端，两头会合斜向后上方，止于颞骨的乳突。作用：一侧肌收缩使头向同侧倾斜，脸转向对侧；两侧收缩可使头后仰。

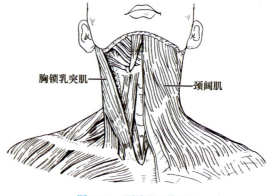

图 9-82 颈浅肌（前面）

2. 舌骨上、下肌群

（1）舌骨上肌群：在舌骨与下颌骨之间，每侧由4块肌组成（图9-83）。

1）二腹肌 digastric：在下颌骨的下方，有前、后二腹。前腹起自下颌骨二腹肌窝，斜向后下方；后腹起自乳突内侧，斜向前下；两个肌腹以中间腱相连，中间腱借筋膜形成滑车系于舌骨。

2）下颌舌骨肌 mylohyoid：在二腹肌前腹的深部，起自下颌骨的下颌舌骨肌线，止于舌骨，并与对侧肌会合于正中线，组成口腔底。

3）茎突舌骨肌 stylohyoid：居二腹肌后腹的前上，并与之伴行，起自茎突，止于舌骨。

4）颏舌骨肌 geniohyoid：在下颌舌骨肌深面，起自下颌骨颏棘，止于舌骨。

舌骨上肌群的作用：上提舌骨，并可使舌升高，因而能协助推进食团入咽。当舌骨固定时，下颌舌骨肌、颏舌骨肌和二腹肌前腹均能拉下颌骨向下而张口。

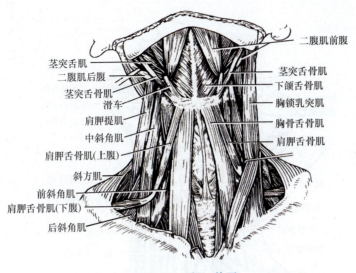

图9-83 颈肌(前面)

（2）舌骨下肌群：位于颈前部，在舌骨下方正中线的两旁，居喉、气管、甲状腺的前方。每侧也有4块肌，分浅、深两层排列，各肌均依起止点命名（图9-83）。

1）**胸骨舌骨肌 sternohyoid**：为薄片带状肌，在颈部正中线的两侧。

2）**肩胛舌骨肌 omohyoid**：在胸骨舌骨肌的外侧，为细长带状肌，分为上腹、下腹和中间腱。

3）**胸骨甲状肌 sternothyroid**：在胸骨舌骨肌深面，是甲状腺手术时辨认层次的标志。

4）**甲状舌骨肌 thyrohyoid**：为一块短小的肌，在胸骨甲状肌的上方，被胸骨舌骨肌遮盖。

舌骨下肌群的作用：下降舌骨和喉。甲状舌骨肌在吞咽时可提喉使之靠近舌骨。

3. 颈深肌群 颈深肌群可分成内、外侧两群肌。

（1）内侧群：位于颈椎体前方，有头长肌、颈长肌等，可使头颈前屈。

（2）外侧群：位于脊柱颈段的两侧，有前斜角肌、中斜角肌和后斜角肌。前、中斜角肌与第1肋之间的空隙为**斜角肌间隙**，有锁骨下动脉和臂丛通过（图9-84）。

作用：一侧肌收缩，使颈侧屈；两侧肌同时收缩可上提第1、2肋，助深吸气。如肋骨固定，则可使颈前屈。

四、四 肢 肌

四肢肌分为上肢肌和下肢肌。

（一）上肢肌

上肢肌可按部位分为上肢带肌、臂肌、前臂肌和手肌。

1. 上肢带肌 上肢带肌配布于肩关节周围，均起自上肢带骨，能运动肩关节，并能增强关节的稳固性（图9-85，图9-86）。

（1）**三角肌 deltoid**：位于肩部，呈三角形。起自锁骨的外侧段、肩峰和肩胛冈，肌束从前、后、外侧包裹肩关节，逐渐向外下方集中，止于肱骨体外侧的三角肌粗隆。作用：使上臂外展。三角肌的前部肌束可以使上臂屈和旋内，而后部肌束相反，能使肩关节伸和旋外。

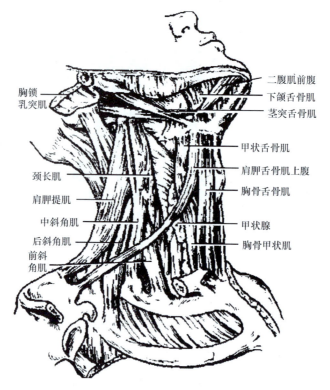

图 9-84　颈肌(侧面)

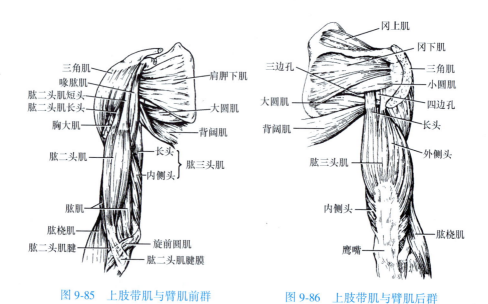

图 9-85　上肢带肌与臂肌前群　　　　图 9-86　上肢带肌与臂肌后群

（2）冈上肌 supraspinatus：位于斜方肌深面，起自肩胛骨的冈上窝，肌束向外经肩峰和喙肩韧带的下方，跨越肩关节，止于肱骨大结节的上部。作用：使肩关节外展。

（3）冈下肌 infraspinatus：位于冈下窝内，肌的一部分被三角肌和斜方肌覆盖。起自冈下窝，肌束向外经肩关节后面，止于肱骨大结节的中部。作用：使肩关节旋外。

（4）小圆肌 teres minor：位于冈下肌的下方，起自肩胛骨外侧缘上 2/3 的背侧面，止于肱骨大结节的下部。作用:使肩关节旋外。

（5）**大圆肌 teres major**:位于小圆肌的下方,其下缘被背阔肌包绕。起自肩胛骨下角的背侧面,肌束向上外方,止于肱骨小结节嵴。作用:使肩关节内收和旋内。

（6）**肩胛下肌 subscapularis**:扁而广阔,邻近前锯肌,起自肩胛下窝,肌束向上外经肩关节的前方,止于肱骨小结节。作用:使肩关节内收和旋内。

冈上肌、冈下肌和小圆肌、肩胛下肌的肌腱彼此相连,组成腱板,围绕肩关节的上方、后面和前面,且与肩关节囊附着,对肩关节起保护和稳定作用,临床称为**肩袖**。

2. 臂肌 臂肌覆盖肱骨,分为前、后两群,前群为屈肌,后群为伸肌。

（1）前群:包括浅层的肱二头肌和深层的肱肌和喙肱肌(图9-85)。

1）**肱二头肌 biceps brachii**:呈梭形,起端有两个头,长头以长腱起自肩胛骨盂上结节,通过肩关节囊,经结节间沟下降;短头在内侧,起自肩胛骨喙突。两头在臂的下部合并成一个肌腹,并以一个肌腱止于桡骨粗隆。作用:屈肘关节;当前臂处于旋前位时,能使其旋后。此外,还能协助屈肩关节。

2）**喙肱肌 coracobrachialis**:比较弱小,在肱二头肌短头的后内方,并与短头共同起自肩胛骨喙突,止于肱骨中部的内侧。作用:协助肩关节屈和内收。

3）**肱肌 brachialis**:位于肱二头肌下半部的深面,起自肱骨下半的前面,止于尺骨粗隆。作用:屈肘关节。

（2）后群:**肱三头肌 triceps brachii** 起端有三个头,长头以长腱起自肩胛骨盂下结节,向下行经大、小圆肌之间;外侧头起自肱骨后面桡神经沟的外上方的骨面;内侧头起自桡神经沟内下方的骨面。向下肱三头肌的三个头会合以一个坚韧的肌腱止于尺骨鹰嘴(图9-86)。作用为伸肘关节,长头尚可使肩关节后伸和内收。

3. 前臂肌 前臂肌位于尺、桡骨的周围,分为前、后两群,主要运动腕关节、指骨间关节。

（1）前群:位于前臂的前面和内侧面,包括屈肘、屈腕和腕的收展、屈指及前臂旋前的肌,共9块,分4层排列(图9-87)。

1）第一层(浅层):有5块肌,自桡侧向尺侧依次为**肱桡肌 brachioradialis**、**旋前圆肌 pronator teres**、**桡侧腕屈肌 flexor carpi radialis**、**掌长肌 palmaris longus**、**尺侧腕屈肌 flexor carpi ulnaris**。肱桡肌起自肱骨外上髁的上方,向下止于桡骨茎突,作用为屈肘关节。其他4块肌共同起自内上髁和前臂深筋膜。其中旋前圆肌止于桡骨外侧面的中部,作用为屈肘关节和使前臂旋前。桡侧腕屈肌以长腱止于第2掌骨底,作用为屈肘、屈腕和使桡腕关节外展。掌长肌腹很小而腱细长,连于**掌腱膜**,作用为屈腕和紧张掌腱膜。尺侧腕屈肌止于豌豆骨,作用为屈腕和使桡腕关节内收。

2）第二层:只有1块肌,即**指浅屈肌 flexor digitorum superficialis**,肌的上端为浅层肌所覆盖。起自肱骨内上髁、尺骨和桡骨前面。肌束向下移行为4条肌腱,通过腕管和手掌,分别进入第2~5指的屈肌腱鞘。每一个腱在近节指骨中部分为2脚,止于中节指骨体的两侧(图9-87)。作用:屈近侧指骨间关节、屈掌指关节和屈腕。

3）第三层:有两块肌(图9-88),位于桡侧的**拇长屈肌 flexor pollicis longus**和位于尺侧的**指深屈肌 flexor digitorum profundus**。两肌起自桡、尺骨的上端的前面和骨间膜。拇长屈肌止于拇指远节指骨底,作用为屈拇指指间关节和掌指关节。指深屈肌向下分成4个腱,经腕管入手掌,在指浅屈肌腱的深面分别进入第2~5指的屈肌腱鞘,在鞘内穿经指浅屈肌腱二脚之间,止于远节指骨底。作用为屈第2~5指的远侧指骨间关节、近侧指骨间关节、掌指关节和屈腕。

4)第四层:只有1块肌,为旋前方肌 pronator quadratus,是扁阔四方形的小肌,贴在桡、尺骨远端的前面,起自尺骨,止于桡骨。作用是使前臂旋前(图9-88)。

(2)后群:位于前臂的后面,也分为浅、深两层(图9-89)。

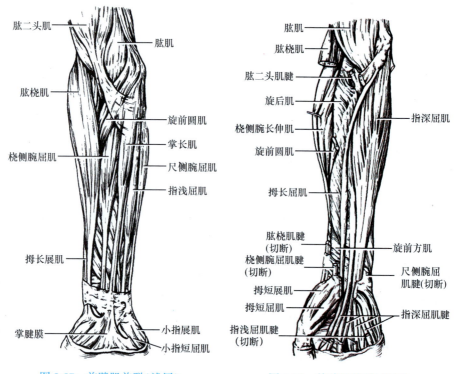

图9-87　前臂肌前群(浅层)　　　　图9-88　前臂肌前群(深层)

1)浅层:有5块肌,自桡侧向尺侧依次为桡侧腕长伸肌 extensor carpi radialis longus、桡侧腕短伸肌 extensor carpi radialis brevis、指伸肌 extensor digitorum、小指伸肌 extensor digiti minimi 和尺侧腕伸肌 extensor carpi ulnaris。这5块浅层肌以一个共同腱起自肱骨外上髁。桡侧腕长伸肌和腕短伸肌向下移行于长腱,分别止于第2、3掌骨底。作用主要为伸腕,还有腕的外展作用。指伸肌向下分为4条肌腱,经手背,分别到第2~5指。在手背远侧部,掌骨头附近,4条肌腱之间有腱间结合相连,各肌腱越过掌骨头后并向两侧扩展,包绕掌骨头和近节指骨的背面,称指背腱膜。它向远侧分为3束,分别止于中节和远节指骨底。作用为伸指和伸腕,还可协助伸肘。小指伸肌是一条细长的肌,长腱经手背到小指,止于指背腱膜,作用为伸小指。尺侧腕伸肌止于第5掌骨底,作用主要为伸腕,还有腕内收作用。

2)深层:也有5块肌,一块位于前臂后面的近侧部,位置较深,称旋后肌 supinator,起自肱骨外上髁和尺骨外侧缘的上部,肌束向外下,止于桡骨前面的上部。另4块肌位于此肌的下方,自桡侧向尺侧依次为拇长展肌 abductor pollicis longus、拇短伸肌 extensor pollicis brevis、拇长伸肌 extensor pollicis longus 和示指伸肌 extensor indicis。它们均起自桡骨和尺骨的后面及骨间膜。拇长展肌止于第一掌骨底,拇短伸肌止于拇指近节指骨底,拇长伸肌止于拇指远节指骨底,示指伸肌止于示指的指背腱膜。以上各肌,可按其命名,知其作用(图 9-90)。

4. 手肌 分为外侧、中间和内侧三群(图 9-91)。

(1)外侧群:较为发达,在手掌拇指侧形成一隆起,称鱼际 thenar。有 4 块肌,分浅、深两层排列。

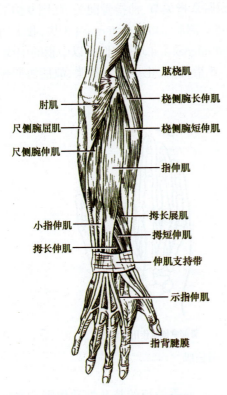

图 9-89 前臂肌后群(浅层)

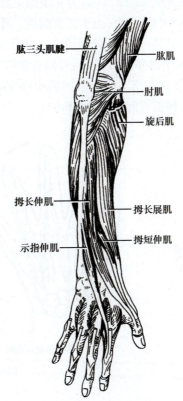

图 9-90 前臂肌后群(深层)

1)拇短展肌 abductor pollicis brevis:位于浅层外侧。

2)拇短屈肌 flexor pollicis brevis:位于浅层内侧。

3)拇对掌肌 opponens pollicis:位于拇短展肌的深面。

4)拇收肌 adductor pollicis:位于拇对掌肌的内侧。

上述 4 肌作用可使拇指作展、屈、对掌和收等动作。

(2)内侧群:在手掌小指侧,也形成一隆起,称小鱼际 hypothenar。有 3 块肌,也分浅、深两层排列。

1)小指展肌 abductor digiti minimi:位于浅层内侧。

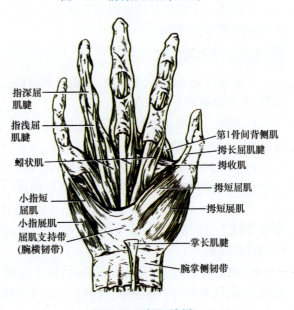

图 9-91 手肌(浅层)

2）小指短屈肌 flexor digiti minimi：位于浅层外侧。

3）小指对掌肌 opponens digiti minimi：位于上述两肌深面。

（3）中间群：位于掌心,包括4块蚓状肌和7块骨间肌。

1）蚓状肌 lumbricales：为4条细束状小肌,各自起于指深屈肌腱桡侧,经掌指关节的桡侧至第2~5指的背面,止于指背腱膜。作用为屈掌指关节、伸指骨间关节(图9-91)。

2）骨间肌：位于掌骨间隙内。可分为骨间掌侧肌 palmar interossei 3块,收缩时可使第2、4、5指向中指靠拢(内收)；骨间背侧肌 dorsal interossei 4块,它们是以中指的中线为中心,能外展第2、3、4指。由于骨间肌也绕至第2~5指背面,止于指背腱膜,故能协同蚓状肌屈掌指关节、伸指骨间关节(图9-92)。

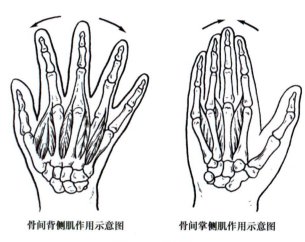

骨间背侧肌作用示意图　　　骨间掌侧肌作用示意图

图9-92　骨间肌

手和手指的用力运动主要靠来自前臂的长肌,而手精细的技巧性动作则主要由手肌来完成。拇指和小指短肌的作用如其命名。屈掌指关节、伸指骨间关节的动作主要是蚓状肌和骨间肌收缩的结果。

（二）下肢肌

下肢肌可分为髋肌、大腿肌、小腿肌和足肌。下肢肌比上肢肌粗壮强大,这与维持直立姿势、支持体重和行走有关。

1. 髋肌　髋肌主要起自骨盆的内面和外面,跨过髋关节,止于股骨上部,按其所在的部位和作用,可分为前、后两群。

（1）前群：有髂腰肌和阔筋膜张肌(图9-93)。

1）髂腰肌 iliopsoas：由腰大肌和髂肌组成。腰大肌 psoas major 起自腰椎体侧面和横突。髂肌 iliacus 呈扇形,位于腰大肌的外侧,起自髂窝。两肌向下相互结合,经腹股沟韧带深面和髋关节的前内侧,止于股骨小转子。作用：使大腿前屈和旋外；下肢固定时,可使躯干和骨盆前屈。

2）阔筋膜张肌 tensor fasciae latae：位于大腿上部前外侧,起自髂前上棘,肌腹在阔筋膜两层之间,向下移行于髂胫束,后者止于胫骨外侧髁。作用：使阔筋膜紧张并屈大腿。

（2）后群：肌主要位于臀部,故又称臀肌,包括臀大、中、小肌和经过髋关节囊后面的其他小肌(图9-94,图9-95)。

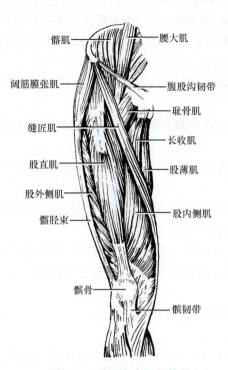

图 9-93 髋肌和大腿肌前群

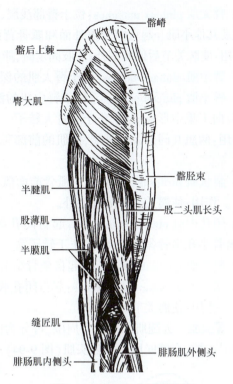

图 9-94 臀肌和大腿肌后群

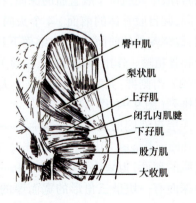

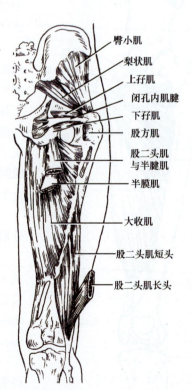

图 9-95 臀肌(深层)

1）臀大肌 gluteus maximus：位于臀部浅层、大而肥厚,形成特有的臀部隆起,覆盖臀中肌下半部及其他小肌。起自髂骨翼外面和骶骨背面,肌束斜向下,止于髂胫束和股骨的臀肌粗隆。作用：使髋关节后伸和旋外;下肢固定时,能伸直躯干,防止躯干前倾,以维持身体的平衡。

2）臀中肌 gluteus medius：位于臀大肌的深面。

3）臀小肌 gluteus minimus：位于臀中肌的深面。臀中、小肌都呈扇形,皆起自髂骨翼外面,肌束向下集中形成短腱,止于股骨大转子。

作用：两肌共同使大腿外展,两肌的前部肌束能使髋关节旋内,而后部肌束则使髋关节旋外。

4）梨状肌 piriformis：起自盆内骶骨前面骶前孔的外侧,外出坐骨大孔达臀部,止于股骨大转子。作用：使髋关节外展和旋外。

5）闭孔内肌 obturator internus：起自闭孔膜内面及其周围骨面,肌束向后集中成为肌腱,由坐骨小孔出骨盆转折向外,止于转子窝。作用：使髋关节旋外。

6）股方肌 quadratus femoris：起自坐骨结节,向外止于转子间嵴。作用：使髋关节旋外。

7）闭孔外肌 obturator externus：起自闭孔膜外面及其周围骨面,经股骨颈的后方,止于转子窝。作用：使髋关节旋外。

2. 大腿肌 大腿肌位于股骨周围,可分为前群、后群和内侧群。

（1）前群：有缝匠肌和股四头肌(图 9-94)。

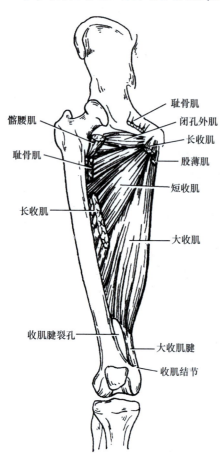

耻骨肌
闭孔外肌
髂腰肌
长收肌
耻骨肌
股薄肌
短收肌
长收肌
大收肌
收肌腱裂孔
大收肌腱
收肌结节

图 9-96　大腿肌内侧群(深层)

1）缝匠肌 sartorius：是全身中最长的肌,呈扁带状,起于髂前上棘,经大腿的前面,转向内侧,止于胫骨上端的内侧面。作用：屈髋和屈膝关节,并使已屈的膝关节旋内。

2）股四头肌 quadriceps femoris：是全身中体积最大的肌,有 4 个头,即股直肌、股内侧肌、股外侧肌和股中间肌。股直肌位于大腿前面,起自髂前下棘;股内侧肌和股外侧肌分别起自股骨粗线内、外侧唇;股中间肌位于股直肌的深面,在股内、外侧肌之间,起自股骨体的前面。4 个头向下形成一个肌腱,包绕髌骨的前面和两侧,继而下延为髌韧带,止于胫骨粗隆。作用：伸膝关节,屈髋关节。

（2）内侧群：共有 5 块肌,位于大腿的内侧,分层排列(图 9-94,图 9-96)。

浅层自外侧向内侧有耻骨肌 pectineus、长收肌 adductor longus 和股薄肌 gracilis。在耻骨肌和长收肌的深面,为短收肌 adductor brevis。在上述肌的深面有一块呈三角形的宽而厚的大收肌 adductor magnus。

内侧群肌均起自闭孔周围的耻骨支、坐骨支和坐骨结节等骨面,除股薄肌止于胫骨上端的内侧以外,其他各肌都止于股骨粗线,大收肌还有一个腱止于股骨内上髁上方的收肌结节,此腱与股骨之间有一裂孔,称为收肌腱裂孔,有大血管通过。作用:主要使髋关节内收。

(3)后群:位于大腿后面,共有3块肌(图9-95)。

1)股二头肌 biceps femoris:位于股后部的外侧,有长、短两个头。长头起自坐骨结节,短头起自股骨粗线,两头合并后,以长腱止于腓骨头。

2)半腱肌 semitendinosus:位于股后部的内侧,肌腱细长,几乎占肌的一半。与股二头肌长头一起起自坐骨结节,止于胫骨上端的内侧。

3)半膜肌 semimembranosus:在半腱肌的深面,以扁薄的腱膜起自坐骨结节,此薄腱膜几乎占肌的一半,肌的下端以腱止于胫骨内侧髁的后面。

作用:后群3块肌可以屈膝关节,伸髋关节。屈膝时股二头肌可以使小腿旋外,而半腱肌和半膜肌使小腿旋内。

3. 小腿肌 小腿肌分为前群、后群和外侧群。

(1)前群:由内侧向外侧排列,有3块肌(图9-97)。

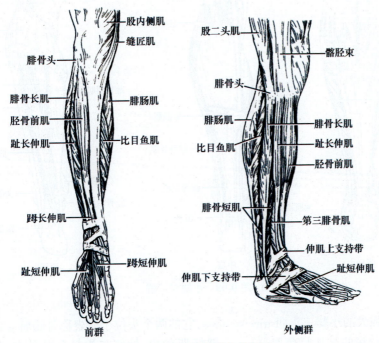

图 9-97 小腿肌前群和外侧群

1)胫骨前肌 tibialis anterior:起自胫骨外侧面,肌腱向下经踝关节前方,至足的内侧缘,止于内侧楔骨和第1跖骨的足底面。

2)趾长伸肌 extensor digitorum longus:起自胫骨内侧面的上 2/3 和小腿骨间膜,向下至足骨分为 4 条腱,分别止于第 2~5 趾背移行为趾背腱膜,止于中节和远节趾骨底。由此肌另外分出一个腱,经足背外侧止于第 5 趾骨底,称为第 3 腓骨肌(图9-97)。

3)踇长伸肌 extensor hallucis longus:位于前二肌之间,起自腓骨内侧面的中份和骨间膜,肌腱经足背,止于踇趾远节趾骨底。

作用:前群各肌都伸踝关节(背屈)。此外,胫骨前肌可使足内翻,踇长伸肌能伸踇趾,趾长伸肌能伸第 2~5 趾,而第 3 腓骨肌可使足外翻。

(2)外侧群:为腓骨长肌 peroneus longus 和腓骨短肌 peroneus brevis。短肌在长肌的深面。两肌皆起自腓骨的外侧面,腓骨长肌起点较高,并覆盖腓骨短肌。

两肌的腱经外踝的后面转向前,在跟骨外侧面分开,短肌腱向前止于第5跖骨粗隆,长肌腱绕至足底,斜行至足的内侧缘,止于内侧楔骨和第1跖骨底。

作用:使足外翻和屈踝关节(跖屈)。此外,腓骨长肌腱和胫骨前肌腱共同形成"腱环",对维持足横弓,调节足的内翻、外翻有重要作用。

(3)后群:分浅、深两层(图9-98)。

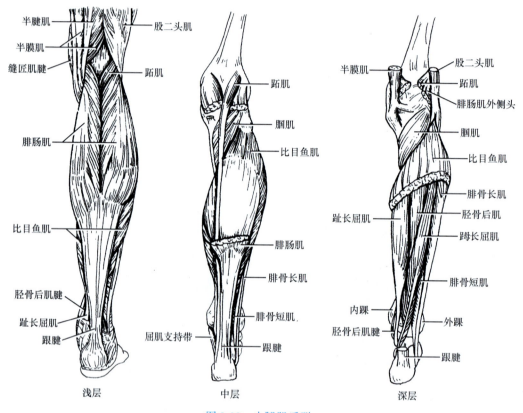

图9-98　小腿肌后群

1)浅层:强大的小腿三头肌 triceps surae,它的两个头位于浅表称腓肠肌 gastrocnemius,另一个头位置较深的是比目鱼肌 soleus。腓肠肌的内、外侧二头起自股骨内、外侧髁的后面,两头会合,约在小腿中点移行为肌腱。比目鱼肌起自腓骨后面的上部和胫骨的比目鱼肌线。三个头会合,在小腿的上部形成膨隆的小腿肚,向下续为人体最粗大的跟腱 tendo calcaneus,止于跟骨。

作用:屈踝关节(跖屈)和屈膝关节。在站立时,能固定踝关节和膝关节,以防止身体向前倾斜。

2)深层:有4块肌,腘肌在上方,另3块在下方。

①腘肌 popliteus:斜位于腘窝底,起自股骨外侧髁的外侧部分,止于胫骨的比目鱼肌线以上的骨面。作用:屈膝关节并使小腿旋内。②趾长屈肌 flexor digitorum longus:位于胫侧,起自胫骨后面,它的长腱经内踝后方至足底,在足底分为4条肌腱,止于第2~5趾的远节趾骨底。作用:屈踝关节(跖屈)和屈第2~5趾。③踇长屈肌 flexor hallucis longus:起自腓骨后面,长腱经内踝之后至足底,止于踇趾远节趾骨底。作用:屈踝关节(跖屈)和屈踇趾。④胫

骨后肌 tibialis posterior:位于趾长屈肌和跗长屈肌之间,起自胫骨、腓骨和小腿骨间膜的后面,长腱经内踝之后,到足底内侧,止于舟骨粗隆和内侧、中间及外侧楔骨。作用:屈踝关节(跖屈)和使足内翻。

4. 足肌 足肌可分为足背肌和足底肌。足背肌较弱小,为伸跗趾和第2~4趾的小肌。足底肌的配布情况和作用与手掌肌相似(图9-99)。

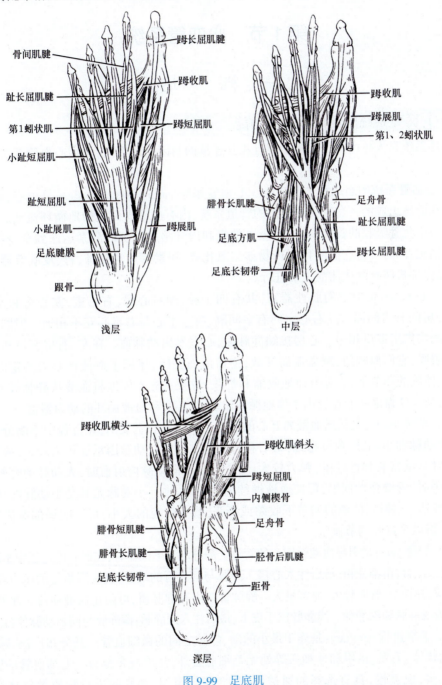

浅层

中层

深层

图9-99 足底肌

（张海龙）

第10章 脉管系统

第1节 心血管系统

一、概 述

（一）循环系统的组成和主要功能

循环系统是人体内执行运输功能且相互连续的封闭管道系统,包括心血管系统和淋巴系统。

1. 心血管系统的组成和主要功能 心血管系统 cardiovascular system 是由心、动脉、毛细血管和静脉组成的一套密闭的连续的管道系统,内有血液周而复始地循环流动。其主要功能是将消化管吸收的营养物质、肺吸入的氧和内分泌腺分泌的激素运送到全身各器官、组织和细胞;同时又将它们的代谢产物如二氧化碳、尿素等运送到肺、肾、皮肤等器官排出体外,以保证机体新陈代谢的正常进行。

（1）心 heart:是中空的肌性器官,共有四个腔,即右心房、右心室、左心房和左心室。左、右心房间有房间隔,左、右心室间有室间隔,故左半心与右半心互不相通。但同侧心房与心室间均借房室口相通。心房接纳静脉血,心室发出动脉血。在左、右房室口和动脉口处附有瓣膜,它们似阀门,顺血流而开放,逆血流而关闭,保证了血液在心内的定向流动。在神经、体液的调节下,心有节律地收缩和舒张,像泵一样不停地将血液从静脉吸入,由动脉射出,从而使血液在心血管内不停地循环流动,故心又称血液循环的动力器官。

（2）动脉 artery:是运送血液离开心的管道。动脉由心室发出,在行程中不断分支为大动脉、中动脉和小动脉,愈分愈细,最后移行为毛细血管。动脉因承受压力较大,故管壁较厚。动脉管壁富有弹性纤维,弹力较大,当心室收缩向动脉内射血时,大动脉的管腔扩大;心室舒张时,管壁弹性回缩,促使血液继续向前流动。中、小动脉尤其是小动脉的管壁,平滑肌较发达,在神经、体液的调节下收缩或舒张,改变管腔的大小,可影响局部血流阻力和血流量,借以维持和调节血压。

（3）静脉 vein:是引导血液返回心的管道。静脉起自毛细血管,在回心的过程中不断接纳属支,逐级汇合,由细变粗,最后注入心房。静脉与其伴行的动脉比较,因承受的压力较小,故管壁较薄、弹性小、管腔较大、血容量大。静脉管壁内有静脉瓣,可防止血液逆流。此外,静脉尚可分为浅静脉和深静脉。浅静脉位于皮下,最后注入深静脉;深静脉与同名动脉伴行。

（4）毛细血管 capillary:是连于最小的动、静脉之间的微细血管。其分布广泛,除软骨、角膜、晶状体、毛发、指甲和牙釉质等处无毛细血管外,几乎遍布全身。毛细血管的管壁极薄,数量多,血流慢,具有选择的通透性,是血液与组织、细胞间进行物质及气体交换的场所。

2. 淋巴系统的组成和主要功能 淋巴系统 lymphatic system 由淋巴管道、淋巴组织和淋巴器官组成。淋巴管道内流动着无色透明的液体,称淋巴(液)。当血液流经毛细血管时,部分液体经毛细血管壁滤出,进入组织间隙,形成组织液。组织液与细胞进行物质交换后,大部分在毛细血管静脉端被吸收进入静脉血流;小部分进入毛细淋巴管内形成淋巴。淋巴沿各级淋巴管向心流动,途中经过若干淋巴结的过滤,最后注入静脉。故淋巴系统可视为心血管系统的辅助系统。

淋巴系统不仅能协助静脉进行体液回流,而且淋巴器官如淋巴结、脾等和淋巴组织还能产生淋巴细胞、过滤淋巴,产生抗体,参与机体的免疫反应和防御功能。

(二) 血液循环的径路

血液由心室射出,经动脉、毛细血管和静脉返回心房,这种周而复始的循环流动称血液循环。依循环途径的不同,可分为体循环和肺循环两部分。这两个循环是同步进行的,彼此通过房室口相通(图 10-1)。

1. 体循环 systemic circulation　左心室收缩时,血液由左心室射入主动脉,再经主动脉的各级分支到达全身的毛细血管,血液在此与周围组织、细胞进行物质和气体交换,此时鲜红色的动脉血变成了暗红色的静脉血。再经各级静脉,最后经上、下腔静脉和冠状窦返回右心房。体循环的特点是行程长、流经范围广,其主要功能是以含氧高和营养物质丰富的动脉血滋养全身各部,并将其代谢产物经静脉运回心。

2. 肺循环 pulmonary circulation　右心室收缩时,静脉血由右心室射入肺动脉,经肺动脉各级分支到达肺泡周围的毛细血管网,在此进行气体交换,使静脉血重新变成含氧丰富的动脉血,再经肺静脉进入左心房。肺循环的特点是行程短,血液只经过肺,其主要功能是完成气体交换,即为血液加氧并排出二氧化碳。

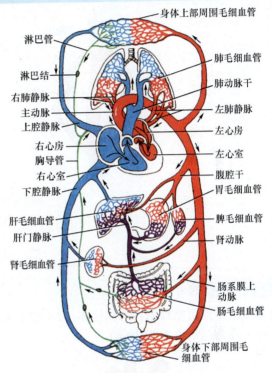

图 10-1　血液循环示意图

(三) 血管吻合及侧支循环

人体的血管除动脉、毛细血管和静脉互相沟通外,还存在着广泛的多形式的血管吻合 vascular anastomosis。毛细血管在组织内普遍吻合成网,称毛细血管网。动脉与动脉之间的吻合常见的有动脉网、动脉弓和动脉网等;静脉与静脉之间的吻合常见的有静脉网、静脉弓和静脉丛等;甚至小动脉与小静脉之间借动静脉吻合直接连通。这种吻合对维持血液循环,保证器官的血液供应有着重要的作用(图 10-2)。

此外,较大的动脉还发出与主干平行的侧副管,它自主干近侧端发出,又汇合于主干远侧端的侧副管。在正常情况下,侧副管的管腔很小,血流量也很小,如果主干血流受阻(如结扎或血栓),侧副管即变粗大,代替主干发挥血液运输的作用,形成侧支循环 collateral circulation(图 10-2)。因此侧副管在血管主干血流中断时,对恢复血液供应具有重要作用。

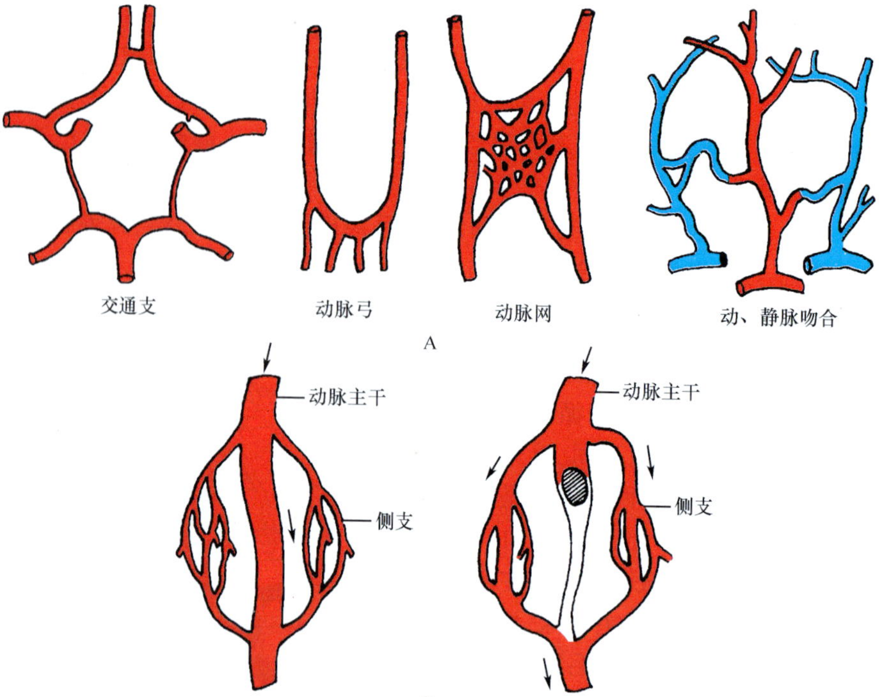
交通支
动脉弓
动脉网
动、静脉吻合
A
动脉主干
侧支
动脉主干
侧支
B

图 10-2　侧支吻合与侧支循环

A. 血管吻合形成;B. 侧支吻合和侧支循环

二、心

（一）心的外形

心近似前后略扁倒置的圆锥体,大小似本人拳头。可分为一尖、一底、两面、三缘,表面尚有三条沟(图 10-3,图 10-4)。

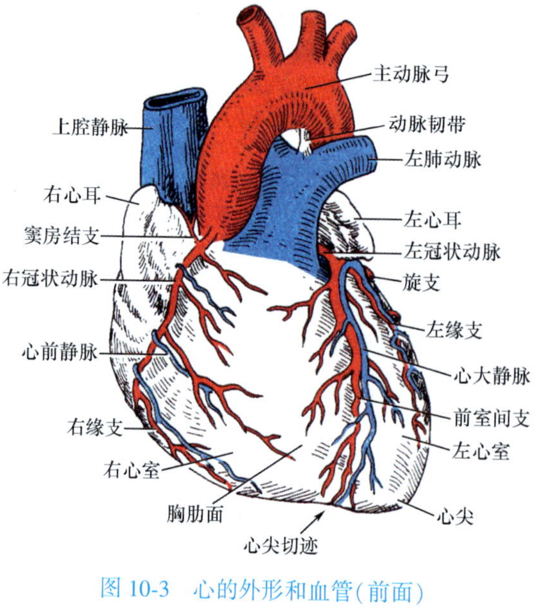
主动脉弓
动脉韧带
上腔静脉
左肺动脉
右心耳
左心耳
窦房结支
左冠状动脉
右冠状动脉
旋支
左缘支
心前静脉
心大静脉
前室间支
右缘支
左心室
右心室
胸肋面
心尖
心尖切迹

图 10-3　心的外形和血管(前面)

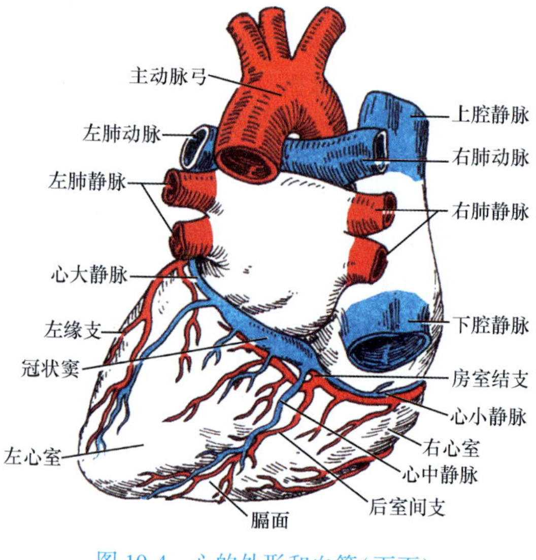
主动脉弓
上腔静脉
左肺动脉
右肺动脉
左肺静脉
右肺静脉
心大静脉
下腔静脉
左缘支
冠状窦
房室结支
心小静脉
右心室
左心室
心中静脉
后室间支
膈面

图 10-4　心的外形和血管(下面)

1. 心尖 cardiac apex 朝向左前下方,由左心室构成,圆钝而游离,其体表投影位置在左侧第 5 肋间隙、锁骨中线内侧 1~2cm 处,活体上在此处可以扪及甚至可以看到心尖的搏动,也是心听诊最常用部位。

2. 心底 cardiac base 朝向右后上方,大部分由左心房、小部分由右心房构成,与出入心的大血管相连,故心底比较固定。

3. 两面 胸肋面亦称前面,朝向前上方,大部分由右心房和右心室构成。膈面亦称下面,朝向后下方,邻接膈,大部分由左心室、小部分由右心室构成。

4. 三缘 心右缘垂直向下,由右心房构成,向上延续为上腔静脉。心左缘圆钝,斜向左下,主要由左心室构成。心下缘接近水平位,由右心室和心尖构成。

5. 三条沟 心表面有三条浅沟,沟内有血管走行并被脂肪组织覆盖,可作为心腔在心表面的分界线。冠状沟靠近心底处,略呈环形,前方被肺动脉干所中断,是心房与心室的表面分界线。在心室的胸肋面和膈面各有一条自冠状沟延伸至心尖右侧的浅沟,分别称为前室间沟和后室间沟,前、后室间沟是左、右心室的表面分界线。

(二) 心的位置

心位于胸腔纵隔内,外面包裹有心包,约 2/3 居于身体正中矢状面的左侧,1/3 在其右侧。上方与出入心的大血管相连,下方为膈。两侧借纵隔胸膜、胸膜腔与肺相邻(图 10-5)。后方有食管、迷走神经和胸主动脉等,平对第 5~8 胸椎。前方平对肋骨体和第 2~6 肋软骨,大部分被肺和胸膜遮盖,只有左肺心切迹内侧的部分借心包与胸骨体下部左半及左侧第 4~6 肋软骨相邻。因此临床上在抢救患者作心内注射时,应在左侧第 4 肋间隙,紧贴胸骨左缘进针,将药物注射至右心室内,可避免刺伤肺和胸膜,以免造成气胸。

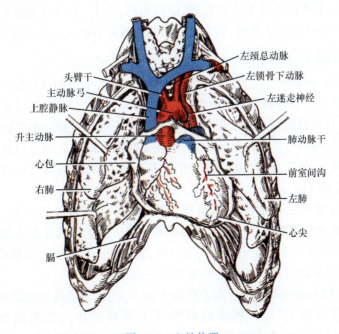

图 10-5 心的位置

（三）心的体表投影

心在胸前壁的体表投影可用四点及其连线来确定（图 10-6）。

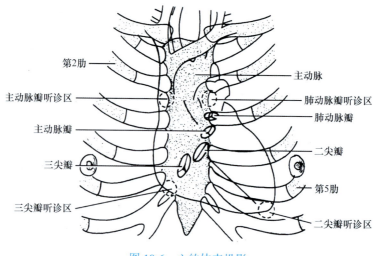

图 10-6　心的体表投影

1. 左上点　在左侧第 2 肋软骨下缘,距胸骨左缘 1.2cm 处。

2. 右上点　在右侧第 3 肋软骨上缘,距胸骨右缘 1.0cm 处。

3. 左下点　在左侧第 5 肋间隙,距前正中线 7~9cm 处（或锁骨中线内侧 1~2cm 处）,即心尖部位。

4. 右下点　在右侧第 6 胸肋关节处。左、右上点的连线为心的上界;左、右下点的连线为心的下界;右上、下点的连线为心的右界,略向右凸;左上、下点的连线为心的左界,略向左凸。了解心在胸前壁的体表投影,对叩诊时判断心界是否扩大有实用意义。

（四）心的各腔

1. 右心房 right atrium　位于心的右上方,其向左前方突出的部分称右心耳,内面的平行肌性隆起称梳状肌。当心功能发生障碍、血流淤滞时,易在心耳内形成血凝块,它一旦脱落则形成栓子,可致血管堵塞。按血流方向,右心房有三个入口和一个出口:入口分别是位于心房上方的上腔静脉口,下方的下腔静脉口,在下腔静脉口与右房室口之间有冠状窦口,它们分别引导人体上、下半身和心壁的血液汇入右心房;出口是右房室口,右心房的血液由此流入右心室（图 10-7）。

右心房的后内侧壁主要由房间隔组成,其下部有一卵圆形的浅窝,称卵圆窝 fossa ovalis。胎儿时期此处为卵圆孔,左、右心房借此孔相通。出生以后此孔逐渐封闭,遗留的凹陷称卵圆窝。如果出生后 1 年左右此孔仍未封闭,就形成一种先天性心脏病即房间隔缺损（卵圆孔闭锁不全）,据统计其占先天性心血管疾病的 51%。

2. 右心室 right ventricle　位于右心房的左前下方,构成心胸肋面的大部。右心室有出入两口:入口即右房室口,口周缘的纤维环上附有三片三角形的瓣膜,称三尖瓣 tricuspid valve,垂向右心室,按位置分别称前尖瓣、后尖瓣和隔侧尖瓣。室壁上有三个突向室腔的肉柱称乳头肌,乳头肌尖端有数条腱索,分别连到相邻两个瓣膜的边缘上（图 10-8）。在功能上纤维环、三尖瓣、腱索和乳头肌是一个整体,称三尖瓣复合体（图 10-9）。

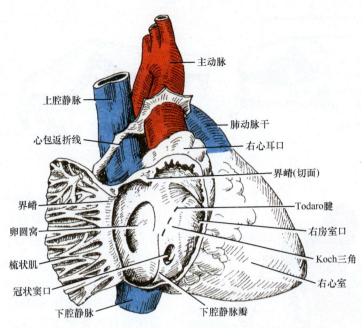

图 10-7　右心房内部结构

心室收缩时,三尖瓣受血流推挤,封闭右房室口,由于腱索的牵引,瓣膜不致翻向右心房,可防止血液向右心房逆流。在心腔内有一从室中隔连于前组乳头肌的肉柱,称隔缘肉柱(节制索)。

右心室腔向左上方延伸的部分逐渐变细,形似倒置的漏斗,称动脉圆锥,其上端即右心室的出口,称肺动脉口,口周围的纤维环上附有三个袋口向上的半月形瓣膜,称肺动脉瓣 pulmonary valve。当右心室收缩时,血流冲开肺动脉瓣,进入肺动脉;当右心室舒张时,瓣膜袋口被血流充盈而关闭,防止血液从肺动脉逆流入右心室。

3. 左心房 left atrium　位于右心房的左后方,构成心底的大部,其向右前方突出的部分称左心耳,内有与右心耳相似的梳状肌。左心耳与二尖瓣邻近,为心外

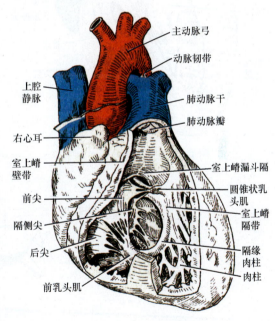

图 10-8　右心室内部结构

科常用的手术入路之一。左心房有四个入口和一个出口:入口均为肺静脉口,即左上、下肺静脉口和右上、下肺静脉口;出口是前下方的左房室口,左心房的血液由此流向左心室(图10-10)。

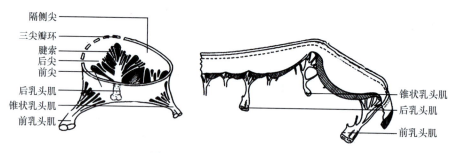

图 10-9　三尖瓣复合体示意图

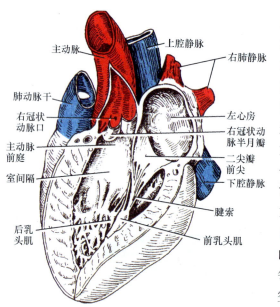

图 10-10　左心房和左心室

4. 左心室 left ventricle　位于右心室的左后方,构成心尖及心左缘。左心室与右心室一样,有出入两口;入口即<u>左房室口</u>,四周围的纤维环上有两片近似三角形的瓣膜称<u>二尖瓣 mitral valve</u>(图 10-10),按位置分别称<u>前尖瓣</u>和<u>后尖瓣</u>。瓣膜的边缘也有数条<u>腱索</u>连到<u>乳头肌</u>上。左心室的乳头肌较右心室的强大,有前、后两个。纤维环、二尖瓣、腱索和乳头肌的功能与右心室的相同,称<u>二尖瓣复合体</u>(图 10-11)。出口位于前内侧部,称<u>主动脉口</u>,四周围的纤维环上也有三个袋口向上的半月形瓣膜,称<u>主动脉瓣 aortic valve</u>。每个瓣膜与主动脉壁之间形成衣袋状的空隙,称<u>主动脉窦</u>,可分为左、右、后三个窦。在左、右窦的动脉壁上有左、右冠状动脉的开口。

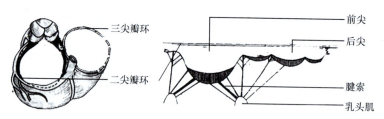

图 10-11　二尖瓣复合体示意图

　　心像一个"血泵",瓣膜类似闸门,保证了心内血液的定向流动。当心室收缩时,二尖瓣和三尖瓣关闭,主动脉瓣和肺动脉瓣开放,血液由心室射入动脉;当心室舒张时,二尖瓣和三尖瓣开放,主动脉瓣和肺动脉瓣关闭,血液由心房进入心室。

（五）心的构造

1. 心壁的构造　心壁由心内膜、心肌和心包脏层构成(图 10-12,图 10-13)。

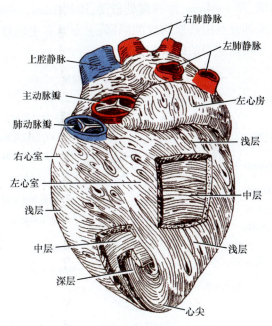

图 10-12　心肌层

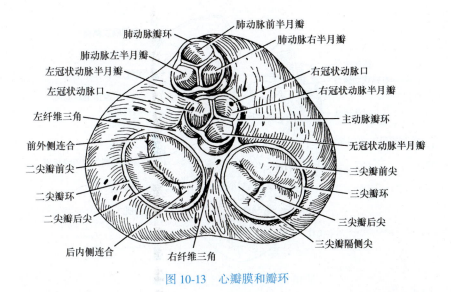

图 10-13　心瓣膜和瓣环

（1）**心内膜** endocardium：是衬于心房和心室壁内面的一层光滑的薄膜，与血管的内膜相连续。心的各瓣膜就是由心内膜在各房室口和动脉口处折叠并夹有一层致密结缔组织而构成的。心内膜为风湿性疾病易侵犯的部位，易引起结缔组织增生，使瓣膜发生变形、粘连等，从而引起瓣膜闭锁不全、瓣膜间隙狭窄等病理变化。

（2）**心肌** myocardium：是构成心的主体，由心肌细胞（心肌纤维）构成，可分为**心房肌**和**心室肌**。心房肌较薄，心室肌肥厚，尤以左心室最发达，是右心室的 3 倍。心房肌与心室肌不相连续，它们被房室口周围的纤维环隔开，因此心房肌和心室肌可以分开收缩。

（3）**心包脏层** epicardium：是包在心肌外面的一层光滑的浆膜，即浆膜心包的脏层。

2. 房间隔和室间隔（图 10-14，图 10-15）　**房间隔**位于左、右心房之间，由两层心内膜夹少量心肌和结缔组织构成,厚1~4mm,卵圆窝处最薄,厚约1mm。室间隔位于左、右心室之间,可分为两部,其下方大部分是由心肌构成的肌部;上方紧靠主动脉口下方的一小部分缺乏肌质,称膜部,此处是室间隔缺损的好发部位。

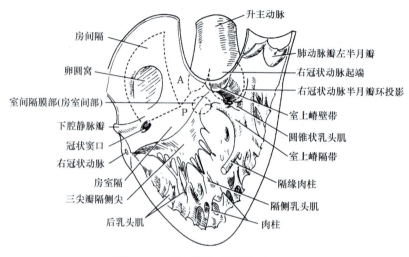

图 10-14　房间隔和室间隔(右面)

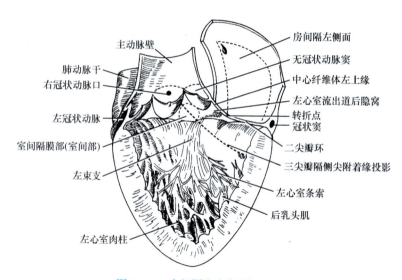

图 10-15　房间隔和室间隔(左面)

（六）心的传导系统

心的传导系统由特殊分化的心肌纤维构成,它们形成结或束位于心壁内,具有产生兴奋、传导冲动和维持心正常节律性搏动的功能,包括窦房结、房室结、房室束及其分支(图10-16)。

1. 窦房结 sinuatrial node　位于上腔静脉与右心耳之间心包脏层的深面,呈椭圆形,是心自动节律性兴奋的发源地,即心的正常起搏点。

2. 房室结 atrioventricular node　位于冠状窦口与右房室口之间的心内膜深面,冠状窦口的前上方,呈扁椭圆形,它从前下方发出房室束入室间隔。房室结的主要功能是将窦房

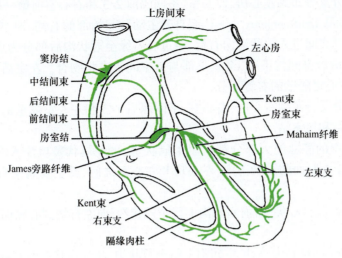

图 10-16 心传导系统模式图

结传来的冲动传向心室,保证心房收缩后再开始心室的收缩。房室结是重要的次级起搏点,许多复杂的心律失常在该处发生。

关于窦房结产生的兴奋是如何传导到心房肌和房室结的问题至今尚无定论。近来有些学者认为窦房结与房室结之间有结间束相连,能将窦房结产生的冲动传至心房肌和房室结,并从生理学上证实有结间束的存在,但形态学上的证据尚不充分。结间束包括前结间束、中结间束和后结间束。

3. 房室束 atrioventricular bundle 又称希氏(His)束,自房室结发出后入室间隔膜部,至室间隔肌部上缘分为左、右束支。房室束是连接心房和心室的唯一重要通路。

4. 左、右束支 left and right bundle branches 分别沿室间隔左、右侧心内膜深面下行到左、右心室。左束支在下行中又分为前支和后支,分别分布到左心室的前壁和后壁。右束支在室间隔右侧心内膜深面下行,经隔缘肉柱至心前壁,分别分布到右心室的前、后壁。左、右束支在心室的心内膜深面分散成许多细小的分支,交织成网,称浦肯野(Purkinje)纤维网,与心室的普通心肌细胞相连。

心的自动节律性兴奋由窦房结开始,沿结间束一方面传到心房肌,使心房肌收缩;另一方面传到房室结,再经房室束、左束支、右束支、浦肯野纤维至心室肌,使心室肌也开始收缩。如此一先一后,使心不断有节律地搏动。如果心传导系统功能失调,就会导致心律失常。

(七)心的血管

1. 动脉 心的动脉供应主要来自左、右冠状动脉(图 10-3、图 10-4)。

(1) 左冠状动脉 left coronary artery:起自升主动脉起始部的左侧,即主动脉左窦,在肺动脉干与左心耳之间左行,随即分为前室间支和旋支。前室间支沿前室间沟下行,绕过心尖右侧,至后室间沟下部与右冠状动脉的后室间支吻合。前室间支沿途发出分支分布到左心室前壁、室间隔前 2/3 和右心室前壁一部分。旋支又称主旋支,沿冠状沟左行,绕过心左缘至左心室膈面,分支分布到左心房、左心室左侧壁和膈面。旋支闭塞常引起左心室侧壁和膈壁心肌梗死。

左冠状动脉分支分布到左心房、左心室、室间隔前 2/3 和右心室前壁一部分。

（2）右冠状动脉 right coronary artery：起自升主动脉起始部的右侧，即主动脉右窦，经右心耳与肺动脉根部之间进入冠状沟向右行，绕过心右缘至冠状沟后部分为后室间支和左室后支。后室间支沿后室间沟下行，至其下部与前室间支末梢吻合。左室后支较细小，继续向左行，分布于左心室隔壁的右侧部分。

右冠状动脉分支分布到右心房、右心室、室间隔后 1/3 和左心室隔壁的一部分，此外还分支分布到窦房结和房室结。

2. 静脉 心壁的静脉绝大部分都汇集于冠状窦，再经冠状窦口注入右心房。冠状窦 coronary sinus 位于心膈面的冠状沟内、左心房和左心室之间，其主要属支有三条（图 10-3，图 10-4）。

（1）心大静脉：起自心尖，沿前室间沟上行至冠状沟，向左行绕到心膈面，注入冠状窦的左端。

（2）心中静脉：起自心尖，沿后室间沟上行至冠状沟，注入冠状窦的右端。

（3）心小静脉：在冠状沟内与右冠状动脉伴行，向左注入冠状窦的右端。

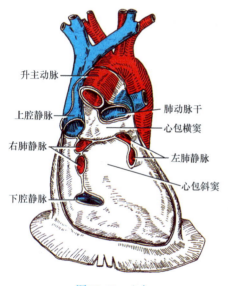

图 10-17　心包

升主动脉 ／ 上腔静脉 ／ 右肺静脉 ／ 下腔静脉 ／ 肺动脉干 ／ 心包横窦 ／ 左肺静脉 ／ 心包斜窦

（八）心包

心包 pericardium 为包裹心和出入心大血管根部的纤维浆膜囊，可分为纤维心包和浆膜心包两部分（图 10-17）。

1. 纤维心包 fibrous pericardium 为心包外层，是坚韧的结缔组织囊，上方与出入心的大血管外膜相移行，下方与膈的中心腱愈着。

2. 浆膜心包 serous pericardium 薄而光滑，位于纤维心包的内面，可分为脏、壁两层。脏层紧贴在心肌的表面，构成心包脏层；壁层贴在纤维心包的内面。脏、壁两层在出入心的大血管根部相互移行，两层之间的潜在性腔隙称心包腔，内含少量浆液，起润滑作用，可减少心搏动时的摩擦。

浆膜心包脏、壁两层折返处的间隙称为心包窦 pericardium sinus。位于升主动脉、肺动脉干后壁与上腔静脉、左心房前壁之间的间隙称心包横窦，可通过一手指。心和大血管手术时，可在心包横窦处钳夹升主动脉和肺动脉，以暂时阻断血流。在左心房后壁、左右肺静脉、下腔静脉与心包后壁之间的间隙称为心包斜窦。心包积液常积聚于此，不易引流。浆膜心包壁层前部与下部的移行处为心包前下窦，深 1~2cm，是心包腔的最低部位。心包积液常存于此窦中，是心包穿刺抽液的适宜部位。

（单　伟）

第 2 节　动　　脉

动脉 artery 是运送血液从心到全身各器官的血管,由肺循环的动脉和体循环的动脉两部分组成。肺循环的动脉运送血液至肺,故含静脉血(含氧量低);体循环的动脉运输血液营养全身各部,故含动脉血(含氧量高)。

动脉在走行和分布上表现出一定的规律:①动脉分布与人体结构相适应,人体左右对称,动脉的分布亦有对称性;②主干供血,即人体的每一大部分均有一条或两条动脉主干;③躯干部动脉的分布和机体构造一致,分为壁支和脏支;④大多与静脉、神经伴行,构成血管神经束;⑤在行程中,动脉常走行在身体屈侧较安全的部位,不易受伤;⑥动脉常以最短距离到达所支配的器官;⑦动脉的配布形式与器官的形态与功能相适应,动脉的粗细、多少和其功能密切相关。

一、肺循环的动脉

肺动脉干 pulmonary trunk 位于心包内,系一粗短的动脉干,起于右心室的肺动脉口,在升主动脉的前方向左后上斜行,至主动脉弓的下方分为左、右肺动脉。

1. 左肺动脉 left pulmonary artery　较短,向左横过左主支气管前方,分上、下两支分别进入左肺上、下叶。

2. 右肺动脉 right pulmonary artery　较长,向右横过升主动脉和上腔静脉后方,分三支分别进入右肺上、中、下叶。

在肺动脉干分叉处的稍左侧,与主动脉弓下缘之间连有一条纤维性的结缔组织索称动脉韧带 arterial ligament,是胚胎时期动脉导管闭锁的遗迹。动脉导管若在出生后六个月仍未闭锁,则称为动脉导管未闭,是常见的一种先天性心脏病,可结扎予以治疗。

二、体循环的动脉

主动脉 aorta 为体循环的动脉主干(图 10-18)。由左心室发出,起始段为升主动脉 ascending aorta,向右前上方斜行,至第 2 胸肋关节高度移行为主动脉弓 aortic arch,主动脉弓呈弓形弯向左后方,至第 4 胸椎下缘水平向下移行为胸主动脉 thoracic aorta,胸主动脉沿脊柱左前方垂直下降,穿膈肌的主动脉裂孔进入腹腔,移行为腹主动脉 abdominal aorta,腹主动脉在腹腔内沿脊柱左前方下降,至第 4 腰椎体下缘处分为左、右髂总动脉 left and right common iliac artery,髂总动脉沿腰大肌内侧下行,在骶髂关节处分为髂内动脉 internal iliac artery 和髂外动脉 external iliac artery。

在升主动脉的根部,发出左、右冠状动脉,营养心壁。主动脉弓壁内含有压力感受器,具有调节血压的作用;在主动脉弓的下方靠近动脉韧带处有 2~3 个粟粒样小体,称主动脉小球,为化学感受器,能够感受血液中二氧化碳浓度的变化。主动脉弓凸侧自右向左依次发出 3 大分支:头臂干 brachiocephalic trunk、左颈总动脉 left common carotid artery 和左锁骨下动脉 left subclavian artery。头臂干斜向右上,至右侧胸锁关节的后方,再分为右颈总动脉和右锁骨下动脉。

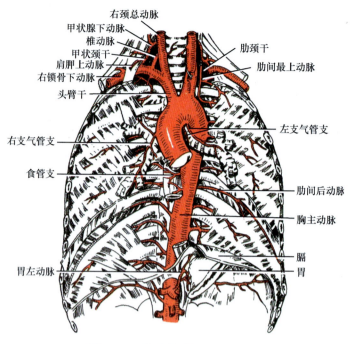

图 10-18　主动脉分部及主要分支

（一）颈总动脉

颈总动脉是头颈部的动脉主干（图 10-19）。左、右各一，左侧起自主动脉弓，右侧起自头臂干。两侧颈总动脉均经胸锁关节后方，沿气管、喉和食管的外侧上行，至甲状软骨上缘处分为颈内动脉和颈外动脉。颈总动脉在上行过程中与其外侧的颈内静脉和后方的迷走神经共同包在一个颈动脉鞘内，其上段位置浅表，在活体上可摸到其搏动。当头面部大出

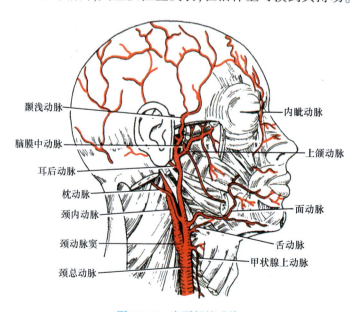

图 10-19　头颈部的动脉

血时,可在胸锁乳突肌前缘,相当于环状软骨平面,将颈总动脉压向第 6 颈椎的横突结节上,进行急救止血。在颈总动脉分叉处有两个重要结构,即颈动脉窦和颈动脉小球。

颈动脉窦 carotid sinus 是颈总动脉末端和颈内动脉起始处膨大的部分。窦壁内有压力感受器,含有丰富的神经末梢。当血压增高时,刺激压力感受器,可反射性地引起心跳减慢,血压下降。

颈动脉小球 carotid sinus 是一个扁椭圆形小体,借结缔组织连于颈总动脉分叉处的后方,为化学感受器,能感受血液中二氧化碳分压和氧分压的变化。当血液中二氧化碳浓度增高时,可反射性地引起呼吸加深加快。

1. 颈外动脉 external carotid artery(图 10-19)　自颈总动脉发出后,向上行穿腮腺至下颌头高度,分为颞浅动脉和上颌动脉两大终支。其主要分支如下。

(1)甲状腺上动脉 superior thyroid artery:自颈外动脉起始部发出后,向前下方走行,分布于甲状腺上部和喉。

(2)舌动脉 lingual artery:在甲状腺上动脉的稍上方,平舌骨大角处起自颈外动脉,向前内走行,分布于舌、舌下腺和腭扁桃体等。

(3)面动脉 facial artery:平下颌角发出,向前经过下颌下腺深面,至咬肌前缘,向上越过下颌骨下缘,经口角、鼻翼外侧至眼内眦,更名为内眦动脉。分布于面部、下颌下腺和腭扁桃体等。面动脉在咬肌前缘绕下颌骨下缘处位置表浅,活体可摸到面动脉搏动,当面部出血时,可将面动脉压在下颌骨体止血。

(4)颞浅动脉 superficial temporal artery:在外耳门前方上行至颞部皮下,分支分布于腮腺、颞部和颅顶的软组织。颞浅动脉在外耳门前方位置表浅,可摸到其搏动。当头、颞部、颅顶头皮外伤时,可在此处压迫止血。

(5)上颌动脉 maxillary artery:颈外动脉的另一终支,在腮腺实质内由颈外动脉分出后,经下颌颈深面进入颞下窝,沿途分支分布于硬脑膜、牙、鼻腔、腭部、咀嚼肌、外耳道和鼓室等处。其中分布到硬脑膜的一支称脑膜中动脉,向上穿棘孔入颅腔,紧贴在颅骨内面走行,分前、后两支营养硬脑膜。前支经过翼点内面,当颅骨骨折伤及此动脉时,可发生硬膜外血肿。

颈外动脉的分支还有枕动脉、耳后动脉等。

2. 颈内动脉 internal carotid artery(图 10-19)　自颈总动脉分出后,在颈部无分支,垂直上升至颅底,经颈动脉管入颅腔。分布于脑和视器(详见第 11 章第 2 节中枢神经系统)。

（二）锁骨下动脉

左侧锁骨下动脉起自主动脉弓,右侧起自头臂干(图 10-20)。经胸锁关节后方向外至颈根部,呈弓形跨过胸膜顶的前方,穿斜角肌间隙,至第 1 肋外侧缘延续为腋动脉。上肢出血时,可在锁骨中点上方向后下压,将该动脉压向第 1 肋进行止血。

锁骨下动脉的主要分支有:①椎动脉 vertebral artery,从前斜角肌内侧起始,向上穿第 1~6 颈椎横突孔,经枕骨大孔进入颅腔,分支分布于脑和脊髓;②胸廓内动脉 internal thoracic artery,起自于锁骨下动脉的下壁,与椎动脉起始处相对应,向下入胸腔,经第 1~6 肋软骨后面下降,分支分布于胸前壁、心包、膈和乳房等;其较大的终支,穿膈肌进入腹直肌鞘,改名为腹壁上动脉,营养腹直肌和腹膜;③甲状颈干 thyrocervical trunk,为一短干,在椎动脉的外侧起始,立即分为数支至颈部和肩部,其中一支向内横过颈总动脉的后方,分布于甲状腺下部,称为甲状腺下动脉。

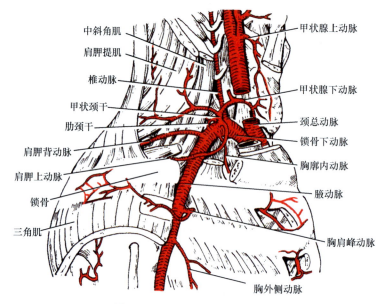

图 10-20 锁骨下动脉及其分支

锁骨下动脉在第 1 肋外侧缘延续为上肢的动脉主干腋动脉。

1. 腋动脉 axillary artery（图 10-21） 行于腋窝内,至大圆肌下缘处移行为肱动脉,沿途主要分支有:①胸肩峰动脉 thoracoacromial artery,分布于肩峰、肩关节、胸大肌、胸小肌、三角肌等处;②胸外侧动脉 lateral thoracic artery 紧贴胸外侧壁下行,分布于乳房、胸肌和前锯肌等处;③肩胛下动脉 subscapular artery 分为胸背动脉和旋肩胛动脉,分别营养背阔肌、前锯肌和冈下窝附近诸肌;④旋肱后动脉 posterior humeral circumflex artery,向后与腋神经伴行穿四边孔,绕肱骨外科颈,分布于三角肌和肩关节等处。

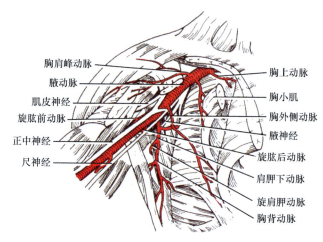

图 10-21 腋动脉及其分支

2. 肱动脉 brachial artery（图 10-22） 为腋动脉的直接延续,沿肱二头肌内侧沟下行至肘窝桡骨颈水平,分为桡动脉和尺动脉。肱动脉位置表浅,在肘窝肱二头肌腱内侧可摸到肱动脉搏动,临床测量血压时常在此处听诊。当前臂和手部出血时,可在臂中部向肱骨压迫该动脉止血。肱动脉的主要分支有肱深动脉 deep brachial artery,它斜向后外方,在桡神经沟内走行,分支营养肱三头肌、肱骨及肘关节等。

3. 桡动脉 radial artery(图 10-23)　由肱动脉分出后,沿前臂桡侧下行。在桡腕关节上方走行在桡侧腕屈肌腱和肱桡肌腱之间,此处位置浅表,可摸到其搏动,是临床触摸脉搏的部位。桡动脉经桡骨茎突转至手背,穿第1掌骨间隙入手掌,和尺动脉的掌深支吻合形成掌深弓。桡动脉在走行中的主要分支有:①掌浅支,在桡腕关节处发出,沿鱼际肌浅层下行至手掌,与尺动脉末端吻合成掌浅弓;②拇主要动脉,在桡动脉进入手掌深部时发出,分为3支,分布于拇指两侧和示指桡侧缘。

4. 尺动脉 ulnar artery(图 10-23,图 10-24)　自肱动脉分出后,斜向内下方,在尺侧腕屈肌与指浅屈肌之间下行,经豌豆骨外侧进入手掌,其终末支与桡动脉的掌浅支吻合,形成掌浅弓。当手部出血时,可在桡腕关节上方,同时压迫桡、尺动脉止血。尺动脉的主要分支有:①骨间总动脉,在肘窝处起自于尺动脉,至前臂骨间膜上缘处分为骨间前动脉和骨间后动脉,分别沿前臂骨间膜的前、后面下降,沿途分支营养前臂肌和尺、桡骨;②掌深支,在豌豆骨远侧由尺动脉分出,向下穿小鱼际至手掌深部与桡动脉末端相吻合,形成掌深弓。

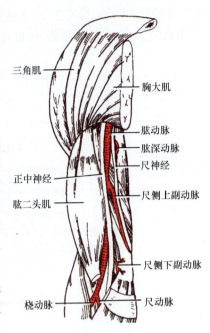

图 10-22　肱动脉及分支

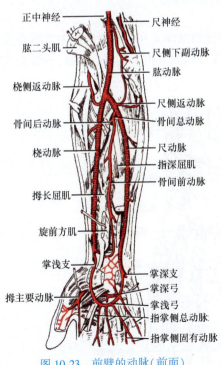

图 10-23　前臂的动脉(前面)

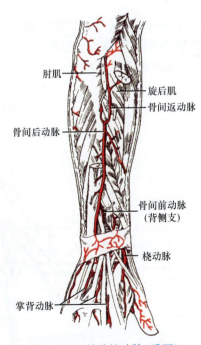

图 10-24　前臂的动脉(后面)

5. 掌浅弓与掌深弓　掌浅弓 superficial palmar arch(图 10-25)由桡动脉的掌浅支与尺动脉的终末支吻合而成。位于掌腱膜深面,弓的凸缘约平掌中纹处。由掌浅弓的凸侧发出3支指掌侧总动脉和1支小指尺掌侧动脉,每支指掌侧总动脉下行至掌指关节附近,再分为

2支指掌侧固有动脉,分布于2~5指相对缘;小指尺掌侧动脉分布于小指掌面尺侧缘。当手指出血时,应在手指的两侧,压迫止血。

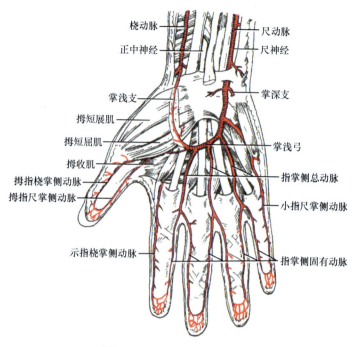

图 10-25　手的动脉(掌浅弓)

掌深弓 deep palmar arch(图 10-26)由尺动脉的掌深支和桡动脉的终末支吻合而成。位于屈指肌腱的深面,凸缘约平腕掌关节处。掌深弓凸侧发出 3 支掌心动脉,至掌指关节处分别与相应的指掌侧总动脉吻合。

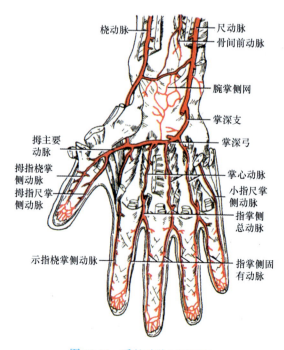

图 10-26　手的动脉(掌深弓)

（三）胸主动脉

胸主动脉 thoracic aorta 是胸部的动脉主干（图 10-27），位于后纵隔内，胸部脊柱的左前方，向下穿膈肌的主动脉裂孔进入腹腔，移行为腹主动脉。其分支有壁支和脏支两种。

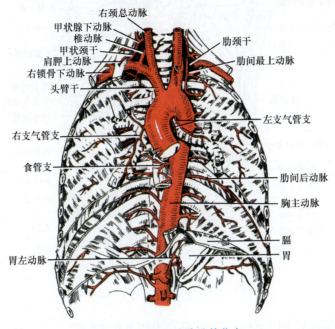

图 10-27　胸主动脉及其分支

1. 壁支　主要有 9 对肋间后动脉 posterior intercostal arteries 和 1 对肋下动脉 subcostal artery 构成，从胸主动脉的两侧发出后，走行于第 3~11 肋间隙和第 12 肋下方，分布于胸壁、腹壁上部、背部和脊髓等。

2. 脏支　是胸主动脉前壁发出的细小分支，包括支气管支、食管支和心包支，分别分布于气管、支气管、食管和心包等。

（四）腹主动脉

腹主动脉 abdominal aorta 是腹部的动脉主干（图 10-28），位于腹膜后方，沿脊柱左前方、下腔静脉的左侧下降，至第 4 腰椎下缘分为左、右髂总动脉。其分支也有壁支和脏支，脏支粗大，壁支细小。

壁支细小，主要有 4 对腰动脉 lumbar arteries、1 对膈下动脉和骶正中动脉等，分别分布于腹后壁、脊髓、膈下面、肾上腺等。

脏支分为成对和不成对两类，成对脏支有肾上腺中动脉、肾动脉、睾丸动脉（男）或卵巢动脉（女）；不成对的脏支有腹腔干、肠系膜上动脉和肠系膜下动脉。

1. 肾上腺中动脉 middle suprarenal artery　约在第 1 腰椎高度起于腹主动脉侧壁，向外走行，分布于肾上腺。

2. 肾动脉 renal artery　约平第 2 腰椎高度起于腹主动脉两侧，横行向外至肾门附近，分前、后两干经肾门入肾，在入肾门以前，发出一支肾上腺下动脉至肾上腺。

3. 睾丸动脉 testicular artery　细而长，在肾动脉起始处稍下方起于腹主动脉前壁，沿腰大肌前方向下外走行，越过输尿管前面，经腹股沟管至阴囊，分布于睾丸、附睾。在女性

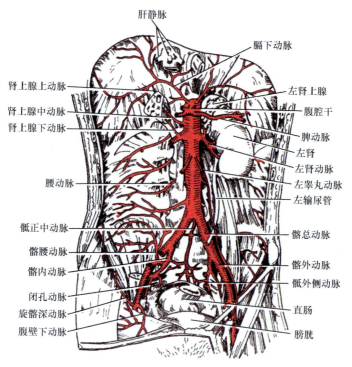

图 10-28　腹主动脉及其分支

为卵巢动脉,在卵巢悬韧带内下行入盆腔,分布于卵巢和输卵管。

4. 腹腔干 celiac trunk(图 10-29)　为一粗短的动脉干,在主动脉裂孔稍下方起自腹主动脉前壁,立即分为胃左动脉、肝总动脉和脾动脉 3 个分支。

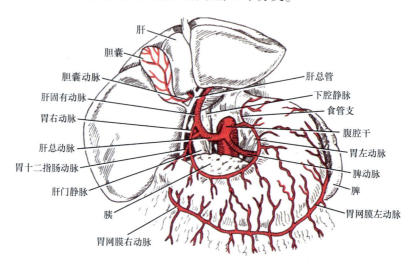

图 10-29　腹腔干及其分支

(1) 胃左动脉 left gastric artery:向左上方行至胃的贲门附近,再沿胃小弯向右行,在小网膜内与胃右动脉相吻合,沿途发出分支至食管下端、贲门和胃小弯附近的胃壁。

(2) 肝总动脉 common hepatic artery:向右行在十二指肠上部的上缘处进入肝十二指肠韧带。在肝十二指肠韧带内,分为肝固有动脉和胃十二指肠动脉。

1）肝固有动脉 proper hepatic artery：走行于肝十二指肠韧带内，在门静脉前方和胆总管左侧上行至肝门，分为左、右两支入肝，右支在入肝门前发出 1 支胆囊动脉，营养胆囊。肝固有动脉还向左发出胃右动脉，与胃左动脉吻合，沿途发出分支分布于十二指肠上部和胃小弯附近的胃壁。

2）胃十二指肠动脉 gastroduodenal artery：在胃幽门后方下降，分为胃网膜右动脉和胰十二指肠上动脉。胃网膜右动脉沿胃大弯向左与胃网膜左动脉相吻合。沿途发出分支至胃和大网膜；胰十二指肠上动脉分支营养胰头和十二指肠，并与胰十二指肠下动脉相吻合。

（3）脾动脉 splenic artery：在胃后方沿胰上缘处向左走行至脾门，分数支入脾，沿途发出细小的胰支，分布于胰体和胰尾；在脾门处还向上发出 3～5 条胃短动脉，分布于胃底；同时还向下发出胃网膜左动脉，沿胃大弯向右行与胃网膜右动脉吻合成动脉弓，沿途分支营养胃和大网膜。

5. 肠系膜上动脉 superior mesenteric artery（图 10-30）　在腹腔干稍下方，约平第 1 腰椎高度起于腹主动脉前壁，在胰头与胰体交界处后方下行，越过十二指肠水平部的前面进入小肠系膜根。向右髂窝走行，沿途分支分布于胰和十二指肠至结肠左曲之间的消化管。其分支如下。

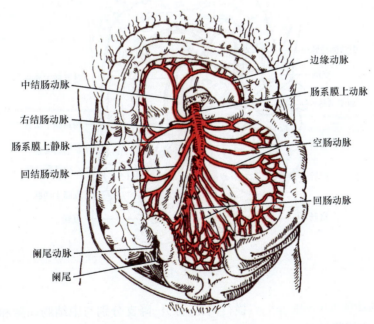

中结肠动脉
右结肠动脉
肠系膜上静脉
回结肠动脉
阑尾动脉
阑尾

边缘动脉
肠系膜上动脉
空肠动脉
回肠动脉

图 10-30　肠系膜上动脉及其分支

（1）胰十二指肠下动脉：分两支与胰十二指肠上动脉吻合，分支营养胰和十二指肠。

（2）空肠动脉 jejunal arteries 和回肠动脉 ileal arteries：13～18 支，由肠系膜上动脉左侧壁发出，走行于肠系膜内，反复分支并吻合形成多级动脉弓，自最后一级血管弓发出直行小动脉入肠壁，分布于空肠和回肠。

（3）回结肠动脉 ileocolic artery：是肠系膜上动脉右侧最下方的终末支，斜向右下至回盲部，分数支营养回肠末端、盲肠、阑尾和升结肠。其中分布至阑尾的 1 支动脉称为阑尾动脉，走行于阑尾系膜游离缘内，分支营养阑尾（图 10-31）。

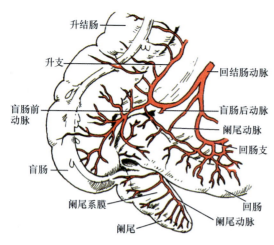

图 10-31　回结肠动脉及其分支

（4）右结肠动脉 right colic artery：在回结肠动脉上方发出，向右行，分布于升结肠。

（5）中结肠动脉 middle colic artery：在右结肠动脉上方发出，向前稍偏右进入横结肠系膜，分左、右 2 支分别与左、右结肠动脉吻合，沿途分支至横结肠。

6. 肠系膜下动脉 inferior mesenteric artery（图 10-32）　约平第 3 腰椎高度起于腹主动脉前壁，向左下走行，分支分布于结肠左曲、降结肠、乙状结肠和直肠上部，主要分支有左结肠动脉、乙状结肠动脉和直肠上动脉。

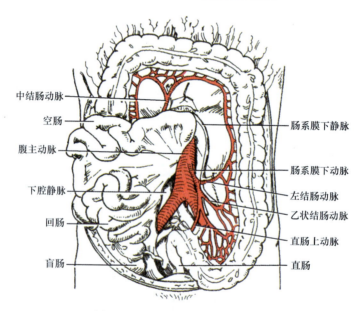

图 10-32　肠系膜下动脉及其分支

（1）左结肠动脉 left colic artery：横行向左，分升、降支分别与中结肠动脉和乙状结肠动脉吻合，分支分布于降结肠。

（2）乙状结肠动脉 sigmoid arteries：2～3 支，向左下进入乙状结肠系膜，分支互相吻合形成血管弓，营养乙状结肠。

（3）直肠上动脉 superior rectal artery：系肠系膜下动脉的直接延续，在乙状结肠系膜内下行至第 3 骶椎处分为 2 支，沿直肠两侧分布于直肠上部。并与直肠下动脉和肛动脉的分支吻合。

（五）髂内动脉

髂内动脉是盆部动脉的主干（图 10-28，图 10-33，图 10-34）。沿盆腔侧壁下行，沿途发出分支，有壁支和脏支两类。

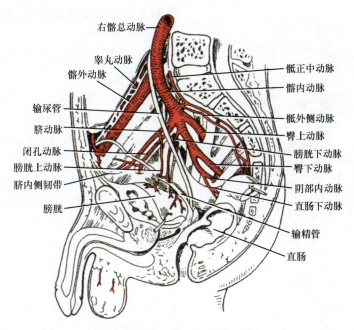

图 10-33　男性盆腔的动脉(右侧)

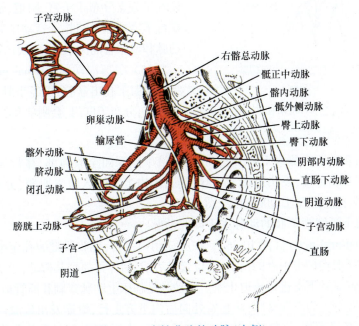

图 10-34　女性盆腔的动脉(右侧)

1. 壁支　主要有闭孔动脉、臀上动脉和臀下动脉 3 条,此外还有髂腰动脉和骶外侧动脉分布于髂腰肌、盆腔后壁及骶管内等结构。

(1)**闭孔动脉 obturator artery**:紧贴盆腔侧壁向前下走行,穿闭膜管至大腿内侧,分支营养大腿内侧群肌和髋关节。

(2)**臀上动脉 superior gluteal artery** 和**臀下动脉 inferior gluteal artery**:分别经梨状肌上

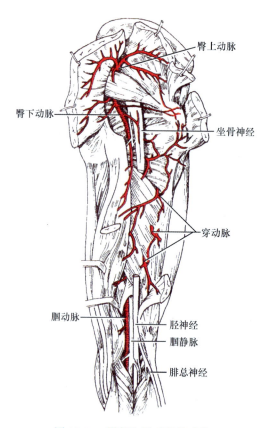

图 10-35　臀部和股后部的动脉

孔和下孔穿出盆腔至臀部,营养臀肌和髋关节等(图 10-35)。

2. 脏支　主要分布于盆腔脏器和外生殖器。其分支如下。

(1) 脐动脉 umbilical artery:是胎儿时期的动脉干,出生后其远端闭锁形成脐内侧韧带,近端则发出膀胱上动脉分布于膀胱中、上部。

(2) 膀胱下动脉 inferior vesical artery:沿盆腔侧壁下行,在男性分布于膀胱底、精囊和前列腺,在女性则分布于膀胱和阴道。

(3) 直肠下动脉 inferior rectal artery:向内下方走行,分布于直肠下部、前列腺(男)或阴道(女)等处,并与直肠上动脉相吻合。

(4) 子宫动脉 uterine artery:沿盆腔侧壁下行于子宫阔韧带内,在距子宫颈外侧 2cm 处,从输尿管前上方跨过(图 10-34),再沿子宫侧缘上行至子宫底,末端与卵巢动脉吻合。沿途发出分支分布于子宫、阴道、输卵管和卵巢。在行子宫切除术结扎子宫动脉时,要注意子宫动脉和输尿管的关系,以免误伤输尿管。

(5) 阴部内动脉 internal pudendal artery:穿梨状肌下孔出盆腔,再经坐骨小孔进入坐骨肛门窝,发出肛动脉、会阴动脉和阴茎(蒂)动脉等分支,分布于肛门、会阴部和外生殖器等处。

(六) 髂外动脉

髂外动脉沿腰大肌内侧缘下降,经腹股沟韧带中点深面至股前部,移行为股动脉,髂外动脉在腹股沟韧带稍上方,发出腹壁下动脉,其斜向内上方进入腹直肌鞘,分布到腹直肌下部,并在腹直肌后面与腹壁上动脉吻合(图 10-28)。

髂外动脉向下延续为下肢的动脉主干即股动脉。

1. 股动脉 femoral artery(图 10-36)　在股三角内下行,穿收肌腱裂孔至腘窝,移行为腘动脉。股动脉在腹股沟韧带中点的稍下方,位置较表浅,活体可摸到其搏动,当下肢出血时,可将股动脉向后压向耻骨下支进行压迫止血。股动脉是临床上动脉穿刺和插管最常用的血管之一。该动脉的主要分支为股深动脉,从起始处向后内下方走行,沿途发出旋股内侧动脉、旋股外侧动脉和 3~4 条穿动脉,分布于大腿前群肌、后群肌、内侧群肌、股骨和髋关节。

2. 腘动脉 popliteal artery(图 10-35,图 10-37)　经腘窝深部下行,至小腿骨间膜上缘分为胫前动脉和胫后动脉。腘动脉分支分布于膝关节及邻近诸肌。

3. 胫后动脉 posterior tibial artery(图 10-37)　是腘动脉的延续,沿小腿后面浅、深肌之间下行,经内踝后方转至足底,分为足底内侧动脉和足底外侧动脉两支,分支分布于小腿后群肌、外侧群肌和足底肌(图 10-38)。其主要分支为腓动脉。

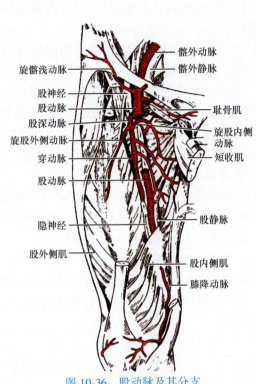

图 10-36 股动脉及其分支

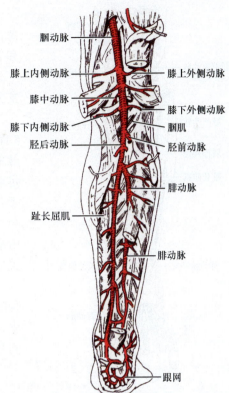

图 10-37 小腿后面的动脉（右侧）

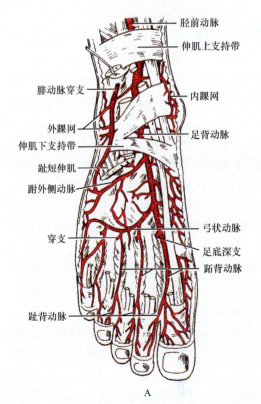

A

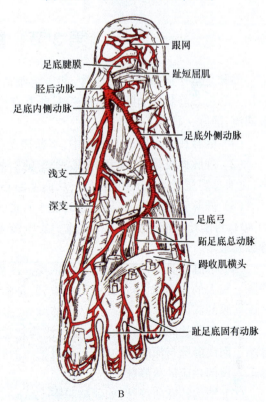

B

图 10-38 足的动脉
A. 足背动脉及其分支；B. 足底的动脉（右侧）

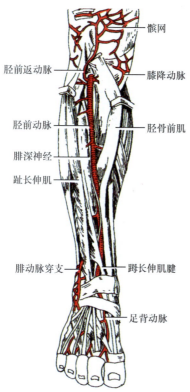

髌网

胫前返动脉

膝降动脉

胫前动脉

胫骨前肌

腓深神经

趾长伸肌

腓动脉穿支

姆长伸肌腱

足背动脉

图 10-39　小腿前面和足背动脉(右侧)

（1）腓动脉 peroneal artery：起于胫后动脉上部，斜向外下，沿腓骨内侧下行，分支营养胫、腓骨和邻近诸肌。

（2）足底内侧动脉：沿足底内侧前行，发出分支分布于足底内侧。

（3）足底外侧动脉：沿足底外侧斜行，至第 5 跖骨底处弯向内侧至第 1 跖骨间隙，与足背动脉的足底深支吻合形成足底弓，由弓发出 4 支足底总动脉，向前分为 2 支足底固有动脉，分布于足趾两侧。

4. 胫前动脉 anterior tibial artery　（图 10-39），由腘动脉发出后，穿小腿骨间膜至小腿前面，经踝关节前方下行至足背移行为足背动脉。

5. 足背动脉 dorsal artery of foot　在第 1 跖骨间隙近端，分为第 1 跖背动脉和足底深支两终支。足背动脉位置表浅，在内、外踝连线中点可摸到其搏动。

（王志云）

第3节　静　　脉

静脉是运送血液回心的血管，起于毛细血管，在回心途中不断接受属支，逐级汇合，最后注入心房。静脉与动脉在结构和配布上有许多相似之处，但两者的功能不同，为适应血液回流，静脉又具有下列特点。

（1）静脉在向心回流的过程中，不断接受属支，管径也逐渐增粗。

（2）静脉血流缓慢，血压较低，管壁薄。故静脉比相应动脉的管径大，数量也较动脉多，血液总容量是动脉的两倍以上，从而使回心血量得以与心排出量保持平衡。

（3）静脉管壁的内面，具有成对的半月形游离缘朝向心开放的静脉瓣 venous valves（图 10-40），可阻止血液逆流。人体受重力影响较大的部位，静脉瓣就较多，如四肢，特别是下肢静脉瓣最多。

（4）静脉按具体位置可分浅、深两类。浅静脉位于皮下浅筋膜内，没有动脉伴行，称皮静脉。较大的皮静脉，透过皮肤可以看到，是临床用作注射、输液和采血的部位。深静脉位于深筋膜的深面或体腔内，除少数大静脉外，多与同名动脉伴行，又称伴行静脉。

（5）静脉之间的吻合比较丰富。浅静脉常吻合成网，深静脉在某些器官周围吻合成静脉丛。而浅静脉与深静脉的吻合，可以把浅静脉血引流入深静脉。人体各部的浅静脉最终都汇入该部相应的深静脉主干。

（6）结构特殊的静脉，如硬脑膜窦 sinuses of dura mater 和板障静脉 diploic vein 等都对颅脑部的静脉回流起重要作用。

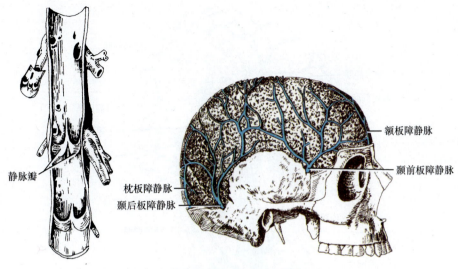

静脉瓣

额板障静脉

颞前板障静脉

枕板障静脉

颞后板障静脉

图 10-40　静脉瓣、板障静脉

全身的静脉分为肺循环的静脉和体循环的静脉。

一、肺循环的静脉

肺静脉 pulmonary vein 每侧两支,分别称为左上肺静脉、左下肺静脉、右上肺静脉和右下肺静脉。肺静脉起自肺泡壁的毛细血管网,逐级汇合成肺静脉出肺门注入左心房后部。

二、体循环的静脉

体循环的静脉包括上腔静脉系、下腔静脉系(包括肝门静脉系)和心静脉系(见本章第1节)。

（一）上腔静脉系

上腔静脉系的主干是上腔静脉,它及其各级属支收集头颈、上肢、胸壁和部分胸腔器官(心和肺除外)的静脉血。

上腔静脉 superior vena cava 由左、右头臂静脉汇合而成,沿升主动脉右侧垂直下行,注入右心房。在注入右心房前,有奇静脉注入。

头臂静脉 brachiocephalic vein 又称无名静脉,左右各一,在胸锁关节的后方,分别由同侧的颈内静脉与锁骨下静脉汇合而成。两静脉汇合处的夹角叫静脉角 venous angle。左静脉角有胸导管注入,右静脉角有右淋巴导管注入。头臂静脉除接纳颈内静脉和锁骨下静脉外,还接受椎静脉、胸廓内静脉、甲状腺下静脉、肋间最上静脉等属支。

1. 头颈部的静脉(图 10-41)

（1）颈内静脉 internal jugular vein:于颈静脉孔处与乙状窦相续,沿着颈内动脉和颈总动脉的外侧下行,至胸锁关节的后方与同侧的锁骨下静脉汇合成头臂静脉。颈内静脉是头颈部静脉回流的主干,按部位分为颅内属支和颅外属支。

1）颅内属支:通过乙状窦和岩下窦收集脑膜、脑、视器、前庭蜗器和颅骨等处的静脉血,经乙状窦出颈静脉孔注入颈内静脉。

2）颅外属支:包括面静脉、下颌后静脉、舌静脉、咽静脉、甲状腺上静脉和甲状腺中静脉

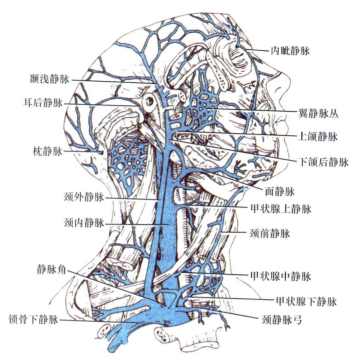

图 10-41 头颈部静脉

等。①面静脉 facial vein：位置表浅。起自内眦静脉 angular vein，与面动脉伴行，在下颌角下方接受下颌后静脉的前支，下行至舌骨高度，注入颈内静脉。面静脉收集面前部软组织的静脉血。在口角平面以上面静脉一般无静脉瓣，借内眦静脉、眼静脉与颅内海绵窦相交通。也可以经面深静脉、翼静脉丛、眼下静脉与海绵窦相交通。因此面部，尤其是鼻根至两侧口角的三角区发生感染时，若处理不当，细菌可经上述途径感染至颅内。临床上称此区为"危险三角"。②下颌后静脉 retromandibular vein：由颞浅静脉和上颌静脉在腮腺内汇合而成。下颌后静脉分前、后两支，分别注入面静脉和颈外静脉。上颌静脉起自翼内肌和翼外肌之间的翼静脉丛 pterygoid venous plexus，其将面深部的静脉血输入到上颌静脉。下颌后静脉收集面侧区和颞部的静脉血。③咽静脉、舌静脉、甲状腺上静脉和甲状腺中静脉等自上而下依次注入颈内静脉。

（2）颈外静脉 external jugular vein：是颈部最大的浅静脉，在耳下方由下颌后静脉的后支、耳后静脉和枕静脉汇合而成。沿胸锁乳突肌表面下行，在锁骨上方穿深筋膜，注入锁骨下静脉或静脉角。颈外静脉位置表浅，是临床作静脉穿刺的常用血管。

（3）锁骨下静脉 subclavian vein：在第 1 肋外侧续于腋静脉，与同名动脉伴行，与同侧的颈内静脉汇合成头臂静脉。其属支主要有颈外静脉和腋静脉。锁骨下静脉位置较固定，管腔较大，临床上常经锁骨上或锁骨下入路作锁骨下静脉导管插入。

2. 上肢的静脉 富有瓣膜，分浅静脉和深静脉，最终都汇入腋静脉。

（1）上肢的浅静脉（图 10-42）：包括头静脉、贵要静脉、肘正中静脉及其属支。

1）头静脉 cephalic vein：起自手背静脉网的桡侧，沿前臂桡侧缘、前臂前面的外侧上行，经肘部的前面和臂的前外侧，至三角肌与胸大肌间沟穿深筋膜注入腋静脉或锁骨下静脉。头静脉收纳手和前臂桡侧浅静脉血。

2）贵要静脉 basilic vein：起自手背静脉网的尺侧，沿前臂尺侧缘和臂的内侧面上行，至臂中点高度穿深筋膜注入肱静脉，或与肱静脉汇合成腋静脉。贵要静脉主要收集前臂尺侧部浅静脉血。

3）肘正中静脉 median cubital vein：变异较多，常斜行于肘窝皮下，连接头静脉和贵要静脉，常接受前臂正中静脉 median vein of forearm。

临床常用手背静脉网、前臂和肘前面的浅静脉抽血、输液和注射药物。

（2）上肢的深静脉：与同名动脉伴行，且多两条。上臂两条肱静脉在大圆肌下缘处汇合成腋静脉 axillary vein。腋静脉收集上肢浅、深静脉及部分胸腹壁的静脉血。

3. 胸部的静脉（图 10-43）　胸部的静脉包括胸前壁的静脉和胸后壁的静脉。

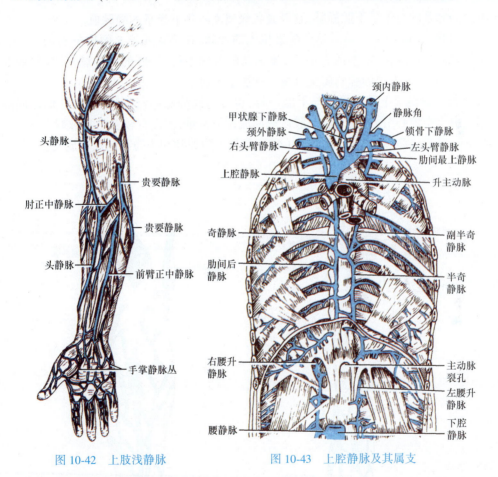

图 10-42　上肢浅静脉　　　　　　图 10-43　上腔静脉及其属支

胸前壁及脐以上的腹前壁浅层静脉，沿胸腹壁静脉，经胸外侧静脉注入腋静脉；深层沿胸廓内静脉注入头臂静脉。胸后壁静脉有奇静脉、半奇静脉、副半奇静脉及椎内、外静脉丛等。

（1）奇静脉 azygos vein：自右膈角处起自右腰升静脉，经膈进入胸腔，沿脊柱右前方上行，至第 4~5 胸椎高度，向前跨右肺根上方，形成奇静脉弓，注入上腔静脉。奇静脉沿途收集食管静脉、支气管静脉、右肋间后静脉及半奇静脉的血液。

（2）半奇静脉 hemiazygos vein：起自左腰升静脉，沿胸椎体左侧上行，收集左侧下部的肋间后静脉及副半奇静脉的血液，注入奇静脉。

（3）副半奇静脉 accessory hemiazygos vein：沿脊柱左侧下行，收集左侧中、上部肋间后静脉的血液,注入半奇静脉,或向右跨过脊柱前方注入奇静脉。

奇静脉、半奇静脉和副半奇静脉,借腰升静脉、腰静脉与髂总静脉、下腔静脉相连,因此,奇静脉是沟通上、下腔静脉系的重要通道。

(4) 椎静脉丛 vertebral venous plexus:围绕脊柱周围有椎内静脉丛和椎外静脉丛,两者间有广泛的吻合。椎静脉丛收集脊髓、脊膜和椎骨等处的静脉血,注入椎静脉、肋间后静脉、腰静脉和骶外侧静脉,其上端还与颅内硬脑膜窦相交通。因此,椎静脉丛是沟通上、下腔静脉的又一重要通路。当盆、腹、胸腔等部位发生感染、肿瘤或寄生虫时,可经椎静脉丛侵入颅内或其他远位器官。

（二）下腔静脉系

下腔静脉系的主干是下腔静脉,它借其各级属支收集下半身的静脉血。

下腔静脉 inferior vena cava:是全身最粗大的静脉,在第4或第5腰椎的右前方,由左、右髂总静脉汇合而成,沿腰椎的右前方、腹主动脉右侧上行,经肝的腔静脉窝,穿膈的腔静脉孔,注入右心房。下腔静脉的属支分壁支和脏支两种。

1. 下肢的静脉 下肢的静脉与上肢一样,也分为浅静脉和深静脉,而且它们之间的交通丰富。由于受地心引力的影响,下肢血液回流比较困难,因而有较多的静脉瓣。

(1) 下肢的浅静脉(图 10-44,图 10-45):包括大隐静脉和小隐静脉及其属支。

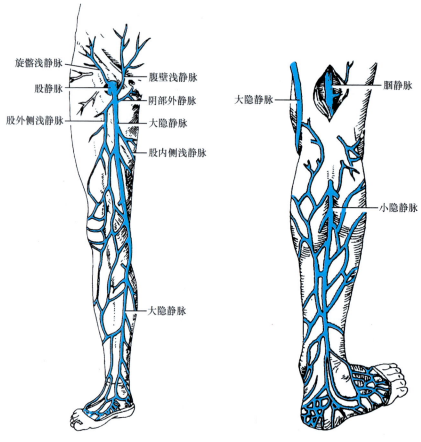

图 10-44　大隐静脉　　　　　图 10-45　小隐静脉

1）大隐静脉 great saphenous vein：是全身最长的静脉。起自足背静脉弓内侧，经内踝前方，沿小腿及大腿的内侧面上行。在耻骨结节外下方 3~4cm 处，穿阔筋膜的隐静脉裂孔注入股静脉。大隐静脉在注入股静脉之前接受腹壁浅静脉、阴部外静脉、旋髂浅静脉、股内侧浅静脉和股外侧浅静脉 5 条属支。大隐静脉除收集足、小腿和大腿的内侧部及大腿前部浅层的静脉血外，还收集大腿外侧、腹前壁脐以下浅层及外阴部的静脉血。大隐静脉在内踝前方的位置表浅而恒定，是进行大隐静脉切开或穿刺的常用部位，也是输液和注射的常用部位。

2）小隐静脉 small saphenous vein：起自足背静脉弓的外侧，经外踝后方，沿小腿后面上行，至腘窝下角处穿深筋膜注入腘静脉。小隐静脉沿途收集足外侧部及小腿后部浅层静脉血液。

（2）下肢的深静脉：足和小腿的深静脉与同名动脉伴行，均为两条。从足部来的深静脉逐渐汇合成胫前静脉和胫后静脉，二者在腘窝汇合成腘静脉。腘静脉穿收肌腱裂孔移行为股静脉 femoral vein。股静脉伴股动脉上行，经腹股沟韧带后方续为髂外静脉。股静脉接受大隐静脉和与股动脉分支相伴行的静脉。

2. 髂总静脉 common iliac vein 是盆部的静脉主干，由髂内静脉与髂外静脉在骶髂关节的前方汇合而成。

（1）髂内静脉 internal iliac vein：沿髂内动脉后内侧上行，其属支分为脏支与壁支，收集各同名动脉分布区域的静脉血。从盆腔器官回流的静脉都起自相应器官周围或壁内的静脉丛，如直肠静脉丛、膀胱静脉丛、子宫静脉丛和阴道静脉丛等。直肠上部、中部、下部的静脉血，分别经直肠上静脉、直肠下静脉和肛静脉，注入肠系膜下静脉、髂内静脉和阴部内静脉。

（2）髂外静脉 external iliac vein：是股静脉的直接延续，与同名动脉伴行。髂外静脉接受腹壁下静脉和旋髂深静脉等属支的静脉血。

3. 腹部的静脉（图 10-46） 腹部的静脉主干为下腔静脉，其属支分为壁支和脏支两种。

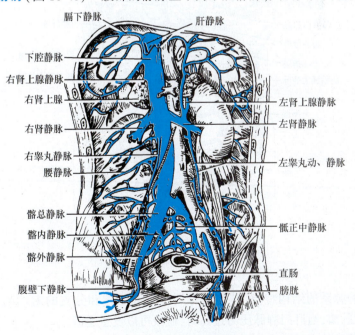

图 10-46 下腔静脉及其属支

（1）壁支：包括4对腰静脉和1对膈下静脉，均与同名动脉伴行，直接注入下腔静脉。同侧腰静脉间有纵行的腰升静脉相连。左、右腰升静脉向上分别续为半奇静脉和奇静脉。

（2）脏支：成对脏器的静脉血直接或间接汇入下腔静脉，不成对脏器（除肝外）的静脉血先汇入肝门静脉，经肝静脉回流入下腔静脉。

1）**肾静脉 renal vein**：位于肾动脉前方向内侧走行注入下腔静脉。左肾静脉比右肾静脉长。

2）**肾上腺静脉 suprarenal vein**：左肾上腺静脉注入左肾静脉，右肾上腺静脉直接注入下腔静脉。

3）**睾丸静脉 testicular vein**：起自睾丸和附睾，最初每侧有数条小静脉在精索内彼此吻合形成蔓状静脉丛，其参与构成精索。蔓状静脉丛逐渐合并，最后形成一条睾丸静脉。右侧睾丸静脉以锐角注入下腔静脉，左侧睾丸静脉以直角注入肾静脉，是发生左侧精索静脉曲张的原因之一。此静脉在女性为卵巢静脉，其回流方式与睾丸静脉相似。

4）**肝静脉 hepatic vein**：有3支，行于肝实质内，在腔静脉窝上部注入下腔静脉。肝静脉收集肝血窦回流的静脉血。

4. 肝门静脉系　肝门静脉系由肝门静脉及其属支所组成，收集除肝外腹腔不成对器官的静脉血。

（1）**肝门静脉 hepatic portal vein**（图10-47）：长6~8cm，多由肠系膜上静脉与脾静脉在胰头后方汇合而成。向右上进入肝十二指肠韧带内，在肝固有动脉和胆总管的后方上行至肝门，分左、右两支分别进入肝左叶和肝右叶。

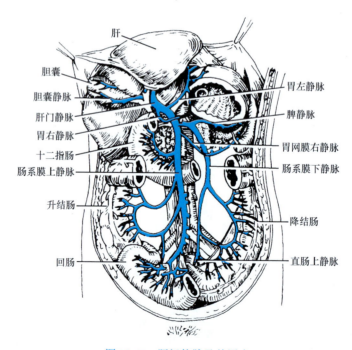

图10-47　肝门静脉及其属支

（2）肝门静脉系的结构特点：肝门静脉属支的起始端和分支的末端都与毛细血管相连，一般没有静脉瓣，当肝门静脉压力过高时，血液可以发生逆流。

（3）肝门静脉的主要属支如下。

1）**脾静脉 splenic vein**：在脾门处由多条静脉汇合而成。沿胰的后面,脾动脉的下方横向右行。除收集脾动脉分布区域的静脉血外,有的还收集肠系膜下静脉的血液。

2）**肠系膜上静脉 superior mesenteric vein**：走行于小肠系膜内,与同名动脉伴行,收集同名动脉分布区域的静脉血。

3）**肠系膜下静脉 inferior mesenteric vein**：收集同名动脉分布区域的静脉血,汇入脾静脉或肠系膜上静脉。

4）**胃左静脉 left gastric vein**：与胃左动脉伴行,汇入肝门静脉,在贲门处接受食管静脉丛的食管支,与奇静脉和半奇静脉的属支吻合。

5）**胃右静脉 right gastric vein**：与胃右动脉伴行,汇入肝门静脉。

6）**胆囊静脉 cystic vein**：收集胆囊的血液,汇入肝门静脉或其右支。

7）**附脐静脉 paraumbilical vein**：起自脐周静脉网 paraumbilical venous plexus,沿肝圆韧带至肝,注入肝门静脉。

（4）肝门静脉系与上、下腔静脉系之间的吻合部位（图 10-48）

1）通过**食管静脉丛 esophagus venous plexus** 与上腔静脉系的吻合：肝门静脉系的胃左静脉属支通过食管下段黏膜下层内的食管静脉丛与上腔静脉系中的奇静脉的属支间互相吻合交通。

2）通过**直肠静脉丛 rectal venous plexus** 与下腔静脉系的吻合：肝门静脉系的肠系膜下静脉属支通过直肠下段黏膜下层内的直肠静脉丛与下腔静脉系髂内静脉的属支之间相互吻合交通。

3）通过**脐周静脉网**分别与上、下腔静脉系的吻合：肝门静脉系的附脐静脉通过脐周围的脐周静脉网,与上腔静脉系的腹壁上静脉和胸腹壁静脉间相互吻合交通；并与下腔静脉系的腹壁下静脉和腹壁浅静脉间相互交通。

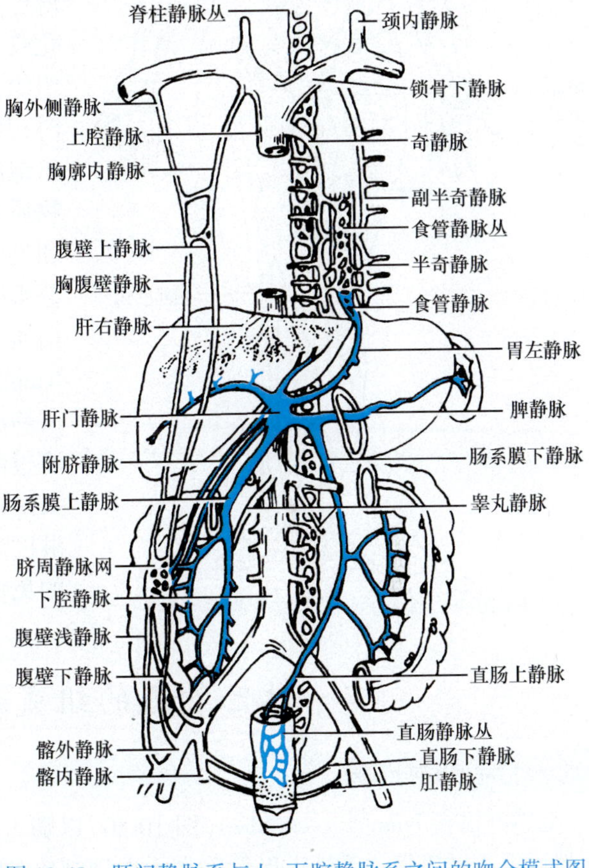

图 10-48　肝门静脉系与上、下腔静脉系之间的吻合模式图

正常情况下,肝门静脉与上、下腔静脉吻合处的静脉细小,血流量很少,各属支分别将血液引流向所属的静脉系。如果因肝硬化、肝肿瘤等原因导致肝门静脉回流受阻时,血流不能畅通入肝,则通过上述交通途径形成侧支循环,直接经上、下腔静脉回流入心。随着血流量的增多,吻合部位的小静脉形成静脉曲张。食管静脉丛曲张、破裂可发生呕血,直肠静脉丛曲张、破裂可引起便血。当侧支循环失代偿时,可出现脾肿大和腹水等。

（裴　丹）

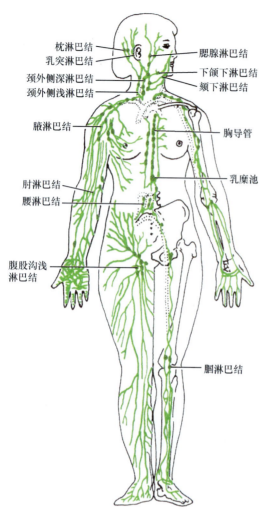

枕淋巴结
乳突淋巴结
颈外侧深淋巴结
颈外侧浅淋巴结
腮腺淋巴结
下颌下淋巴结
颏下淋巴结
腋淋巴结
胸导管
乳糜池
肘淋巴结
腰淋巴结
腹股沟浅淋巴结
腘淋巴结

图 10-49　全身浅、深淋巴管和淋巴结

第 4 节　淋巴系统

一、概　　述

淋巴系统由淋巴管道、淋巴器官和淋巴组织组成(图 10-49)。淋巴管道可根据结构和功能的不同分为毛细淋巴管、淋巴管、淋巴干和淋巴导管。淋巴器官包括淋巴结、脾和胸腺等。淋巴组织是含有大量淋巴细胞的网状结缔组织,广泛分布于消化管和呼吸道的黏膜内,称为上皮下淋巴组织。血液经动脉运行到毛细血管动脉端时,其中一些成分经毛细血管壁滤出,进入组织间隙形成组织液。组织液与组织进行物质交换后,大部分在毛细血管后静脉端和毛细血管后静脉处被吸收入静脉,小部分水分和从血管逸出的大分子物质(如蛋白质等)则进入毛细淋巴管成为淋巴lymph。淋巴沿淋巴管道向心流动,最后归入静脉。淋巴管在行程中,通过淋巴结以滤过淋巴,同时,淋巴结产生的淋巴细胞进入淋巴。淋巴结、脾和胸腺等淋巴器官和淋巴组织一起产生的淋巴细胞,参与身体的免疫功能。

二、淋巴管道的组成和结构特点

(一) 毛细淋巴管

毛细淋巴管 lymphatic capillary(图 10-50)以膨大的盲端起始,互相吻合成毛细淋巴管网,然后汇入淋巴管。毛细淋巴管除在无血管结构(上皮、角膜、晶状体和软骨等)及脑、脊髓和骨髓等处缺如以外,遍布全身各处。毛细淋巴的管径粗细不匀,一般较毛细血管略粗,管壁由单层内皮细胞构成,内皮细胞之间多呈叠瓦状相连接,边缘游离内垂,形成瓣状结构,可允许液体移向管内,但不允许向外反流。连接处的间隙有些可达 $0.5\mu m$ 以上。由于毛细淋巴管壁结构上的这一特点,具有比毛细血管更大的通透性,蛋白质、细胞碎片、异物、细菌和肿瘤细胞等容易进入毛细淋巴管。

(二) 淋巴管

淋巴管 lymphatic vessel 自毛细淋巴管网发出,管壁结构与静脉相似。淋巴管内有很多瓣膜,具有防止淋巴液逆流的功能。由于相邻两对瓣膜之间的淋巴管段扩张明显,淋巴管外观呈串珠状或藕节状。淋巴管分浅淋巴管和深淋巴管两类,浅淋巴管位于浅筋膜内,与浅静脉伴行;深淋巴管位于深筋膜深面,多与血管神经伴行。浅、深淋巴管之间存在丰富的交通。

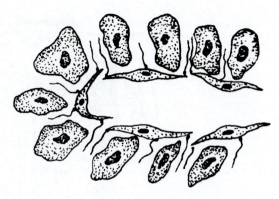

图 10-50　毛细淋巴管的结构

（三）淋巴干

全身各部的浅、深淋巴管经过相应的淋巴结,最后汇合成较大的淋巴干 lymphatic trunks（图 10-51）。全身的淋巴干共有 9 条:头、颈部的淋巴管汇合成左、右颈干;上肢及部分胸壁的淋巴管汇合成左、右锁骨下干;胸腔脏器及部分胸、腹壁的淋巴管汇合成左、右支气管纵隔干;腹腔不成对器官的淋巴管汇合成一条肠干;下肢、盆部及腹腔成对器官及部分腹壁的淋巴管汇合成左、右腰干。

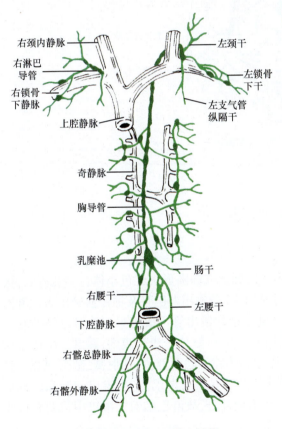

右颈内静脉　　　　　　左颈干
右淋巴导管　　　　　　左锁骨下干
右锁骨下静脉　　　　　左支气管纵隔干
上腔静脉
奇静脉
胸导管
乳糜池　　　　　　　　肠干
右腰干　　　　　　　　左腰干
下腔静脉
右髂总静脉
右髂外静脉

图 10-51　淋巴干和淋巴导管

（四）淋巴导管

淋巴干汇合成两条较粗淋巴导管 lymphatic ducts（图 10-51,图 10-52）,即胸导管和右淋巴管,分别注入左、右静脉角。

1. 胸导管 thoracic duct（图 10-51,图 10-52）　是全身最粗大的淋巴管道,长 30~40cm,通常在第 1 腰椎体前面由左、右腰干和肠干汇合而成。其起始部多呈梭形的囊状膨大,称为乳糜池。胸导管起始后向上经膈的主动脉裂孔入胸腔,行于胸主动脉与奇静脉之间,食管的后方,上升至第 5 胸椎附近转向左行,经主动脉弓和食管后面到脊柱左前方,继续沿食管左侧上升,经胸廓上口达颈根部后,呈弓状弯曲向左,注入左静脉角。胸导管在注入左静脉角之前,接纳左支气管纵隔干、左锁骨下干和左颈干。胸导管收集左侧上半身及整个下半身,即全身 3/4 区域的淋巴。

胸导管与肋间淋巴结、纵隔后淋巴结、气管支气管淋巴结和左锁骨上淋巴结之间存在广泛的淋巴侧支通路。胸导管内的肿瘤细胞可转移至这些淋巴结。胸导管常发出较细的侧支注入奇静脉和肋间后静脉等,故结扎胸导管末段时,一般不会引起淋巴水肿。

2. 右淋巴导管 right lymphatic ducts（图 10-51,图 10-52）　为一短干,长约 1.5cm,由右颈干、右锁骨下干和右支气管纵隔干汇合而成,注入右静脉角。右淋巴导管收集右侧上

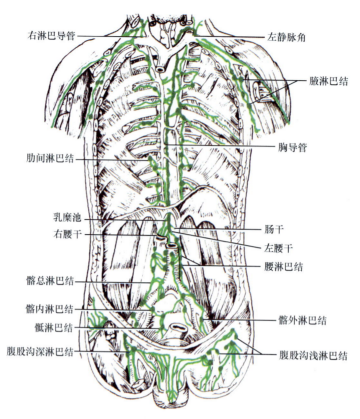

右淋巴导管 —— 左静脉角

—— 腋淋巴结

肋间淋巴结 —— 胸导管

乳糜池 —— 肠干
右腰干 —— 左腰干
—— 腰淋巴结
髂总淋巴结 ——
髂内淋巴结 ——
骶淋巴结 —— 髂外淋巴结
腹股沟深淋巴结 —— 腹股沟浅淋巴结

图 10-52　腹、盆部淋巴结

半身,即全身右上 1/4 区域的淋巴。

三、淋 巴 器 官

（一）淋巴结

淋巴结 lymph nodes(图 10-53)为大小不一的圆形或椭圆形灰红色小体,一侧隆凸有数条输入淋巴管进入,另一侧凹陷,称淋巴结门,有 1~2 条输出淋巴管及神经血管出入。淋巴在回流过程中,要经过多个淋巴结,因此一个淋巴结的输出管可成为另一个淋巴结的输入管。淋巴结数目较多,按位置不同有浅、深之分,浅淋巴结位于浅筋膜内,深淋巴结位于深筋膜深面。淋巴结多沿血管排列,位于关节屈侧和体腔的隐藏部位,如肘窝、腋窝、腘窝、腹股沟、脏器门和体腔大血管附近。淋巴结的主要功能是滤过淋巴、产生淋巴细胞和进行免疫应答。淋巴结内的淋巴窦是淋巴管道的一个组成部分,故淋巴结对于淋巴引流起着重要作用。

人体各器官或各部位的淋巴管都汇至一定的淋巴结,称此为该器官或部位的局部淋巴结。当身体某一局部感染时,细菌、病毒或癌细胞等可沿淋巴管侵入,引起局部淋巴结肿大。因此了解淋巴结的位置、收纳范围及其淋巴流向,具有重要的临床意义。

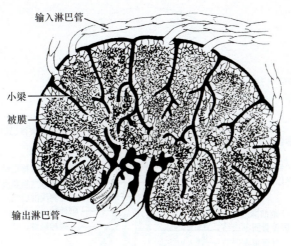

图 10-53 淋巴结

（二）脾

脾 spleen 位于左季肋部，恰与第 9～11 肋相对，其长轴与第 10 肋一致，正常情况下在肋弓下不能触及。活体的脾呈暗红色，质软而脆，受暴力打击时容易破裂。脾可分为膈、脏两面，上、下两缘和前、后两端。膈面隆凸，朝向外上方。脏面凹陷，近中央处为脾门（图 10-54），是血管和神经出入之处。上缘较锐，下部有 2～3 个切迹，称为脾切迹。脾大时可作为触诊脾的标志。

脾主要功能是参与身体免疫反应。胚胎时期，脾能产生各种血细胞，出生后，在正常情况下，仅能产生淋巴细胞。脾还可储存血液，需要时将其输入血液循环。

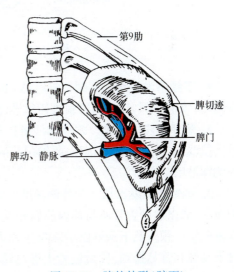

图 10-54 脾的外形（脏面）

（三）胸腺

胸腺 thymus 位于上纵隔前部，胸骨柄后方，呈扁带状，分为不对称的左右两叶。新生儿时为灰红色。胸腺有明显的年龄变化。新生儿的体积相对较大，随年龄增长，青春期发育到顶点，重达 25～40g。以后逐渐退化，绝大部分被脂肪组织代替。胸腺不仅是一个淋巴器官，还有内分泌功能，可分泌胸腺素，使骨髓的淋巴细胞转化成 T 淋巴细胞，并促进 T 淋巴细胞成熟和提高其免疫能力。

四、人体各部的淋巴管和淋巴结

（一）头、颈部的淋巴管和淋巴结

头、面部的淋巴管多注入枕淋巴结、乳突淋巴结、腮腺淋巴结、下颌下淋巴结和颏下淋巴结等。它们的输出管均注入沿颈外静脉和颈内静脉纵行配布的颈外侧浅淋巴结和颈外侧深淋巴结（图 10-55）。头、颈部的主要淋巴结如下。

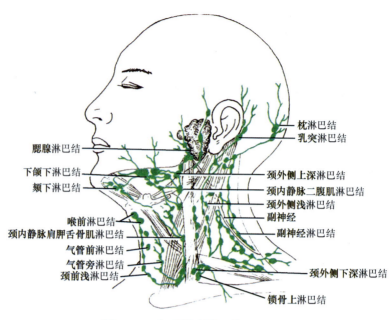

图 10-55 头、颈部的淋巴管和淋巴结

1. 下颌下淋巴结 下颌下淋巴结 submandibular lymph nodes 位于下颌下三角内的下颌腺附近,收纳面部、口腔和腭扁桃体的淋巴管;其输出管注入颈外侧上深淋巴结。

2. 颈外侧浅淋巴结 颈外侧浅淋巴结 superficial lateral cervical lymph nodes 位于胸锁乳突肌浅面,沿颈外静脉排列,收纳颈部的淋巴管和乳突淋巴结的输出管;其输出管注入颈外侧深淋巴结。

3. 颈外侧深淋巴结 颈外侧深淋巴结 deep lateral cervical lymph nodes 沿颈内静脉周围配布,一般以肩胛舌骨肌与颈内静脉相交处为界,将其分为颈外侧上深淋巴结和颈外侧下深淋巴结。颈外侧下深淋巴结除位于颈内静脉下段的周围外,一部分还向外侧延伸,沿锁骨下动脉和臂丛排列,称为锁骨上淋巴结。患胃癌或食管癌时,进入胸导管的癌细胞可由颈干逆流转移到左锁骨上淋巴结。

颈外侧深淋巴结直接或间接接受头、颈部各淋巴结的输出管,还直接收纳舌、喉、食管和气管颈部、甲状腺、胸壁上部和乳房上部的淋巴管,其输出管汇合成颈干,左侧的注入胸导管,右侧的注入右淋巴导管。

（二）上肢的淋巴管和淋巴结

上肢的浅淋巴管多伴随浅静脉走行,深淋巴管与上肢深部的血管伴行。浅、深淋巴管都直接或间接注入腋淋巴结。

腋淋巴结 axillary lymph nodes 位于腋窝内,腋动、静脉及其分支的周围的结缔组织内,有 20 个左右,可分为 5 群(图 10-56)。外侧淋巴结沿腋静脉远侧段排列,收纳除注入锁骨下淋巴结以外的上肢浅、深淋巴管,其输出淋巴管注入中央淋巴结、尖淋巴结和锁骨上淋巴结。胸肌淋巴结位于胸小肌下缘处,沿胸外侧血管排列,引流腹前外侧壁、胸外侧壁及乳房外侧部和中央部的淋巴,其输出淋巴管注入中央淋巴结和尖淋巴结。肩胛下淋巴结沿肩胛下血管排列,引流颈后部和背部的淋巴,其输出淋巴管注入中央淋巴结和尖淋巴结。中央淋巴结位于腋窝中央的疏松结缔组织中,收纳上述 3 群淋巴结的输出淋巴管,其输出淋巴管注入尖淋巴结。尖淋巴结沿腋静脉近侧段排列,引流乳腺上部的淋巴,并收纳上述 4 群淋巴结和锁骨下淋巴结的输出淋巴管,其输出淋巴管合成锁骨下干,左侧注入胸导管,右侧注入右淋巴导管。

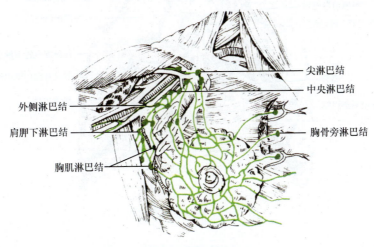

图 10-56　腋淋巴结和乳房的淋巴管

（三）胸部的淋巴管和淋巴结

胸部淋巴结位于胸壁内和胸腔器官周围,除一部分至腋淋巴结和颈外侧深淋巴结外,其余都注入胸骨旁淋巴结和肋间淋巴结。胸腔脏器的淋巴结主要有如下几种。

1. 纵隔前淋巴结 anterior mediastinal lymph nodes　位于上纵隔前部和前纵隔内,在大血管和心包的前面,引流胸腺、心、心包和纵隔胸膜的淋巴,并收纳膈上淋巴结外侧群的输出淋巴管,其输出淋巴管参与合成支气管纵隔干。

2. 纵隔后淋巴结 posterior mediastinal lymph nodes　位于上纵隔后部和后纵隔内,沿胸主动脉和食管排列,引流心包、食管和膈的淋巴,并收纳膈上淋巴结中、后群的输出淋巴管,其输出淋巴管注入胸导管。

3. 肺、支气管和气管的淋巴结　此处淋巴结数目较多(图 10-57)。肺内沿支气管和肺动脉分支排列的称肺淋巴结,接受肺的淋巴管,其输出管注入肺门处的支气管肺门淋巴结 bronchopulmonary hilar lymph nodes。支气管肺门淋巴结的输出管注入气管杈周围的左右气管支气管淋巴结,其输出管注入气管周围的气管旁淋巴结 paratracheal lymph nodes。

（四）腹部的淋巴管和淋巴结

腹壁上部的浅淋巴管注入腋淋巴结,下部的注入腹股沟浅淋巴结。腹后壁的深淋巴管注入腰淋巴结。腰淋巴结位于腹主动脉和下腔静脉的周围,共有 30~50 个,收纳腹后壁和腹腔成对脏器的淋巴管及髂总淋巴结的输出管。腰淋巴结的输出管汇合成左、右腰干(图 10-52)。

腹腔成对脏器的淋巴管注入腰淋巴结。不成对脏器的淋巴管首先注入各脏器附近的淋巴结,然后分别注入沿腹腔干和肠系膜上、下动脉排列的腹腔淋巴结、肠系膜上淋巴结和肠系膜下淋巴结。

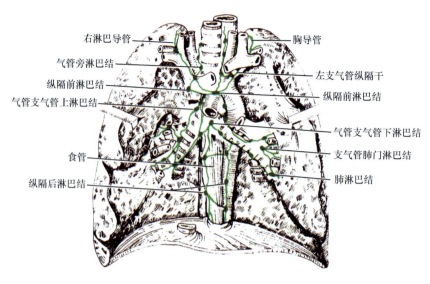

右淋巴导管　　气管旁淋巴结　　纵隔前淋巴结　　气管支气管上淋巴结　　食管　　纵隔后淋巴结

胸导管　　左支气管纵隔干　　纵隔前淋巴结　　气管支气管下淋巴结　　支气管肺门淋巴结　　肺淋巴结

图 10-57　胸腔脏器淋巴结

1. 腹腔淋巴结 celiac lymph nodes　位于腹腔干起始部周围,接受沿腹腔干各分支排列的淋巴结的输出管,即收纳腹腔干分布区域的淋巴;其输出管参与组成肠干(图 10-52)。沿腹腔干各分支排列的淋巴结有:胃左、右淋巴结;胃网膜左、右淋巴结;幽门上、下淋巴结;肝淋巴结,沿肝动脉和胆总管排列;胰淋巴结和脾淋巴结,这些淋巴结收纳各动脉分支分布区域的淋巴。

2. 肠系膜上淋巴结 superior mesenteric lymph nodes　位于肠系膜上动脉根部周围,接受沿肠系膜上动脉各分支排列的各淋巴结,收纳十二指肠下半至结肠左曲以上肠管的淋巴;其输出管参与组成肠干。

3. 肠系膜下淋巴结 inferior mesenteric lymph nodes　位于肠系膜下动脉根部周围,接受沿肠系膜下动脉各分支排列的淋巴结,收纳结肠左曲至直肠上段肠管的淋巴;其输出管参与组成肠干。

(五) 盆部的淋巴管和淋巴结

盆部的淋巴结沿盆部血管排列,淋巴管注入下述各淋巴结(图 10-52)。

1. 髂总淋巴结 common iliac lymph nodes　沿髂总动脉排列,收纳髂内、外淋巴结和骶淋巴结的输出管;其输出管注入腰淋巴结。

2. 髂外淋巴结 external iliac lymph nodes　沿髂外血管排列,引流腹前壁下部、膀胱、前列腺(男)或子宫颈和阴道上部(女)的淋巴,并收纳腹股沟浅、深淋巴结的输出淋巴管;其输出淋巴管注入髂总淋巴结。

3. 髂内淋巴结 internal iliac lymph nodes　沿髂内动脉及其分支和髂内静脉及其属支排列,引流大部分盆壁、盆腔脏器、会阴深部、臀部和大腿后部深层结构的淋巴;其输出淋巴管注入髂总淋巴结。

(六) 下肢的淋巴管和淋巴结

下肢的浅淋巴管行于皮下,深淋巴管多与下肢深部血管伴行,最后都直接或间接注入腹股沟深淋巴结(图 10-49)。

1. 腘淋巴结 popliteal lymph nodes 分浅、深两群,分别沿小隐静脉末端和腘血管排列,收纳足外侧缘和小腿后外侧部的浅淋巴管及足和小腿的深淋巴管;其输出淋巴管注入腹股沟深淋巴结。

2. 腹股沟浅淋巴结 superficial inguinal lymph nodes 位于腹股沟韧带下方,分上、下两群。上群与腹股沟韧带平行排列,引流腹前外侧壁下部、臀部、会阴和子宫底的淋巴。下群沿大隐静脉末端分布,收纳除足外侧缘和小腿后外侧部外的下肢浅淋巴管。腹股沟浅淋巴结的输出淋巴管注入腹股沟深淋巴结或髂外淋巴结。

3. 腹股沟深淋巴结 deep inguinal lymph nodes 位于阔筋膜的深面,股静脉的内侧,接受腹股沟浅淋巴结和腘淋巴结的输出管及下肢的深淋巴管;其输出管注入髂外淋巴结。

(侯续伟)

第11章 神经系统

第1节 总 论

神经系统 nervous system 由位于颅腔与椎管中的脑和脊髓及全身的周围神经组成。神经系统通过与其相连的各种感受器接受内、外环境的各种刺激,经传入神经元传至中枢(脊髓和脑)的不同部位,经信息整合后发出相应的冲动,再经传出神经元将冲动传至相应的效应器,以产生各种反应。神经系统在调节人体各组织、器官、系统内环境的动态平衡和协调机体与外环境的平衡中发挥重要作用,是人体内起主导作用的系统。

人类神经系统的形态和功能经过漫长的进化而来,特别是大脑皮质,由于生产劳动、语言交流和社会生活的发生和发展,发生了质的飞跃,除了含有与高等动物相似的感觉和运动中枢,还具有了分析、语言中枢,因此,人类大脑皮质是思维、意识活动的物质基础。其使得人类远远超越了一般动物的范畴,不仅能被动地适应环境的变化,还能主观能动地认识世界和改造世界,让自然界为人类服务。

一、神经系统的区分

神经系统在形态和功能上都是完整的不可分的整体,为了描述方便,将神经系统区分为中枢神经系统和周围神经系统。中枢神经系统 central nervous system 包括脑和脊髓。周围神经系统 peripheral nervous system 按附着可区分为与脑相连的脑神经 cranial nerves 及与脊髓相连的脊神经 spinal nerves;按分布区分为分布于体表、骨骼肌、骨和关节躯体神经 somatic nerves 及支配内脏、心血管、平滑肌和腺体的内脏神经 visceral nerves。为了便于学习,通常把周围神经分为脑神经、脊神经和内脏神经。

二、神经系统的组成

神经系统的基本组织是神经组织,包括神经元 neuron 和神经胶质 neuroglia 两部分。

（一）神经元

神经元即神经细胞 nerve cell,是一种高度分化的细胞,是神经系统结构和功能的基本单位,具有感受刺激和传导神经冲动的功能。

1. 神经元的构造 不同神经细胞的大小和形态差异较大,其胞体有圆形、梭形和锥形等,胞体的直径为 $3\sim15\mu m$。神经元具有胞体和突起两部分。胞体是神经元的代谢中心,胞体内的细微结构与其他细胞大致相似,包括细胞核、细胞质、细胞器和细胞膜等,还含有神经元所特有的尼氏体 nissl body 和神经原纤维 neurofibril 等。

神经元的突起又分为树突 dendrite 和轴突 axon 两种。树突为胞体本身向外伸出的树枝状突起,结构大致与胞体相同。轴突通常只有一条,但可发出侧支,不同类型神经元的轴突粗细长短不一,直径为 $0.2\sim20\mu m$,长度可达 1m 以上。轴突是神经元的主要信息传输装置,它能将信号从其起始部传到末端。

2. 神经元的分类 根据神经元突起的数目可分为 3 类:①假单极神经元,如脊神经节中的感觉神经元,自胞体只发起一个突起,但很快呈"T"形分叉为 2 支,至周围感受器的分支称周围突,入脑或脊髓的分支称中枢突;②双极神经元,自胞体两端各发出一个突起,其中抵达感受器的突起称周围突,另一个进入中枢部的突起称中枢突,如位于视网膜内的双极细胞、内耳的前庭神经节和蜗神经节内的感觉神经元;③多极神经元,具有多个树突和一个轴突,中枢部位的神经元绝大部分属于此类。

根据神经元的功能和传导方向也可将神经元分为 3 类:①感觉神经元(传入神经元),将各种内、外环境的各种刺激传向中枢部的神经元;②运动神经元(传出神经元),将冲动自中枢部传向身体各部的神经元;③联络神经元(中间神经元),是在中枢神经系统内位于感觉和运动神经元之间的神经元。

此外,根据神经元合成、分泌化学递质的不同可分为:胆碱能神经元、单胺能神经元、氨基酸能神经元、肽能神经元等。

3. 神经纤维 nerve fibers 即包绕于神经元长突起的髓鞘 myelin sheath 和神经膜,具有绝缘作用。若长突起被髓鞘和神经膜共同包裹称有髓纤维,若仅为神经膜所包裹则为无髓纤维。

4. 突触 synapse 神经元与神经元之间、神经元与效应器之间或感受器细胞与神经细胞之间特化接触并进行信息传递的部位称突触。大多数突触都是一个神经元的轴突与另一个神经元树突或胞体接触,称轴-树或轴-体突触,但也有轴-轴,树-树,甚至还有体-体突触。

(二) 神经胶质

神经胶质 neuroglia 或称神经胶质细胞 glial cell,是中枢神经系统的间质或支持细胞,没有传递冲动的功能,其数量是神经元的 10～50 倍。神经胶质具有许多神经递质的受体和离子通道,因此除了对神经元起着支持、营养、保护和修复等作用以外,对神经系统活动的调节也起着十分重要的作用。神经胶质始终保持其分裂能力,在病理情况下,星形胶质细胞可增殖形成瘢痕。

神经胶质可分为:①大胶质细胞 macroglia,主要包括星形胶质细胞 astrocyte、施万细胞、少突胶质细胞 oligodendrocyte,尤以星形胶质细胞数量最多,功能也最复杂;②小胶质细胞 microglia 相当于神经系统的巨噬细胞,在神经系病变时增多。

三、神经系统的活动方式

神经系统活动的基本方式是反射,即神经系统在调节机体的活动中,对内外环境的刺激所作出的适宜反应。反射活动的物质基础是反射弧,包括感受器、传入神经元、中枢、传出神经元和效应器 5 个部分。反射弧的分类方法较多,如根据反射弧中感受器的位置可分为浅反射(如角膜反射)和深反射(如髌反射),据反射弧中突触的多寡可分为单突触和多突触。

四、神经系统的常用术语

神经元是神经系统的基本功能单位,根据胞体、轴突和树突在不同部位编排方式的不同,通常以不同的术语表示。

1. 灰质 gray matter 在中枢神经系统内神经元胞体及其树突的集聚部位,富含血管,在新鲜标本中色泽灰暗。

2. 皮质 cortex 在大、小脑表面表层分布的灰质,称为皮质。

3. 白质 white matter 神经纤维在中枢神经系统内集聚的部位,因髓鞘含类脂质而色泽白亮,称为白质。

4. 髓质 medulla 位于大脑和小脑的白质位于深部,被皮质包绕,称为髓质。

5. 神经核 nucleus 在中枢神经系统内形态和功能相似的神经元胞体聚集成团或柱,称为神经核。

6. 神经节 ganglion 在周围神经系统内神经元胞体聚集处称神经节。其中,由假单极或双极神经元等感觉神经元胞体集聚而成的为感觉神经节,由传出神经元胞体集聚而成的、与支配内脏活动有关的称为内脏运动神经节。

7. 纤维束 fasciculus 白质中起止、行程和功能基本相同的神经纤维集合在一起称为纤维束。

8. 神经 nerves 神经纤维在周围部聚集在一起称为神经。包绕在每条神经外面的结缔组织称为神经外膜,结缔组织伸入神经内将其分为若干小束,并包围之,称神经束膜,包在每根神经纤维外面的结缔组织称为神经内膜。一条神经内有若干神经束,在神经全程中常反复编排、组合。

(左中夫)

第2节　中枢神经系统

一、脊　髓

脊髓 spinal cord 起源于胚胎时期神经管的尾部,较脑分化少、功能低,仍保留着明显的节段性。脊髓通过脊神经与人体各部之间有着广泛的联系,完成多种复杂的功能。生理状况下,脊髓的许多活动是在脑的控制下完成的,但脊髓本身也能独立完成许多反射活动。

（一）位置和外形

脊髓位于椎管内,上端于枕骨大孔处与延髓相续,下端平第1腰椎体下缘(新生儿达第3腰椎体下缘平面),全长42~45cm。脊髓呈前、后稍扁的圆柱体,有两处膨大,即颈膨大 cervical enlargement 和腰骶膨大 lumbosacral enlargement。前者自第4颈节至第1胸节,后者自第2腰节至第3骶节,这两个膨大的形成是因为该处脊髓内部神经元胞体数量相对较多,与四肢的出现有关。脊髓末端变细称为脊髓圆锥 conus medullaris,向下延为细长的无神经组织的终丝 filum terminale。在第2骶椎水平以下由硬脊膜包裹终丝,终止于尾骨的背面(图11-1)。

脊髓表面可见6条纵行浅沟,前方正中较明显的沟称前正中裂 anterior median fissure,后面正中较浅的沟称后正中沟 posterior median sulcus。还有两对外侧沟,即前外侧沟和后外侧沟,分别有脊神经前、后根的根丝附着。每一对脊神经前、后根的根丝附着的范围即为一个脊髓节段,31 对脊神经对应脊髓 31 个节段:即 8 个颈节(C)、12 个胸节(T)、5 个腰节(L)、5 个骶节(S)和 1 个尾节(Co)。自胚胎第 4 个月起,脊柱的生长速度比脊髓快,成人脊柱与脊髓的节段并不完全对应。了解脊髓节段与椎骨的对应关系,对病变和麻醉的定位具有重要意义。在成人对应关系一般为:上颈髓节(C₁~C₄)大致与同序数椎骨相对应,下颈髓节(C₅~C₈)和上胸髓节(T₁~T₄)与同序数椎骨的上 1 节椎体平对,中胸部的脊髓节段(T₅~T₈)约与同序数椎骨上 2 节椎体平对,下胸部的脊髓节段(T₉~T₁₂)约与同序数椎骨上 3 节椎体平对,腰髓节段平对第 10~12 胸椎,骶、尾髓节段约平对第 1 腰椎(图 11-2)。

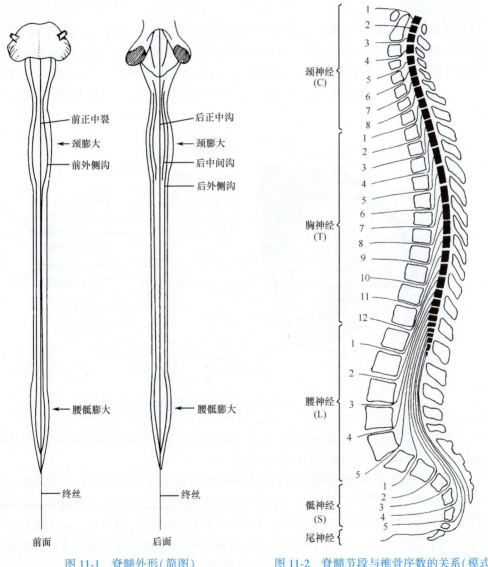

图 11-1　脊髓外形(简图)　　　　图 11-2　脊髓节段与椎骨序数的关系(模式图)

　　脊髓比脊柱短,腰、骶、尾部的脊神经前、后根要在椎管内需下行一段距离,才能到达各自相应的椎间孔离开椎管,在脊髓末端下行的脊神经根统称为马尾 cauda equina。临床上常选择 3、4 腰椎棘突或 4、5 腰椎棘突之间进针,行蛛网膜下隙穿刺或麻醉术,以避免损伤脊髓。

（二）脊髓内部结构

脊髓主要由灰质和白质两部分组成。在脊髓的横切面上，可见中央有一细小的中央管 central canal，周围围绕"H"形的灰质，灰质的外面包绕着浅色的白质。脊髓灰质前部扩大称为前角（柱）anterior horn（column），后部狭细为后角（柱）posterior horn（column），后角由后向前又可分为头、颈和基底三部分。在胸部和上部腰髓（L₁~L₃），前、后角之间还有向外伸出的侧角（柱）lateral horn（column）；前、后角之间的区域为中间带 intermediate zone；中央管前、后的灰质即中央灰质，可分为灰质前连合 anterior gray commissure 及灰质后连合 posterior gray commissure。

白质借脊髓的纵沟分为：前正中裂与前外侧沟之间为前索 anterior funiculus，前、后外侧沟之间为外侧索 lateral funiculus 及后外侧沟与后正中沟之间为后索 posterior funiculus。在灰质前连合的前方有纤维横越，称白质前连合 anterior white commissure。在灰质后角基部外侧与白质之间，灰、白质混合交织混杂，称网状结构 reticular formation，在颈部比较明显（图11-3）。

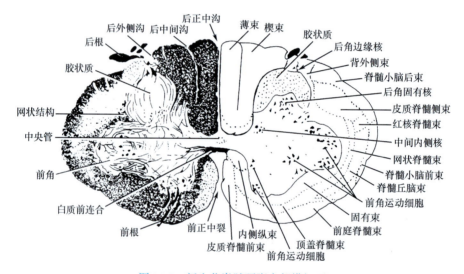

图 11-3　新生儿脊髓颈膨大部横切面

中央管纵贯脊髓全长，内含脑脊液，向上通第 4 脑室，向下在脊髓圆锥内扩大成终室 terminal ventricle。40 岁以上的人中央管常闭塞。

1. 灰质　脊髓灰质是神经元胞体和突起、神经胶质和血管等的复合体。灰质内有不同大小、形态和功能的神经细胞，其中大多数神经细胞的胞体往往集聚成群或成层，称为神经核或板层，在灰质内纵贯成柱，在横切面上，这些灰质柱呈突起状，称为角 horn。根据 Rexed 等的研究，脊髓灰质可分为 10 个板层，这些板层从后向前分别用罗马数字 Ⅰ~Ⅹ 命名（图11-4）。脊髓灰质板层与核团或部位的对应关系见表11-1。

板层Ⅰ：又称边缘层，呈弧形，薄而边界不清楚，与白质相邻，有粗细不等的纤维穿过，呈海绵状，亦称海绵带，内含大、中、小神经元，该层在腰膨大处最清楚。内含后角边缘核 posteromarginal nucleus，接受后根的纤维。

板层Ⅱ：占据灰质后角头之大部，由大量密集的小神经元组成，该层几乎不含有髓纤维，髓鞘染色不着色，呈胶状质样，故称胶状质 substantia gelatinosa。该层对分析、加工脊髓

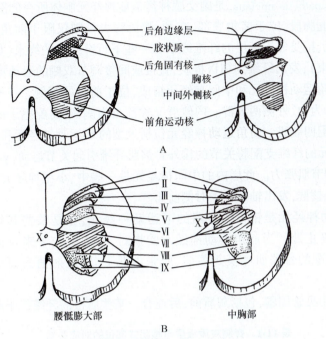

图 11-4 脊髓灰质主要核团及 Rexed 分层模式图

A. 灰质核团；B. 灰质分层

的感觉信息特别是痛觉信息起重要作用。

板层Ⅲ：与前两层平行，与板层Ⅱ相比，神经元胞体略大，形态多样，密度略小。该层内含有有髓纤维。

板层Ⅳ：较厚，细胞排列较疏松，大小不一，形态各异。

板层Ⅲ和板层Ⅳ内较大的细胞群，称后角固有核 nucleus proprius，接受大量的后根传入纤维。板层Ⅰ~Ⅳ相当于后角头，向上与三叉神经脊束核尾端相延续，是皮肤痛、温、触、压觉等初级传入纤维终末和侧支的主要接受区，属于外感受区。板层Ⅰ~Ⅳ发出纤维到节段内和节段间，参与许多复杂的多突触反射通路，并发出上行纤维束到更高的平面。

板层Ⅴ：位于后角颈部，除胸髓以外的所有脊髓节段都可分内、外两部分。外侧部占1/3，胞体较大，并与纵横交错的纤维交织在一起，形成网状结构(网状核)，尤其在颈髓很明显。内侧部占2/3，与后索之间分界明显。

板层Ⅵ：位于后角基底部，在颈、腰骶膨大处最发达，分为内、外侧两部，内侧部含密集深染的中、小型细胞，外侧部由较大的三角形和星形细胞组成。

板层Ⅴ~Ⅵ接受后根本体感觉性初级纤维传入信息，以及自大脑皮质运动区、感觉区和皮质下结构的大量下行纤维，因此，板层Ⅴ、Ⅵ与运动功能调节有密切关系。

板层Ⅶ：占中间带的大部分，在颈、腰膨大处，并向前角延伸，内含一些易于分辨的核团。胸核 nucleus thoracicus 又称背核或 Clarke 核柱，仅见于 C_8~L_3 节段，位于后角基底部内侧，发出纤维上行止于小脑。中间内侧核 intermediomedial nucleus，在板层Ⅶ最内侧、第Ⅹ板层的外侧，占脊髓全长，接受后根传入的内脏感觉纤维。中间外侧核 intermediolateral nucleus，位于 T_1~L_2(或 L_3)节段的侧角，是交感神经节前神经元胞体所在部位，发出纤维经脊神经前根进入脊神经，再经白交通支到达交感干。S_2~S_4 节段该板层的外侧部有骶副交感核 sacral parasympathetic nucleus,是副交感神经节前神经元胞体所在的部位。

板层Ⅷ:在脊髓胸段,位于前角底部,在颈、腰骶膨大处则仅限于前角内侧部。此层的细胞为中间神经元,接受邻近板层的纤维终末和一些下行纤维束的终末(如网状脊髓束、前庭脊髓束、内侧纵束),发出纤维到第Ⅸ板层,直接或间接调节双侧的运动神经元。

板层Ⅸ:由前角运动神经元和中间神经元组成,位于前角的腹侧。在颈、腰骶膨大处前角运动神经元可分为内、外侧两大群。内侧群又称**前角内侧核**,支配躯干的固有肌,外群又称**前角外侧核**,支配四肢肌。前角运动神经元包括大型的 α-运动神经元和小型的 γ-运动神经元,α-运动神经元的纤维支配胯关节的梭外骨骼肌纤维引起关节运动,γ-运动神经元支配梭内骨骼肌纤维调节肌张力。此层内的中间神经元是一些中、小型神经元,多数分散,仅少量中间神经元形成核群,发出轴突终于对侧前角。

脊髓前角运动神经元是锥体传导路的下运动神经元,也是某些其他下行传导束和后根部分纤维的终止处。当前角运动神经元受损时,肌肉失去了来自运动神经元的支配,表现为其所支配的骨骼肌瘫痪并萎缩、肌张力低下、腱反射消失,称弛缓性瘫痪,即软瘫。

板层Ⅹ:位于中央管周围,包括灰质前、后连合。某些后根的纤维终于此处。

表 11-1 脊髓灰质板层与核团或部位的对应关系

板层	对应核团或部位
Ⅰ	后角边缘核
Ⅱ	胶状质
Ⅲ、Ⅳ	后角固有核
Ⅴ、Ⅵ	网状核、后角基底部
Ⅶ	胸核、中间内侧核、中间外侧核、骶副交感核
Ⅷ	前角底部,颈、腰骶膨大只占前角内侧部
Ⅸ	前角内侧核、前角外侧核
Ⅹ	中央灰质

2. 白质 脊髓白质主要由纤维束组成,常以起止点命名,图 11-3 中纤维束的位置只是该纤维束最集中的部位。

纤维束有长短两种,长纤维束包括上行纤维束、下行纤维束,而固有束属于较短的纤维束。上行纤维束将不同的感觉信息上传到脑,下行纤维束将神经冲动从脑下传到脊髓。固有束起止点均在脊髓,紧靠脊髓灰质分布,完成脊髓节段内反射和节段间反射活动。

躯干和四肢传入的神经信息经脊神经后根传入脊髓,后根进入脊髓时分内、外侧两部分。内侧部的粗纤维主要传导本体感觉和精细触压觉,外侧部纤维较细,主要传导痛温觉和内脏感觉。内侧部纤维沿后角内侧部进入后索,其升支组成薄束、楔束,降支进入脊髓灰质。外侧部的神经纤维进入脊髓后上升或下降 1~2 节段,在胶状质背外侧聚成**背外侧束** dorsolateral fasciculus(Lissauer 束),从此束发出侧支或终支进入后角。

(1)上行纤维(传导)束

1)**薄束 fasciculus gracilis** 和**楔束 fasciculus cuneatus**(图 11-3):这两个纤维束是脊神经后根内侧部的粗纤维在同侧后索的直接延续。薄束源自同侧第 5 胸节以下的脊神经节细胞的中枢突,楔束源自同侧第4胸节以上的脊神经节细胞的中枢突,这些脊神经节细胞的周围突分别至肌、腱、关节和皮肤的感受器,中枢突经后根内侧部进入脊髓形成薄束和楔束,沿脊髓后索上行,止于延髓的薄束核和楔束核。薄束在第5胸节以下占据后索的全部,在胸4以上只占据后索的内侧部,楔束占据后索的外侧部。薄、楔束分别传导来自同侧下半身和上半身的肌、腱、关节和皮肤的本体感觉(位置觉、运动觉和震动觉)及精细触觉(如通过触摸辨别物体纹理和两点距离)信息。当脊髓后索病变时,本体感觉和精细触觉丧失,患者闭目时不能确定自己肢体所处的位置,站立时身体摇晃倾斜,也不能辨别物体的性状、纹理粗细等。

2) 脊髓小脑后束 posterior spinocerebellar tract(图 11-3):位于外侧索周边的后部,主要起自同侧板层Ⅶ的背核,少量纤维来自对侧背核,该束上行经小脑下脚终于小脑皮质,仅见于 L$_2$ 以上脊髓节段,可能与肢体个别肌的精细运动和姿势的协调有关。脊髓小脑前束 anterior spinocerebellar tract(图 11-3):位于脊髓小脑后束的前方,主要起自腰骶膨大节段板层Ⅴ~Ⅶ的外侧部,相当于后角基底部和中间带的外侧部,大部分交叉至对侧上行,小部分在同侧上行,经小脑上脚进入小脑皮质。传递下肢和躯干下部的本体感觉和外感觉信息至小脑,与整个肢体的运动和姿势有关。

3) 脊髓丘脑束:分为脊髓丘脑侧束 lateral spinothalamic tract 和脊髓丘脑前束 anterior spinothalamic tract(图 11-3)。脊髓丘脑侧束位于外侧索的前半部,与其邻近的纤维束有重叠,传递由后根细纤维传入的痛、温觉信息。脊髓丘脑前束位于前索,前根纤维的内侧,传递经由后根粗纤维传入的粗触觉、压觉信息。脊髓丘脑束主要起自脊髓灰质板层Ⅰ、Ⅳ~Ⅶ,纤维越白质前连合至对侧上 1~2 带段的外侧索和前索上行(脊髓丘脑前束含有少部分不交叉的神经纤维),当上行至脑干下部时,脊髓丘脑前束加入内侧丘系,而脊髓丘脑侧束纤维形成脊髓丘系继续上行,二者均止于丘脑。脊髓丘脑束在脊髓有明确定位,由外向内依次为骶、腰、胸、颈节的纤维。一侧脊髓丘脑束损伤时,对侧损伤平面 1~2 节以下的区域痛、温觉减退或消失。

(2) 下行纤维(传导)束:又称运动传导束,起自脑的不同部位,直接或间接地止于脊髓前角或侧角。支配骨骼肌的下行纤维束分为锥体系和锥体外系,前者包括皮质脊髓束和皮质核束,后者包括红核脊髓束、前庭脊髓束等。

1) 皮质脊髓束 corticospinal tract:源于大脑皮质中央前回和其他一些皮质区域,下行至延髓锥体时,大部分神经纤维经锥体交叉至对侧脊髓外侧索下行(75%~90%),称为皮质脊髓侧束 lateral corticospinal tract,少量未交叉的纤维在同侧脊髓前索下行,称为皮质脊髓前束 anterior corticospinal tract,另有少量不交叉的纤维沿同侧侧束下行,参与皮质脊髓侧束的形成(图 11-3)。

a. 皮质脊髓侧束:在脊髓侧索后部下行,直达骶髓,逐渐终于同侧灰质板层Ⅳ~Ⅸ,来自额叶的纤维可以直接与外侧群的前角运动神经元相突触(主要是支配肢体远端小肌肉的运动神经元)。此束内纤维排列由内向外,依次终止于颈、胸、腰、骶的纤维。

b. 皮质脊髓前束:在前索最内侧下行,大多数纤维经白质前连合交叉终于对侧前角细胞,部分纤维始终不交叉而终止于同侧前角。此束仅存在于脊髓中胸部以上。

脊髓前角运动神经元主要接受对侧大脑半球的纤维,少量纤维来自同侧。支配上、下肢的前角运动神经元只接受对侧半球来的纤维,而支配躯干肌的运动神经元接受双侧皮质脊髓束的支配。当脊髓一侧的皮质脊髓束损伤后,同侧损伤平面以下的肢体骨骼肌痉挛性瘫痪(也称硬瘫),表现为肌张力增高、腱反射亢进等,而躯干肌不瘫痪。

2）红核脊髓束 rubrospinal tract：起自中脑红核,交叉至对侧,在脊髓外侧索内下行,至Ⅴ~Ⅶ板层,仅投射至上3个颈髓段。对支配屈肌的运动神经元有较强兴奋作用,与皮质脊髓束共同调节肢体远端肌肉运动。

3）前庭脊髓束 vestibulospinal tract：起于前庭神经外侧核,于同侧前索外侧部下行,止于灰质板层Ⅷ和部分板层Ⅶ。主要兴奋躯干和肢体的伸肌,调节身体平衡。

4）网状脊髓束 reticulospinal tract：起自脑桥和延髓的网状结构,大部分在同侧白质前索和外侧索前内侧部下行,止于板层Ⅶ、Ⅷ。主要参与对躯干和肢体近端肌肉运动的控制。

5）顶盖脊髓束 tectospinal tract：起自中脑上丘,行向腹侧,于导水管周围灰质腹侧经被盖背侧交叉,在前索内下行,终止于上颈髓段板层Ⅵ、Ⅷ。兴奋对侧颈肌,抑制同侧颈肌活动。

6）内侧纵束 medial longitudinal fasciculus：位于前索,大部分纤维源于前庭神经核,少量纤维起自中脑中介核、后连合核和 Darkschewitsch 核及网状结构等。纤维大部分终于对侧灰质板层Ⅶ、Ⅷ,经中继后再达前角运动神经元。其作用主要是协同眼球的运动和头、颈部的运动。

（三）脊髓的功能

脊髓的功能表现在两方面:是上、下行传导径路的中继站,即传导功能;是反射中枢,即反射功能。

1. 传导功能 由上述长纤维束参与完成躯干和四肢浅、深感觉向脑的传导及脑对躯干、四肢运动的控制。除了这些长的传导束外,还有位于灰质周围,联系邻近的脊髓节段甚至限于本节段内的短固有束,联系相距较远脊髓节段的长固有束,并参与完成脊髓节内或脊髓节间的反射。

2. 脊髓反射 生理情况下,脊髓的活动多数是在脑的控制下进行的,但脊髓反射并不经过脑,是指以脊髓为中枢神经完成的固有反射。完成反射的结构为脊髓的固有装置,即脊髓灰质、固有束、前根和后根。最简单的脊髓反射弧只包括一个传入神经元和一个传出神经元,即单突触反射,一般只局限于一个或相邻一个脊髓节内,也称节段内反射。大多数反射弧是由3个以上的神经元组成的多突触反射,即在传入神经元和传出神经元之间还有中间神经元,此种反射称节段间反射。

根据参与反射器官的不同,脊髓反射还可分为躯体反射和内脏反射。躯体反射是指骨骼肌的反射活动,如牵张反射、屈曲反射、浅反射等。内脏反射是指一些躯体-内脏反射、内脏-内脏反射和内脏-躯体反射,如竖毛反射、排尿反射、排便反射等。

生理情况下,某些反射被大脑皮质下行传导束所抑制,当上运动神经元受损时,下运动神经元失去了高级中枢的控制得以表现,这种反射称为病理反射(如跖反射,即 Babinski 征),具有临床诊断意义。

二、脑

脑 encephalon(brain)位于颅腔内,由胚胎时神经管的前部发育而成,成人脑的平均质量约1400g。一般将脑分为六部:端脑、间脑、中脑、脑桥、延髓和小脑;端脑和间脑二者合称前脑 prosencephalon;中脑、脑桥和延髓合称脑干;而脑桥和小脑合称后脑 metencephalon,后脑和延髓合称菱脑。胚胎时神经管在脑的内部形成脑室系统。

（一）脑干

脑干 brain stem 位于颅后窝内。自下而上，由延髓、脑桥、中脑三部分组成。下方接脊髓，上方接间脑。延髓、脑桥的背面与小脑相连，在延髓、脑桥背面和小脑之间的室腔为第四脑室。第四脑室向上通中脑的中脑水管，向下与脊髓的中央管连通。

1. 脑干的外形

（1）延髓

1）延髓 medulla oblongata 的腹面：上半较膨大（图 11-5），以横行的延髓脑桥沟与脑桥分界。下半较细，平枕骨大孔处与脊髓相接。延髓的腹面可见由脊髓向上延伸的前正中裂和前外侧沟。前正中裂两侧有纵行隆起的锥体 pyramid，是锥体束集中膨大形成，向下锥体束大部分纤维左右交叉形成锥体交叉 pyramidal decussation。锥体外侧，有卵圆形隆起，称橄榄 olive，深面有下橄榄核。锥体与橄榄之间的前外侧沟有舌下神经根出脑。在橄榄背方，从上至下依次排列有舌咽神经、迷走神经和副神经根丝。

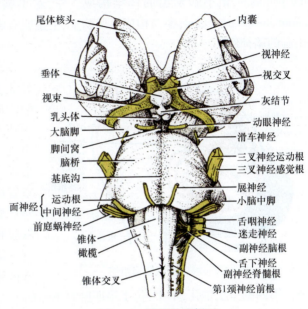

图 11-5　脑干的腹侧面

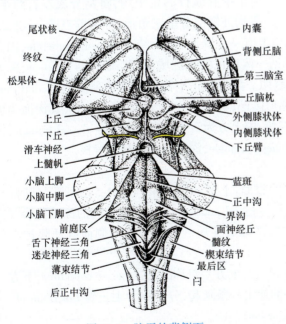

图 11-6　脑干的背侧面

2）延髓的背面：上部中央管敞开形成为第四脑室底（图 11-6），形成第四脑室底的下半。下部形似脊髓，脊髓后索中的薄束和楔束向上延伸，膨大形成薄束结节 gracile tubercle 和楔束结节 cuneate tubercle。其深面分别是薄束核和楔束核。楔束结节的外上方，稍隆起，为小脑下脚 inferior cerebellar peduncle，由进入小脑的神经纤维构成。

（2）脑桥

1）脑桥 pons 的腹面：是宽阔膨隆的基底部 basilar part（图 11-5），正中有纵行的浅沟，称基底沟 basilar sulcus，容基底动脉。脑桥向两侧逐渐变窄，移行为小脑中脚 middle cerebellar peduncle，是进入小脑的粗大纤维。脑桥腹面与小脑中脚之间有三叉神经根。脑桥下部以延髓脑桥沟 bulbopontine sulcus 与延髓分界,沟内自内向外,分别附有展神经根、面神经根和前庭蜗神经根。延髓脑桥沟的外侧,脑桥、延髓、小脑的交接处,临床上称脑桥小脑三角。前庭蜗神经和面神经根恰好位于此处,前庭蜗神经的肿瘤能影响脑神经和小脑,引起相应的各种临床症状。

2)脑桥背面:形成第四脑室底的上半(图 11-6)。两侧为左、右小脑上脚 superior cerebellar peduncle,由小脑发出的纤维构成。左、右小脑上脚之间的薄层白质板称上髓帆 superior medullary velum,参与构成第四脑室,上髓帆有滑车神经根出脑,它是唯一从脑干背面出脑的脑神经。

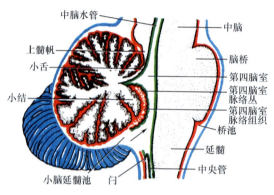

图 11-7　第四脑室脉络组织

(3)第四脑室 fourth ventricle:是位于延髓、脑桥背面与小脑之间的室腔(图 11-6)。向下接中央管,向上接中脑水管,室顶朝向小脑。前部由小脑上脚及上髓帆组成,后部由下髓帆和第四脑室脉络组织形成。第四脑室脉络组织为膜性结构,由室管膜上皮、软脑膜和血管组成(图 11-7)。脉络组织部分血管分支成丛,夹带着软膜和室管膜上皮突入室腔,形成第四脑室脉络丛,是生成脑脊液的部位。第四脑室借脉络组织上的 3 个孔与蛛网膜下隙相通。第四脑室正中孔,单个,位于第四脑室下角的上方,第四脑室外侧孔,成对,开口于第四脑室外侧尖端。

第四脑室的底呈菱形,称菱形窝 rhomboid fossa,上部边界为小脑上脚,下部边界自外上向内下为小脑下脚、楔束结节和薄束结节。窝正中有纵行的正中沟,将窝分成左右两半。正中沟的外侧有纵行的界沟 sulcus limitans。界沟外侧部分呈三角形,称为前庭区 vestibular area,其深面有前庭神经核。前庭区外侧角上有一小隆起,称听结节 acoustic tubercle,内含蜗神经核。界沟上端的外侧,新鲜标本可见一蓝黑色的小区域,称蓝斑 locus ceruleus,深面有含黑色素的去甲肾上腺素能的神经细胞团。界沟与正中沟之间为内侧隆起 medial eminence。在髓纹稍上方,内侧隆起上有一圆形隆凸,称面神经丘 facial colliculus,其深面为展神经核。在髓纹下方的延髓部可见两个三角,内上方为舌下神经三角 hypoglossal triangle,深面有舌下神经核;外下方为迷走神经三角 vagal triangle,深面有迷走神经背核。

(4)中脑

1)中脑 mesencephalon(或 midbrain)的腹面:上部邻接视束(图 11-5),下部与脑桥相接。腹面的两侧部有粗大的隆起,称大脑脚 cerebral peduncle。大脑脚之间的深陷称脚间窝 interpeduncular fossa,窝底有许多血管穿过,又称后穿质。大脑脚的内侧面有动眼神经根出脑。

2)中脑背面:有两对圆形的隆起(图 11-6),上方一对称上丘 superior colliculus,下方一对称下丘 inferior colliculus。上、下丘向外侧伸出一条隆起,分别称上丘臂 brachium of superior colliculus 和下丘臂 brachium of inferior colliculus。

2. 脑干的内部结构　脑干的内部结构由灰、白质,网状结构和室腔系统构成。所不同的是:由于脊髓中央管向后移位,敞开为第四脑室,以及交叉纤维把灰质切割成数段,使脑干灰、白质排列不规则,且网状结构发达。因此,脑干的内部结构比脊髓内结构要复杂得多。

（1）灰质：脑干的灰质核团，根据其纤维联系和功能分 3 类：脑神经核、中继核和网状核，后两者也称"非脑神经核"。

1）脑神经核：12 对脑神经中除第Ⅰ对嗅神经入端脑，第Ⅱ对视神经入间脑外，其余Ⅲ～Ⅻ对脑神经核都位于脑干内。脑干内的脑神经核排列与脊髓灰质的配布基本相似，但方位有所改变。脊髓灰质中，躯体运动、内脏动脉和感觉性核团围绕中央管排列，从前到后依次为前角、侧角和后角。在脑干内，由于中央管后移，逐渐敞开成为第四脑室。与脊髓中央管周围灰质相当的灰质结构，由腹（前）、背（后）关系变成内、外关系，以界沟为界，界沟内侧为脑神经运动核团，相当于脊髓前角、侧角，界沟外侧为脑神经感觉性核团，相当于脊髓后角。此外，由于鳃弓演化及头面部特殊感觉器的出现（如味蕾和位听器），因而，在脑干中出现了与这些结构有关的核团。这些脑神经核团按性质可分为 7 种，在脑干内规律地排列成纵行的机能柱（图 11-8）。①躯体运动核柱，居最内侧，中线两旁，支配骨骼肌；②一般内脏运动核柱，在躯体运动柱的外侧，支配平滑肌、心肌和腺体；③特殊内脏运动核柱，在躯体运动核柱腹外侧的网状结构中，支配由鳃弓衍化而来的骨骼肌；④一般内脏感觉核柱，在界沟的外侧，与内脏运动核柱毗邻，接受心血管和脏器的一般感觉；⑤特殊内脏感觉核柱，接受味觉纤维的传入；⑥一般躯体感觉核柱，靠脑干的外侧，接受头面部的皮肤和口、鼻腔黏膜的一般感觉；⑦特殊躯体感觉核柱，接受内耳听和平衡器的初级感觉纤维。但是，必须说明的是一般内脏和特殊内脏感觉核柱实际上是同一核柱，即孤束核。因此，脑干内只有 6 条脑神经核柱。

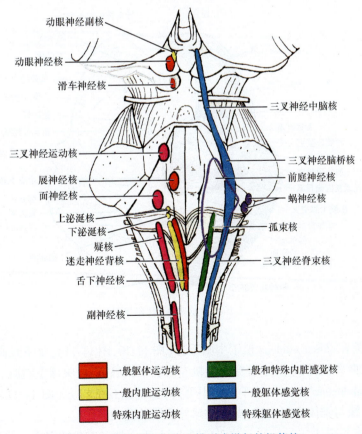

图 11-8 脑神经核规律地排列成纵行的机能柱

2）躯体运动核：动眼神经核 oculomotor nucleus 位于中脑上部（图11-9，图11-10），平上丘高度，中脑水管腹侧，可分为成对的外侧核和单个的正中核。发出纤维向腹侧，经大脑脚内侧出脑，支配大部分眼球外肌（除上斜肌和外直肌）和提上睑肌。

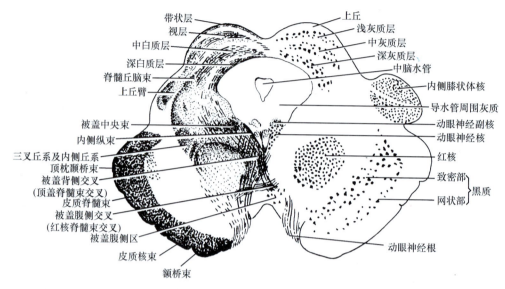

图11-9　中脑水平切（经上丘）

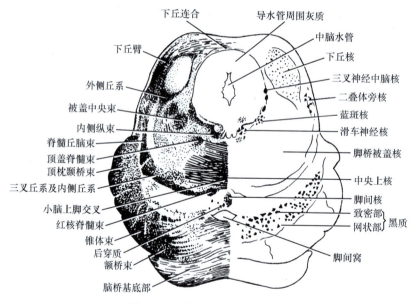

图11-10　中脑水平切（经下丘）

滑车神经核 trochlear nucleus 位于中脑下部（图11-10，图11-11），平下丘高度，中脑水管腹侧，发出纤维向背侧，绕中脑水管穿上髓帆左右交叉出脑，支配眼球上斜肌。

展神经核 abducens nucleus 位于脑桥中下部、面神经丘的深方（图11-11），发出纤维向腹侧，在脑桥下缘与锥体之间出脑，支配眼球外直肌的运动。

舌下神经核 hypoglossal nucleus 位于延髓上部，舌下神经三角的深方。此核发出纤维组

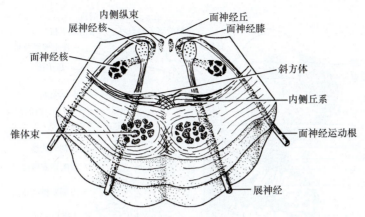

图 11-11　面神经的特殊内脏运动纤维在脑干内行经示意图

成舌下神经根,在锥体与橄榄之间出脑,支配舌肌的运动。

3) 特殊内脏运动核:三叉神经运动核 motor nucleus of trigeminal nerve 位于脑桥中部背外侧的网状结构内(图 11-12)。此核发出纤维行向腹外,在小脑中脚与脑桥基底部的交界处出脑,加入下颌神经,支配咀嚼肌。

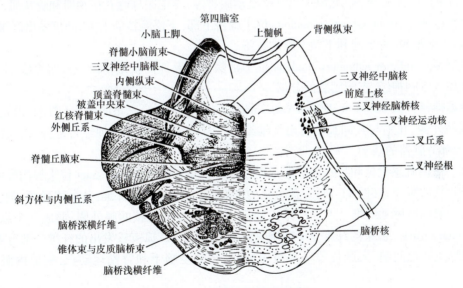

图 11-12　脑桥水平切(经中部)

面神经核 facial nucleus 位于脑桥的中下部、展神经核的腹外侧(图 11-11)。此核发出纤维,先行向背内方,绕过展神经核,此处称面神经膝,再沿面神经核的外侧,经延髓脑桥沟出脑,支配面肌、颈阔肌、二腹肌后腹、茎突舌骨肌和镫骨肌。

疑核 ambiguus nucleus 位于延髓上部的网状结构中(图 11-13)。发出轴突先向背内,然后再折向腹外出脑。此核发出纤维,参与构成舌咽神经、迷走神经和副神经,并通过这 3 对脑神经支配软腭、咽、喉和食管上部的骨骼肌。与发声、语言和吞咽功能有关。

副神经核 accessory nucleus 位于特殊内脏运动核柱的尾端,实际上,已伸入上部颈髓,即上 5 或 6 节颈髓前角。它们发出纤维组成副神经的脊髓根,支配胸锁乳突肌和斜方肌。

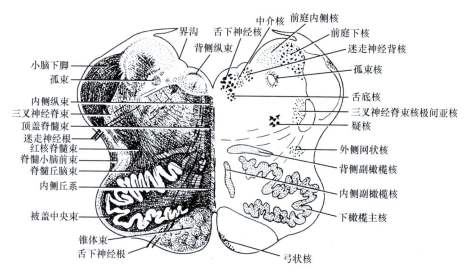

图 11-13　延髓水平切(经橄榄中部)

4) 一般内脏运动核:动眼神经副核 accessory oculomotor nucleus 位于动眼神经核的背内侧(图 11-9),又称 E-W 核,此核发出纤维经动眼神经,支配眼球瞳孔括约肌和睫状肌。

上泌涎核 superior salivation nucleus 位于脑桥下部,下泌涎核的上方,此核发出纤维进入面神经,支配泪腺、舌下腺和下颌下腺的分泌。

下泌涎核 inferior salivatory nucleus 位于延髓橄榄上部网状结构内。核团界线不清,发出纤维加入舌咽神经,支配腮腺的分泌。

迷走神经背核 dorsal nucleus of vagus nerve 位于迷走神经三角的深方(图 11-13),舌下神经核的外侧,几乎与其同长。发出纤维经橄榄背侧出脑,随迷走神经行走分布,支配颈、胸、腹大部分脏器的活动。

5) 一般内脏感觉核和特殊内脏感觉核:孤束核 nucleus of solitary tract 位于界沟外侧,迷走神经背核的腹外方(图 11-14)。孤束核的头端,接受味觉传入纤维;其余接受颈、胸、腹部脏器的一般内脏感觉纤维。上述纤维入脑后,在迷走神经背核的腹外侧,形成一个纵行的孤束 solitary tract。孤束的纤维止于围绕它周围的孤束核。孤束核发出的纤维一部分上行,将内脏感觉传至间脑、大脑皮质等高级中枢,一部分至脑干和脊髓运动核,完成内脏反射活动。

6) 一般躯体感觉核:三叉神经中脑核 mesencephalic nucleus of trigeminal nerve 从三叉神经脑桥核头端(图 11-10),向上延伸至中脑上丘平面,接受咀嚼肌的本体感觉传入纤维。三叉神经脑桥核 pontine nucleus of trigeminal nerve 位于脑桥中部,向下延续为三叉神经脊束核 spinal nucleus of trigeminal nerve。此二核主要接受来自头面部皮肤、口、牙和鼻腔黏膜的传入纤维,这些纤维主要经三叉神经入脑。入脑后,分短的升支和长的降支,升支止于三叉神经脑桥核,传导触觉。降支下行,形成三叉神经脊束 spinal tract of trigeminal nerve,向下与脊髓的背外侧束相接,三叉神经脊束止于三叉神经脊束核。纤维排列呈上、下颠倒的顺序。即来自下颌神经的纤维止于三叉神经脊束核的头端,而来自眼神经的纤维止于三叉神经脊束核尾端,传导痛觉和温度觉。此外,少量来自面神经、舌咽神经、迷走神经的一般躯体感觉纤维也止于三叉神经脑桥核与三叉神经脊束核。

7) 特殊躯体感觉核:前庭神经核 vestibular nucleus 由数个核团组成的核群,位于第四脑室底界沟的外侧,前庭区的深方(图 11-14,图 11-15)。接受前庭神经节的平衡觉传入纤维。发出纤维,除向上至间脑外,还参与构成前庭脊髓束、前庭小脑束、内侧纵束。

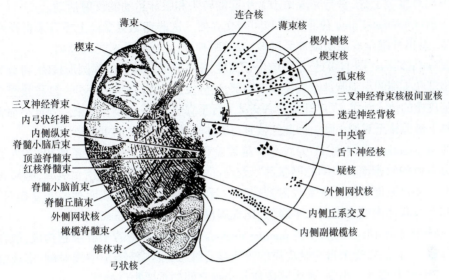

图 11-14　延髓水平切(经内侧丘系交叉)

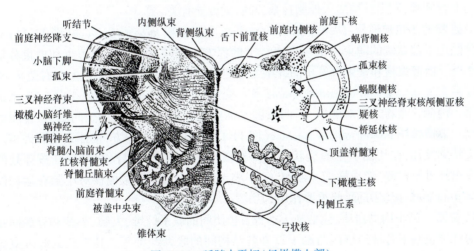

图 11-15　延髓水平切(经橄榄上部)

蜗神经核 cochlear nucleus 位于脑桥与延髓交界处(图 11-15),在小脑下脚和听结节的深方,可分蜗腹侧核和蜗背侧核,它们接受蜗神经节的听觉传入纤维。发出纤维横行至对侧形成斜方体 trapezoid body,折转向上行称外侧丘系。外侧丘系沿内侧丘系外缘上行,经下丘,止于间脑内侧膝状体。

(2) 非脑神经核

1) 中脑的非脑神经核:上丘 superior colliculus(图 11-9)位于中脑上部背侧,是与视觉功能密切相关的核团。上丘接受经上丘臂来自视束的纤维和大脑皮质视区的纤维。同时还接受来自下丘、脊髓等处的纤维。发出纤维绕中脑水管至中线对侧,下行至脊髓形成顶盖脊髓束;部分纤维止于与眼球活动有关的运动核团。因此上丘是一个能对视觉信息和各种其他来源信息进行整合,并引起眼、头和身体对视觉刺激作相应运动反应的核团。

下丘 inferior colliculus(图 11-10)位于中脑下部背侧,为听觉通路上的重要核团,接受外侧丘系的听觉传入纤维,发出纤维组成下丘臂至间脑内侧膝状体,参与听觉信息传递。下丘核也发出纤维至上丘,参与完成由声音引起的转头和眼球运动的反射活动。

顶盖前区 pretectal area 位于中脑和间脑交界处。这群细胞接受经上丘臂来自视网膜的传入纤维,发出纤维至双侧动眼神经副核,经动眼神经,完成瞳孔对光的反射。

红核 red nucleus(图 11-9)位于中脑上丘高度,是一界线较清楚的浑圆形核团,可分为尾端的大细胞部和头端的小细胞部。人类小细胞部,十分发达,占红核绝大部分。红核接受来自小脑和大脑皮质的传入纤维,发出纤维左右交叉下行至脊髓,形成红核脊髓束。发自小细胞的纤维经同侧下橄榄核至对侧小脑。因此红核是与躯体运动控制相关的重要核团。

黑质 substantia nigra(图 11-9)位于中脑被盖和脚底之间,属锥体外系核团,在人类中发达。可分背侧的致密部和腹侧的网状部。致密部主要由多巴胺能神经元组成,胞质含有黑色素颗粒。多巴胺能神经元主要投射到端脑的新纹状体。当多巴胺能神经元受损时,会引起黑质和新纹状体内的多巴胺水平降低,出现震颤性麻痹或 Parkinson 病。

2)脑桥的非脑神经核:脑桥核 pontine nucleus(图 11-12)由若干群细胞构成,散在分布于脑桥基底部,它们接受来自大脑皮质的皮质脑桥纤维,发出纤维至中线对侧,形成脑桥小脑纤维,经小脑中脚进入小脑,是大脑皮质与小脑之间的重要中继核团。

上橄榄核 superior olivary nucleus 位于脑桥中下部,面神经核的腹侧,主要接受双侧蜗神经核的上行纤维,发出纤维加入外侧丘系,与听觉传导有关。

3)延髓的非脑神经核:薄束核 gracile nucleus 和楔束核 cuneate nucleus(图 11-14)分别位于延髓中下部背侧的薄束结节与楔束结节的深方。脊髓后索上行的薄束和楔束分别止于该2核。由薄束核和楔束核发出的纤维弓形走向中央管的腹侧,在中线上左右交叉,称为内侧丘系交叉 decussation of medial lemniscus。交叉后的纤维,在中线两侧折向上行,形成内侧丘系。内侧丘系将来自对侧躯干、四肢的本体感觉和精细触觉上传至间脑,是重要的中继核团。下橄榄核 inferior olivary nucleus(图 11-13)位于橄榄的深方,锥体束的背外侧。此核人类特别发达,在切面上呈囊袋状。下橄榄核接受大脑皮质、脊髓、中脑红核等处的纤维。发出纤维至对侧,形成橄榄小脑束,经小脑下脚至小脑。下橄榄核对小脑在运动的控制及运动的学习、记忆方面,起重要作用。

3. 白质　脑干内的白质,包括脑干本身各核团间的联系纤维,大脑、小脑和脊髓间互相联系的纤维及脑干各神经核团与脑干以外各结构间的联系纤维等。其中长的纤维束分别如下。

(1)上行(感觉)传导束

1)内侧丘系 medial lemniscus(图 11-13,图 11-14):是对侧薄束核和楔束核发出的纤维,在中央管前方左右交叉后上行,最后终止于丘脑,即传导对侧躯干和上、下肢深感觉和精细触觉的纤维束。

2)脊髓丘脑束 spinothalamic tract(图 11-13,图 11-14):即从脊髓上行的传导对侧躯干和上、下肢浅感觉到丘脑的纤维束,与在脑干的脊髓丘脑前束合在一起称脊髓丘系 spinal lemniscus,向上终于丘脑腹后外侧核。

3)三叉丘系 trigeminal lemniscus(图 11-16):即三叉神经脊束核、三叉神经脑桥核发出的纤维交叉后到对侧上行,最后终止于丘脑腹后内侧核的纤维束,传导对侧头面部的浅感觉。

4) 外侧丘系和斜方体(图 11-11,图 11-12):传导双侧的听觉信息到后丘脑内侧膝状体的纤维束称外侧丘系 lateral lemniscus。发自对侧蜗神经腹、背核的纤维大部分交叉到对侧的横行纤维为斜方体 trapezoid body,内侧丘系穿行其中。斜方体纤维在脑桥外侧折向上行与同侧纤维一起形成外侧丘系。

(2)下行(运动)传导束

1)皮质脊髓束 corticospinal tract(图 11-9):即大脑皮质运动中枢发出纤维,经过内囊后脚到脑干,其中大部分纤维在锥体交叉处越中线到对侧为皮质脊髓侧束,小部分纤维不交叉为皮质脊髓前束,最后皮质脊髓束终止于脊髓前角运动神经元,支配躯干和四肢骨骼肌的运动。

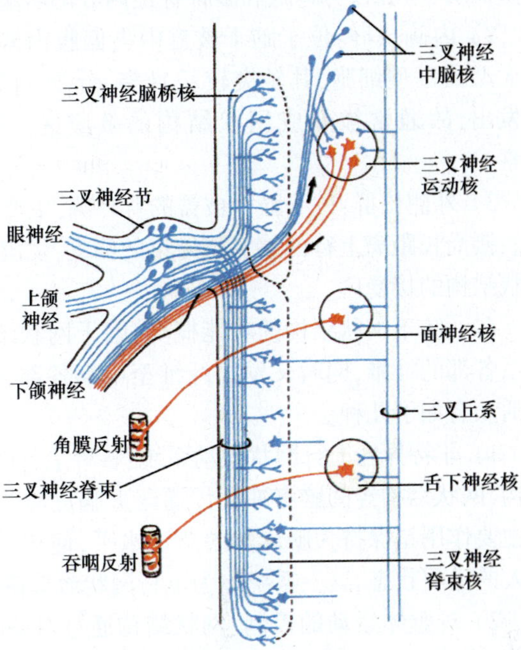

2)皮质核束 corticonuclear tract:是大脑皮质运动中枢发出的纤维,经内囊膝,下行陆续终止于脑神经运动核。皮质脊髓束和皮质核束合称锥体系 pyramidal tract。

图 11-16 三叉神经感觉核及纤维联系示意图

3)起自脑干的下行纤维束:有发自中脑顶盖,参与完成声、光引起的眼、头和身体反射活动的顶盖脊髓束;发自前庭核,参与兴奋伸肌张力的前庭脊髓束,发自中脑核,参与支配屈肌运动的红核脊髓束等。

4. 脑干的网状结构 脑干内除脑神经核和边界明确的非脑神经核,以及长的上、下行纤维束外,在脑干被盖的中央,神经元胞体与纤维交错排列成网状的广大区域,称为网状结构 reticular formation。这些神经元的特点是树突分支多且长,能接受多方面的传入信息,其传出联系可直接或间接到达中枢神经系统的各部,因此网状结构的功能也是多方面的,涉及觉醒、睡眠的周期节律,脑和脊髓的运动控制及各种内脏活动的调节等。

(1)脑干网状结构的核群:脑干网状结构内的细胞分布不均,细胞群亦大小不一,根据核群的联系范围和生理功能,粗略地划分为 3 个纵行的核群(图 11-17)。

1)正中核柱:位于脑干中线及两旁,从延髓至中脑统称为中缝核 raphe nucleus。中缝核的特点是能产生五羟色胺(5-HT)作为神经递质。

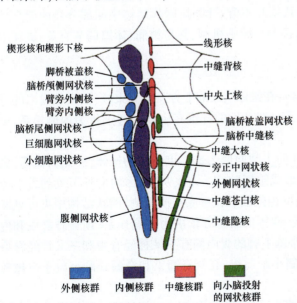

图 11-17 脑干网状结构的核群示意图

实验证明,中缝核与睡眠和多种神经内分泌功能有关。

2）内侧核群:位于脑干被盖中央偏腹内侧,纵贯脑干全长。内侧核柱的特点是含许多大型或巨型细胞,其轴突较长且多,分上、下行支和侧支,网状结构的传出纤维主要由此发出,故通常被看成网状结构的效应区。其神经递质主要是乙酰胆碱和去甲肾上腺素。

3）外侧核群:位于脑干被盖的背外侧,主要由小细胞组成,轴突较短,向内止于内侧核群。接受长距离上行的感觉传导束的侧支,发出纤维至内侧核群或邻近区域。通常认为是网状结构的接受区。

（2）脑干网状结构的功能概况:脑干网状结构的纤维联系非常广泛,几乎接受中枢神经系各部的纤维,同时又发出纤维至中枢各部,形成往返的纤维联系。网状结构的主要功能活动有如下几种。

1）非特异性上行网状激动系统:各种上行的感觉如视、听、躯体感觉等均有侧支至网状结构,网状结构经间脑将冲动传递至大脑皮质的广泛地区。但这种冲动是"非特异性"的,其主要作用是保持大脑皮质的意识水平,使皮质对各种传入的信息有良好的感知能力,维系人的觉醒状态,这一系统称为上行网状激动系统。

2）对躯体运动的控制:网状结构通过对脑神经运动核和网状脊髓束对躯体运动进行控制。例如,延髓网状结构的腹内侧,相当于巨细胞网状核为抑制区,刺激该部位引起运动和肌张力的抑制作用。延髓上部至脑桥、中脑被盖为易化区,有增强运动和肌张力的作用。

3）对内脏活动的影响:网状结构一方面与支配内脏活动的大脑皮质、边缘系统、下丘脑等有纤维联系,同时又发出纤维至脑干、脊髓的内脏运动神经元,从而调节内脏功能活动。在延髓内侧,相当于巨细胞网状核处有吸气中枢和降血压中枢,外侧部的小细胞网状核处有呼气中枢和升血压中枢。此外还有呕吐中枢等,经常调节内脏活动。

4）参与觉醒和睡眠和体温调节:脑干网状结构的上行网状激动系统,对大脑皮质维持觉醒状态起重要作用,破坏此系统可导致昏睡不醒。同时,网状结构中的部分核团能直接参与觉醒和睡眠调节。例如,中缝核直接参与睡眠机制,并与镇痛、体温调节有关,破坏中缝核则引起失眠。

5. 脑干各代表性横切面

（1）内侧丘系交叉横切面(图11-14):在锥体交叉的上方。由薄束核、楔束核发出的纤维绕中央灰质向腹侧,形成内侧丘系交叉。交叉后的纤维在中线两旁上行为内侧丘系,中央灰质的腹外侧是网状结构。

（2）橄榄中部横切面(图11-13):在前中裂两侧为锥体束形成的锥体,外侧为橄榄,橄榄深方有下橄榄核。中央管后移敞开,形成第四脑室。室底灰质,由内向外可见到舌下神经核、迷走神经背、孤束和孤束核及前庭神经核。在室底灰质腹侧,网状结构中央可见疑核及外侧的三叉神经脊束核。靠近中线,锥体束的背方依次为内侧丘系、顶盖脊髓束和内侧纵束。脊髓小脑后束加入小脑下脚,小脑下脚的腹内侧有三叉神经脊束和三叉神经脊束核。前庭脊髓束移至下橄榄核背方,脊髓小脑前束、红核脊髓束和脊髓丘脑束位于下橄榄核背外侧。

（3）脑桥上部横切面:脑桥基底部缩小,纵行纤维聚于基底部外缘。脑桥被盖背方第四脑室更小,室顶为薄层白质上髓帆,滑车神经根在此交叉。被盖外侧有外侧丘系,腹内侧有脊髓丘脑束和内侧丘系。小脑上脚位于被盖中央网状结构,并开始于小脑上脚交叉。中央灰质外缘有三叉神经中脑核,它们腹侧有蓝斑核。

（4）脑桥下部横切面:脑桥基底位于切面腹侧,含纵横交织的纤维,脑桥核散在其中,它们发出的横行纤维交叉至对侧,向外集中形成小脑中脚,并向后进入小脑。纵行纤维有皮质脑桥束和锥体束。脑桥被盖部,在室底中线两侧有隆起的面神经丘,内含面神经膝和展神经核,界沟外侧是前庭神经核,横行的斜方体是被盖与基底部的分界。斜方体纤维至上橄榄核外缘折向上行成为外侧丘系。上橄榄核的背外方有面神经核,它发出纤维绕过展神经核,再向腹外出脑。在面神经核背外,可见三叉神经脊束和核。其他纤维束与前述大致相同。网状结构仍占据被盖中央。

（5）下丘横切面(图11-10):背方为下丘的隆起。中脑水管及周围的中央灰质也称导水管周围灰质,其腹侧有内侧纵束和滑车神经核。内侧纵束面腹侧,有小脚上脚交叉,交叉的腹侧有红核脊髓束。切面大部分为大脑脚。大脑脚腹侧是大脑脚底,自内向外有额核束、锥体束、顶枕颞桥束。脚底背面为黑质。在黑质的背外方,依次可见内侧丘系、脊髓丘脑束和三叉丘系,在三叉丘系的背方可见外侧丘系。

（6）上丘横切面(图11-9):切面背侧有一对隆起,称上丘。中央灰质的腹侧有动眼神经核和动眼神经副核,此2核发出动眼神经根走向腹侧,被盖部有大而圆的红核,在左、右红核之间、中线上有交叉纤维,背侧为顶盖脊髓束,腹侧为红核脊髓束。红核的外侧是内侧丘系、脊髓丘脑束和三叉丘系,其腹侧是黑质。网状结构位于中脑被盖部的背外侧。

脑干是大脑、间脑、小脑和脊髓间信息传递的重要途径,即运动和感觉传导的必经之路,如皮质脊髓束在脑干下部交叉后控制对侧上、下肢的运动,躯干和四肢的浅、深感觉经脑干到达间脑。脑干也是重要的生命中枢所在,如延髓网状结构的某些核团与心血管及呼吸运动有关,严重损伤后可危及生命。脑干还有一些重要的反射中枢,如中脑的瞳孔对光反射中枢,脑桥的角膜反射中枢等。

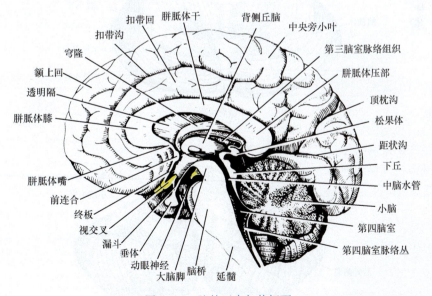

图 11-18　脑的正中矢状切面

（二）小脑

小脑 cerebellum 位于颅后窝,居脑干的背面,借 3 对小脑脚与脑干相连,小脑的上面借小脑幕与大脑半球相邻(图 11-18)。

1. 小脑的外形 小脑两侧部膨大,称小脑半球 cerebellar hemispheres,中部狭窄称小脑蚓 vermis(图 11-19~图 11-21)。小脑上面较平坦。小脑下面凹凸不平,小脑蚓凹陷于两半球之间,从前向后依次为小结 nodule、蚓垂 uvula of vermis、蚓锥体 pyramid of vermis 和蚓结节 tuber of vermis。蚓垂两侧的小脑半球向前下突出,称小脑扁桃体 tonsil of cerebellum。小脑扁桃体靠近枕骨大孔和延髓(图 11-18)。当颅脑外伤或颅内肿瘤等疾病引起颅内压增高时,小脑扁桃体可能被挤压入枕骨大孔,形成小脑扁桃体疝(又称枕骨大孔疝),压迫延髓,危及生命。小结向两侧以绒球脚 peduncle of flocculus 与位于小脑半球前缘的绒球 flocculus 相连。

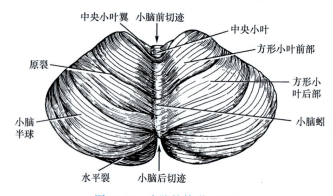

图 11-19　小脑的外形(上面)

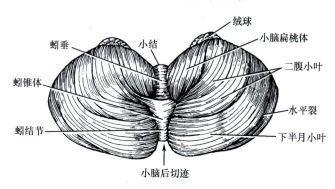

图 11-20　小脑的外形(下面)

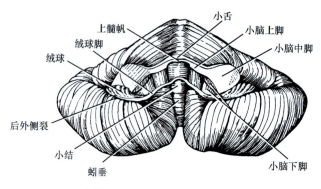

图 11-21　小脑的外形(前面)

小脑表面有许多平行的浅沟,沟与沟之间的部分称小脑叶片。小脑上面的前、中 1/3 交界处有一较恒定略呈"V"形的深沟,称为原裂 primary fissure。小脑下面绒球和小结的后方有一深沟,为后外侧裂 posterolateral fissure。

2. 小脑的分叶 根据小脑的形态、进化及其纤维联系,将小脑分为前叶、后叶和绒球小结叶,前叶和后叶又合称为小脑体。

(1)绒球小结叶 flocculonodular lobe:位于小脑下面的前部,由小脑半球的绒球和小脑蚓的小结构成,二者之间以绒球脚相连。种系发生上此叶出现最早,因此称为原小脑或古小脑 archicerebellum。由于其主要与前庭神经和前庭神经核有纤维联系,因此又称为前庭小脑 vestibule cerebellum。

(2)小脑前叶 anterior lobe:在小脑上面的前部,包括原裂以前的皮质结构。从种系发生上看,此叶和小脑蚓下面的蚓垂和蚓锥体等出现较晚,因此合称为旧小脑 paleocerebellum。前叶主要接受脊髓小脑前、后束的纤维,故又称为脊髓小脑 spinocerebellum。

(3)小脑后叶 posterior lobe:位于原裂和后外侧裂之间的小脑皮质结构。除蚓垂和蚓锥体外,小脑后叶在种系发生上出现最晚,与大脑皮质的高度发达有关,称新小脑 neocerebellum。此叶主要和大脑皮质广泛区域发生联系,故又称大脑小脑 cerebrocerebellum。

3. 小脑的内部结构 小脑由表面的皮质、深部的髓质和埋藏在髓质的小脑核构成。

(1)小脑皮质 cerebellar cortex:位于小脑的表面,并向深部深陷成沟,将小脑表面分成许多大致平行的小脑叶片。小脑皮质由神经元的胞体和树突组成,其细胞构筑由深至浅分为 3 层:分子层、梨状细胞层(purkinje 细胞层)和颗粒层。

(2)小脑核 cerebellar nuclei:有 4 对(图 11-22),包括齿状核 dentate nucleus、顶核 fastigial nucleus、栓状核 emboliform nucleus 和球状核 globose nucleus。其中齿状核位于小脑半球髓质内,最大,呈皱缩的口袋状,袋口朝向前内方,接受新小脑皮质的纤维,属于新小脑。栓状核和球状核位于齿状核的内侧,接受新、旧小脑皮质的纤维,属旧小脑。顶核位于第四脑室顶的上方,接受古、旧小脑皮质的纤维,属原小脑。

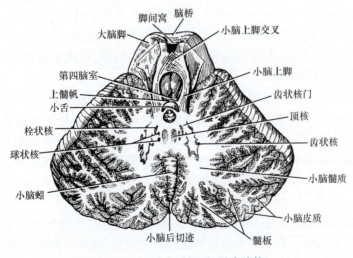

图 11-22 小脑水平切面(示小脑核)

(3)小脑髓质(白质):小脑的白质由三类纤维构成。

1)小脑皮质梨状细胞的轴突终止于小脑核与小脑核投射到小脑皮质的纤维。

2）相邻小脑叶片间或小脑各叶间的联络纤维。

3）联系小脑与小脑外其他脑区的传入、传出纤维。主要组成 3 对小脑脚：小脑上、中、下脚（图 11-23）。

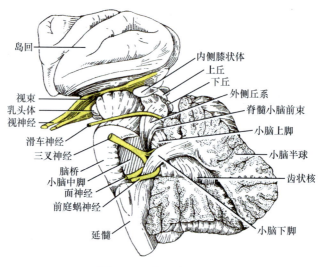

图 11-23 小脑脚示意图

小脑下脚 inferior cerebellar peduncle：又称绳状体，连于小脑与延髓、脊髓之间。包含小脑的传入和传出纤维。传入纤维是起于前庭神经、前庭神经核、延髓下橄榄核、延髓网状结构进入小脑的纤维。传出纤维有：来自绒球和部分小脑蚓部皮质，止于前庭神经核的小脑前庭纤维；起于顶核，止于延髓的纤维。

小脑中脚 middle cerebellar peduncle：又称脑桥臂，为 3 个脚中最粗大者，连于小脑与脑桥之间。其主要成分是小脑的传入纤维。几乎全由脑桥核的纤维构成。脑桥核的纤维交叉到对侧组成小脑中脚进入小脑皮质。

小脑上脚 superior cerebellar peduncle：又称结合臂，连于小脑与中、间脑之间。其主要成分是小脑传出纤维：起于小脑核，止于对侧红核和背侧丘脑的小脑传出纤维。其小脑传入纤维主要有脊髓小脑前束、起自顶盖和红核的顶盖小脑束、红核小脑束等。

4. 小脑的纤维联系与功能

（1）原小脑（前庭小脑）：主要接受前庭神经和前庭神经核经小脑下脚的传入纤维（图 11-24）。由绒球小结叶发出的传出纤维，经顶核中继或直接经小脑下脚终止于前庭神经核和网状结构，在此中继后发出前庭脊髓束和内侧纵束至脊髓前角运动细胞和脑干的一般躯体运动核，控制躯干肌和眼外肌的运动，维持身体平衡，协调眼球运动。因此，原小脑的功能是维持身体的平衡，若原小脑损伤，如肿瘤压迫绒球小结叶时，可出现平衡失调，站立不稳等。

（2）旧小脑（脊髓小脑）：主要接受脊髓小脑前、后束经过小脑下脚和小脑上脚传入的本体感觉冲动（图 11-25）。旧小脑的传出纤维投射到顶核、球状核和栓状核，中继后发出纤维到前庭神经核、脑干网状结构和红核，再经前庭脊髓束、网状脊髓束和红核脊髓束，影响前角运动细胞，调节肌的张力。因此，旧小脑的主要功能是调节肌张力。

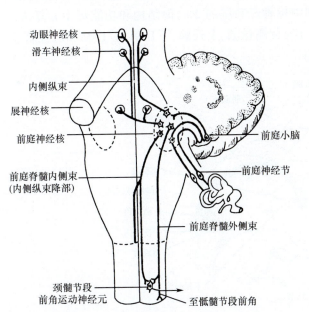

图 11-24 前庭小脑的主要传出、传入纤维联系

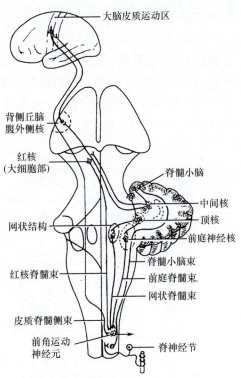

图 11-25 脊髓小脑的纤维联系

（3）新小脑（大脑小脑）：主要接受皮质脑桥束经脑桥核中继后发出的交叉到对侧的经小脑中脚的传入纤维（图 11-26）。

大脑皮质发出的随意运动的信息，经皮质脑桥束传至脑桥核。脑桥核发出的纤维交叉到对侧，组成小脑中脚进入新小脑皮质。新小脑传出纤维至齿状核中继后经小脑上脚到对侧的红核和背侧丘脑腹前核及腹外侧核，后者发出纤维投射到大脑皮质躯体运动区，最后经皮质脊髓束下行到脊髓的前角运动细胞，控制骨骼肌的随意、精细运动。因此，新小脑的主要功能是协调骨骼肌的随意运动。

根据小脑的纤维联系，小脑的主要功能是维持身体的平衡，调节肌张力和协调骨骼肌运动。若原小脑损伤，可出现平衡失调，走路时两腿间距过宽，东摇西摆；眼球震颤，表现为眼球非自主且有节奏的摆动。若新小脑损伤，患者侧肢体肌张力低下；共济运动失调，不能准确地用手指鼻，不能作快速地交替运动；意向性震颤，肢体运动时产生不随意且有节奏的摆动，越接近目标时越加剧。

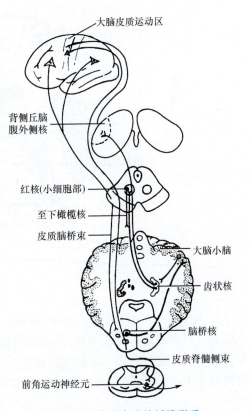

图 11-26 大脑小脑的纤维联系

（三）间脑

间脑 diencephalon 位于中脑与端脑之间,两侧和背面被高度发展的大脑半球所掩盖,仅腹侧的视交叉、视束、灰结节、漏斗、垂体和乳头体外露于脑底。间脑内有呈正中矢状位的窄隙,称第三脑室。虽然间脑的体积不到中枢神经系统的 2%,但结构和功能却十分复杂,是仅次于端脑的中枢高级部分。间脑可分为背侧丘脑、上丘脑、下丘脑、后丘脑和底丘脑 5 部分(图 11-6,图 11-18,图 11-27)。

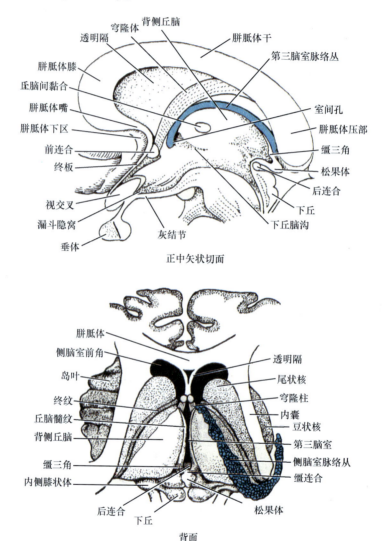

图 11-27　间脑

1. 背侧丘脑　背侧丘脑 dorsal thalamus 又称丘脑,在切除大脑半球的标本上,可见背侧丘脑是一对卵圆形的灰质团块,借丘脑间黏合相连。其前端较窄,称丘脑前结节;后端膨大称丘脑枕。丘脑外侧面与端脑的内囊相连;内侧面参与组成第三脑室的侧壁。在第三脑室的侧壁上有一条自室间孔延至中脑水管的浅沟,称下丘脑沟,是背侧丘脑和下丘脑的分界线。

在背侧丘脑灰质的内部有白质构成的内髓板,在水平切面上,此板呈"Y"形,将背侧丘脑分为三部分:在内髓板分叉部的前方是前核群;在内髓板内侧者为内侧核群;在内髓板的外侧者称外侧核群(图11-28)。各核群中均含有多个核团,其中外侧核群分为背侧、腹侧组,腹侧组由前向后分为腹前核 ventral anterior nucleus、腹外侧核 ventral lateral nucleus 和腹后核 ventral posterior nucleus。腹后核又分为腹后内侧核 ventral posteromedial nucleus 和腹后外侧核 ventral posterolateral nucleus。此外,在内髓板内有一些散在的核团,统称为板内核,在第三脑室周围的灰质内有正中核,在背侧丘脑的外侧面有薄层的丘脑网状核。

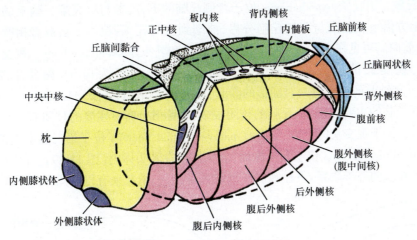

图 11-28　背侧丘脑核团模式图

上述背侧丘脑的众多核团,依据它们的纤维联系和功能,可分为3类。

(1)特异性中继核团:是背侧丘脑内进化中较新的丘脑核群,随着大脑皮质的进化而进化,主要功能是充当脊髓或脑干等的特异性上行传导系统的中继核,由这些核发出纤维将不同的感觉及与运动有关的信息传达到大脑的特定区,产生具有意识的感觉或调节躯体运动的作用,包括腹前核、腹外侧核和腹后核。

腹前核和腹中间核,主要接受小脑齿状核、苍白球和黑质传入纤维,中继后发出纤维投射到躯体运动中枢,调节躯体运动。

腹后核,又分腹后内侧核和腹后外侧核。前者接受三叉丘系和孤束核发出的味觉纤维,后者接受内侧丘系和脊髓丘系的纤维。腹后核发出纤维投射到大脑皮质中央后回的躯体感觉中枢。

(2)非特异性核团:包括板内核和正中核等。在进化上比较古老,接受脑干网状结构的传入纤维,发出纤维除弥散投射到大脑皮质外,主要投射至下丘脑和纹状体等皮质下结构。

(3)联络性核团:是背侧丘脑内进化上最新的部分,包括前核、内侧核和外侧核的背侧组。虽然它们不直接接受上行的纤维束,但与丘脑其他核团、大脑皮质等均有丰富的纤维联系。在功能上进入高级神经活动领域,能汇聚躯体和内脏的感觉信息及运动信息,并伴随情感意识的辨别分析能力,也参与学习记忆活动。在大脑皮质不发达的鸟类,背侧丘脑是重要的高级感觉中枢;在人类,其功能已降为皮质下感觉中枢,但仍有粗略的感觉,并伴有愉快和不愉快的情绪。

2. 后丘脑　后丘脑 metathalamus 包括内侧膝状体 medial geniculate body 和外侧膝状体 lateral geniculate body,位于丘脑枕的下外方,属特异性中继核。内侧膝状体是听觉传导通路的中继核,外侧膝状体是视觉传导通路的中继核。

3. 上丘脑　上丘脑 epithalamus 位于间脑的背侧部与中脑顶盖前区相移行的部分,包括松果体、缰三角和丘脑髓纹等结构(图 11-27)。

4. 底丘脑　底丘脑 subthalamus 位于间脑与中脑被盖的过渡区(在水平切面上方能见到),主要有底丘脑核,此核与黑质、红核和苍白球之间有往返纤维联系,参与锥体外系的功能。

5. 下丘脑　下丘脑 hypothalamus 位于背侧丘脑的下方,参与组成第三脑室的底和侧壁的下部。上方借下丘脑沟与背侧丘脑分界,前端到室间孔,后端与中脑被盖相续。从脑的底面观,从前向后可见视交叉 optic chiasma、灰结节和乳头体 mamillary body。视交叉向后延伸为视束,视交叉的后方是灰结节。灰结节向前下移行为漏斗,漏斗下端接垂体 hypophysis。灰结节的后方有一对圆形的隆起,称乳头体(图 11-5,图 11-18)。

(1)下丘脑的主要核团:下丘脑的核团很多,呈弥散分布。主要的核团有:视上核 supraoptic nucleus 位于视交叉的上方;室旁核 paraventricular nucleus 位于第三脑室上部的两侧;漏斗核 infundibular nucleus 位于漏斗深面;乳头体核在乳头体内(图 11-29)。

(2)下丘脑的纤维联系:下丘脑的纤维联系复杂,归纳起来有以下几种(图 11-30)。

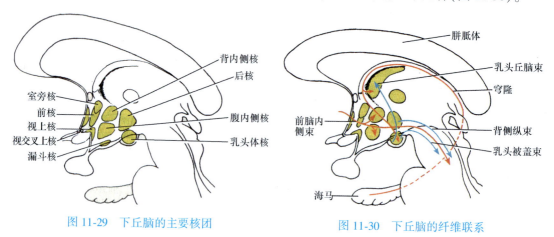

图 11-29　下丘脑的主要核团　　　　图 11-30　下丘脑的纤维联系

1)与垂体的联系:室旁核分泌的催产素和视上核分泌的血管升压素分别沿其轴突室旁垂体束和室上垂体束到神经垂体,再通过神经垂体的血管扩散到全身。下丘脑神经元也可将神经内分泌物质释放入第三脑室的脑脊液,由特化的室管膜细胞吸收,再经其突起释放入正中隆起的毛细血管丛。

2)与边缘系统的联系:下丘脑与杏仁体、海马结构和隔区都有纤维联系,其中前脑内侧束是通过下丘脑外侧区的一大束松散的纤维,连接隔区、下丘脑和中脑被盖,不但是下丘脑的重要传入和传出纤维通路,也是端脑的重要出入门户。

(3)下丘脑的功能:下丘脑是神经内分泌的中心,它通过与垂体的密切联系,将体液调节和神经调节融为一体,调节机体的内分泌活动。此外,还对体温、摄食、生殖、水盐平衡等起着重要的调节作用,同时也参与睡眠、情绪反应活动,因此是皮质下内脏活动的较高级中枢。

6. 第三脑室　第三脑室 third ventricle 是位于两侧背侧丘脑和下丘脑之间的狭窄的矢状间隙(图 11-18)。前界为终板,后界为松果体,顶为脉络组织,底由视交叉、灰结节、漏斗和乳头体组成,两侧为背侧丘脑和下丘脑。第三脑室前方借两侧的室间孔与侧脑室相通,后下方经中脑水管与第四脑室相通。

(四) 端脑

端脑位于颅腔内,由左右两侧大脑半球构成,大脑半球之间是大脑纵裂,纵裂底部是连接两侧大脑半球的胼胝体。大脑半球与小脑半球之间是大脑横裂。

1. 端脑的外形和分叶 每侧大脑半球分为平直的内侧面、隆凸的上外侧面和凹凸不平的底面。由于大脑半球各部的皮质发育不平衡,在半球表面出现许多隆起的脑回和深陷的脑沟。其中,重要而恒定的沟有:①外侧沟 lateral sulcus 起于半球下面,在半球上外侧面行向后上方;②中央沟 central sulcus 位于半球上外侧面,起于半球上缘中点稍后处,行向前下几达外侧沟,中央沟的起始端常延伸到半球内侧面;③顶枕沟 parietooccipital sulcus 位于半球内侧面的后部,自下而上越过半球的上缘达上外侧面。大脑半球借上述三条沟分为五叶:外侧沟上方和中央沟之前的部分为额叶 frontal lobe;外侧沟以下的部分为颞叶 temporal lobe;中央沟与顶枕沟之间、外侧沟以上的部分为顶叶 parietal lobe;位于外侧沟深面,被额、顶和颞叶所掩盖的呈三角形的部分是岛叶 insula;顶枕沟以后的部分是枕叶 occipital lobe。在半球上外侧面枕叶与顶叶、颞叶的分界线是人为假设的,常以顶枕沟至枕前切迹(枕极前方约 4cm 处的凹陷)的连线为枕叶的前界,自此线中点至外侧沟后端的连线是顶、颞二叶的分界(图 11-31~图 11-33)。

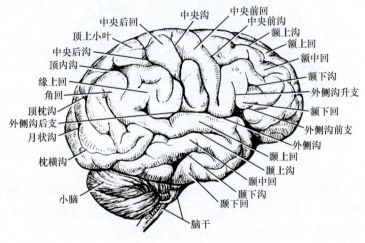

图 11-31 大脑半球外侧面

(1) 上外侧面

1) 额叶:中央沟的前方有与之平行的中央前沟,此沟与中央沟之间为中央前回 precentral gyrus。从中央前沟向前,有与半球上缘平行的两条沟,为额上沟和额下沟。额上沟与半球上缘之间为额上回 superior frontal gyrus,额上、下沟之间为额中回 middle frontal gyrus,额下沟以下为额下回 inferior frontal gyrus(图 11-31)。

2) 顶叶:中央沟的后方有与之平行的中央后沟,此沟与中央沟之间为中央后回 postcentral gyrus。在中央后沟后方,有一条与半球上缘平行的顶内沟。顶内沟以上为顶上小叶,以下为顶下小叶。顶下小叶又分为围绕外侧沟末端的缘上回 supramarginal gyrus 和围绕颞上沟末端的角回 angular gyrus。

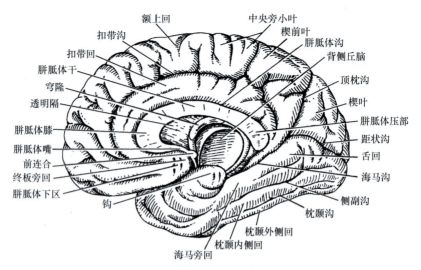

图 11-32 大脑半球内侧面

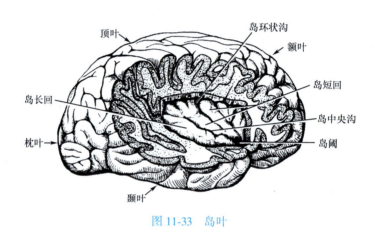

图 11-33 岛叶

3）颞叶：在外侧沟的下方，有与之平行的颞上沟和颞下沟。外侧沟与颞上沟之间为颞上回，自颞上回中部转入外侧沟的下壁上，有两个短而横行的脑回称颞横回 transverse temporal gyrus。颞上、下沟之间为颞中回，颞下沟下方为颞下回。

4）枕叶：最小，在外侧面上其沟回不恒定。

5）岛叶：外侧沟的深面，被额、顶、颞三叶包绕，并借岛状环沟与额、顶、颞叶分界。

（2）内侧面：在半球内侧面，上外侧面的中央前、后回延伸到内侧面形成中央旁小叶 paracentral lobule（图 11-32）。环绕胼胝体背面的胼胝体沟，它绕过胼胝体的后方向前移行为海马沟。在胼胝体的上方，有与之平行的扣带沟，此沟末端转向背方称边缘支。扣带沟与胼胝体沟之间为扣带回 cingulate gyrus。在胼胝体的后下方，有弓形走向枕叶后端的距状沟。距状沟与顶枕沟之间为楔叶，距状沟下方为舌回。

（3）底面：在半球底面，额叶内有纵行的嗅束，其前端膨大为嗅球，后者与嗅神经相连（图 11-34，图 11-35）。嗅束后端扩大为嗅三角。嗅三角与视束之间为前穿质，其内有许多小血管穿入脑实质。颞叶下方有与半球下缘平行的枕颞沟，在此沟内侧有与之平行的侧副沟,侧副沟内侧为海马旁回 parahippocampal gyrus,此回的前端弯曲为钩 uncus。海马旁回的内侧为海马沟,其上方有呈锯齿状的窄条皮质,称齿状回 dentate gyrus。从内面看,在齿状回的外侧,侧脑室下角底壁上有一弓形隆起为海马 hippocampus,海马和齿状回构成海马结构 hippocampal formation。

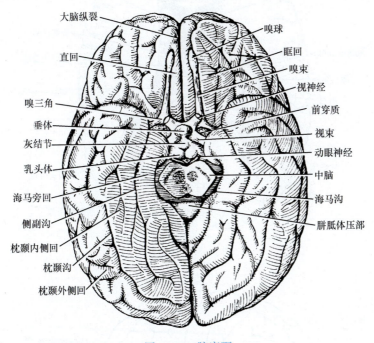

图 11-34 脑底面

2. 端脑的内部结构 大脑半球表面的灰质称皮质,其深面有大量的白质(髓质),埋在髓质内的灰质团块靠近端脑的底部称基底核。左右大脑半球内部各有一腔隙为侧脑室。

(1)侧脑室 lateral ventricle:左、右各一,分别位于两侧大脑半球内,它们是对称而不规则的腔隙,内含脑脊液(图 11-36,图 11-37)。分中央部、前角、后角和下角四部。中央部位于顶叶内,是一狭窄的水平裂,其顶为胼胝体,底为背侧丘脑和尾状核;由中央部向前伸入额叶内是前角;中央部向后伸入枕叶内的是后角;从后角向前下伸入颞叶内的是下角,在下角底上有隆

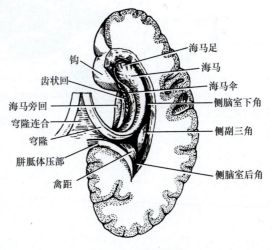

图 11-35 海马结构

起的海马。侧脑室内的脉络丛位于中央部和下角内,是产生脑脊液的主要部位。两侧侧脑室通过室间孔与第三脑室相通。临床上通过脑室造影,可了解侧脑室位置和大小的改变,来诊断颅脑疾病。

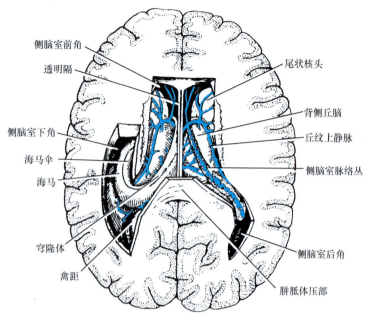

图 11-36 侧脑室

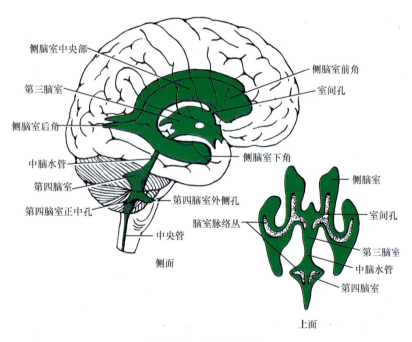

图 11-37 脑室投影图

（2）基底核 basal nuclei：为埋藏在大脑半球底部髓质中的核团，包括尾状核、豆状核、屏状核和杏仁体（图 11-38）。

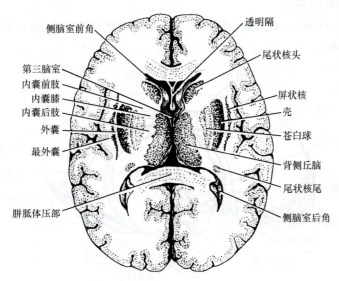

图 11-38　基底核、背侧丘脑和内囊

1）尾状核 caudate nucleus：呈"C"形，全长与侧脑室相邻，分头、体、尾三部。头部膨大与侧脑室前角的底相邻，体部呈弧形，沿背侧丘脑向后，再转向腹侧移行为尾部，末端接杏仁体。

2）豆状核 lentiform nucleus：位于岛叶深部，核的前下部与尾状核头部相连，其余部分借内囊与尾状核和背侧丘脑相邻。豆状核在冠状切面和水平切面均呈尖向内侧的三角形，并被两个白质板分为三部分：外侧部最大，称壳 putamen，其余二部称苍白球 globus pallidus。在种系发生上，尾状核和壳是较新的结构，合称新纹状体，苍白球为较古老的部分，称旧纹状体。在哺乳类以下的动物，纹状体是控制运动的最高中枢，在人类由于大脑皮质的高度发展，纹状体退居从属地位。

3）屏状核 claustrum：是岛叶皮质与豆状核之间的薄层灰质。其机能不十分清楚。

4）杏仁体 amygdaloid body：在侧脑室下角前端的上方，海马旁回钩的深面，与尾状核末端相连。其机能与行为、内分泌和内脏活动有关。

（3）大脑半球的髓质：由大量神经纤维组成，完成皮质各部之间及皮质与皮质下结构间的联系，按其位置、长短和方向的不同，分为联络纤维、连合纤维和投射纤维。

1）联络纤维 association fibers：是联系同侧半球内叶与叶或回与回之间的纤维（图 11-39）。联系相邻脑回位置表浅的短纤维称弓状纤维；联系相邻各叶的纤维较长称长纤维，主要有：①钩束，呈钩状绕过外侧沟，连接额、颞两叶的前部；②上纵束，位于岛叶的上方，联系额、顶、枕、颞叶的纤维；③下纵束，位于半球底面，联系枕、颞叶的纤维；④扣带，位于扣带回和海马旁回

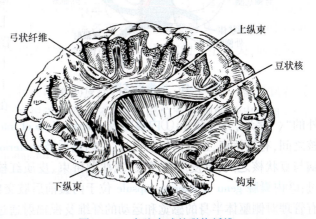

图 11-39　大脑半球的联络纤维

球。即善用右手者语言中枢在左侧半球,善用左手者其语言中枢也在左侧半球,只有一小部分人在右侧半球,故左侧半球是语言区的优势半球。语言区包括说话、听话、书写和阅读4区。①运动性语言中枢:位于额下回的后部,又称 Broca 区。此区受损,产生运动性失语症,即患者与发音有关的唇、舌、咽喉肌未瘫痪,但丧失说话能力。②听觉性语言中枢:在颞上回后部,若此区受损,患者听觉正常,但听不懂别人说话的意思,称感觉性失语症。③书写中枢:在额中回后部,邻中央前回的上肢投影区。此区受损,患者手部运动无障碍,但不能以书写方式表达意思,称失写症。④视觉性语言中枢:在角回,如此区受损,患者视觉无障碍,但不能阅读书报,不理解曾理解的文字含意,称失读症。

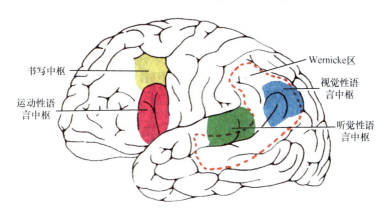

图 11-43　左侧大脑半球的语言中枢

3. 边缘系统　边缘系统 limbic system 由边缘叶和有关的皮质和皮质下结构(如杏仁体、隔核、下丘脑、上丘脑、丘脑前核等)共同组成,边缘叶是由隔区、扣带回、海马旁回、海马和齿状回共同构成。边缘叶与内脏活动、情绪反应、性活动和记忆等活动的机制有关。参与内脏传入神经加工处理、觉醒、胃肠运动和分泌功能的中枢自主神经调节的脑区紧密重叠。前扣带回皮质嘴部代表内脏运动皮质,投射到下丘脑核、杏仁核和中央管周围灰质构成网。这些网的输出到达脑干内侧核(腹内侧核前部、蓝斑核、中缝核),这些核在疼痛、觉醒的调节中起重要作用。这些核构成的网络称情感运动系统,与一套特定的并行的运动通路相关,控制应激刺激引起的躯体、自主、抗伤害和内分泌的反应。

(姜　东)

第3节　神经系统的传导通路

人体在生命活动过程中,通过感受器将机体内外环境的各种刺激转化为神经冲动,经传入神经传到中枢神经系统的相应部位,再经过一系列突触连接构成的神经元链,最后到大脑皮质高级中枢,形成感觉,这样的神经传导通路称为感觉传导通路。另外,大脑皮质将这些感觉信息分析整合后,发出神经冲动,经由另一些神经元突触连接组成的神经元链,经脑干和脊髓的传出神经元到达效应器,这样的传导通路称为运动传导通路。因此,在神经系统内存在着两大类传导通路 conductive pathway:感觉(上行)传导通路 sensory pathway(ascending pathway)和运动(下行)传导通路 motor pathway(descending pathway)。

一、感觉传导通路

根据传导感觉冲动的来源,感觉传导通路可分为躯体感觉传导通路和内脏感觉传导通路。躯体感觉包括一般躯体感觉和特殊躯体感觉两类。一般躯体感觉包括深感觉(肌肉、肌腱、关节的位置觉、运动觉和振动觉)和浅感觉(皮肤的痛、温、触、压觉等,触觉可再分为粗触觉和精细触觉)。特殊躯体感觉包括视觉、听觉和平衡觉。内脏感觉可分为一般和特殊内脏感觉,后者包括嗅觉。以上各种感觉均有不同的传导通路。

(一) 浅感觉传导通路

传递皮肤、黏膜的痛、温、触、压觉,由 3 级神经元组成。根据所传导感觉的来源部位分为躯干、四肢的浅感觉传导通路和头面部浅感觉传导通路。

1. 躯干、四肢浅感觉传导通路

第一级神经元(假单极神经元)的胞体位于脊神经节内,其周围突(树突)构成脊神经内的感觉纤维,分布至躯干、四肢皮肤的痛、温觉感受器;中枢突经后根入脊髓,一般先在后外束(Lissauer 束)内上升 1~2 脊髓节段,然后终止于灰质后角固有核(图 11-44)。

第二级神经元胞体位于脊髓灰质后角固有核内,其轴突经白质前连合,交叉到对侧的外侧索和前索,分别组成脊髓丘脑侧束和脊髓丘脑前束上升。脊髓丘脑侧束传递痛、温觉冲动,脊髓丘脑前束传递触、压觉冲动。此二束纤维在脊髓内上升,进入脑干后合称脊髓丘脑束,最后终止于背侧丘脑的腹后外侧核。

在脊髓内,脊髓丘脑束纤维的排列由腹外向背内侧,依次为传导骶、腰、胸、颈部痛温觉的传入纤维。当发生脊髓内肿瘤时,由内向外压迫脊髓丘脑侧束,则痛、温觉障碍由身体上半部向下扩展;而髓外肿瘤,由外向内逐渐压迫脊髓丘脑侧束,则痛、温觉障碍自下半身向上扩展。

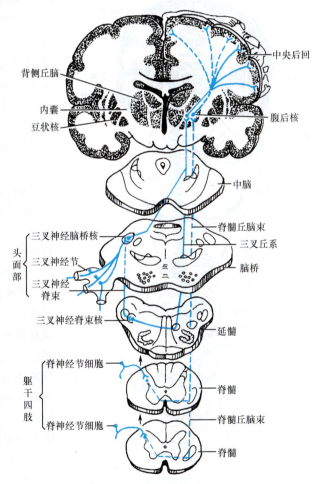

图 11-44 躯体浅感觉传导通路

第三级神经元的胞体在背侧丘脑腹后外侧核,其发出的轴突组成丘脑皮质束(丘脑中央辐射),经过内囊后肢,投射到躯体感觉中枢,大脑皮质中央后回的中、上部和中央旁小叶后部)。

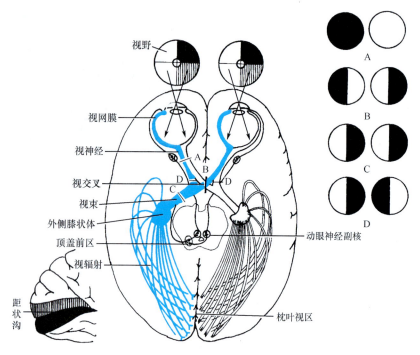

图 11-47　视觉传导通路和瞳孔对光反射通路

视野是指眼球固定向前平视时所能看到的空间范围。由于眼球屈光装置对光线的折射作用,鼻侧半视野的物象将投射到颞侧半视网膜,而颞侧半视野的物象投射到鼻侧半视网膜;同样,上下半视野的光线透射也是如此。当视觉传导通路的不同部位损伤时,会引起不同的视野缺损:一侧眼的视网膜或视神经损伤,患侧眼的视野全盲;视交叉中央部的交叉纤维损伤,双眼颞侧视野偏盲(管状视野);视交叉一侧的不交叉纤维损伤时,患侧眼的鼻侧视野偏盲;一侧视束、视辐射或视觉中枢损伤,可引起双眼病灶对侧半视野同向性偏盲。

2. 瞳孔对光反射通路　用强光照射一侧眼的瞳孔,引起两眼瞳孔缩小的反应称为瞳孔对光反射 pupillary light reflex。受光照一侧眼的反应称直接对光反射,另一侧眼的反应称间接对光反射(图 11-47)。

对光反射通路的传入部分在第一、二级神经元的结构和视觉传导路相同。但在视束内,部分神经纤维发出侧支终止于同侧的顶盖前区。顶盖前区为对光反射的中枢,此区神经元再发出轴突与双侧动眼神经副核相联系,双侧动眼神经副核的传出纤维(节前纤维)经双侧动眼神经终止于双侧的睫状神经节形成突触,再由此发出节后纤维,最终支配双眼的瞳孔括约肌。

（四）听觉传导通路

听觉传导通路 auditory pathway 由三级神经元组成(图 11-48)。一级神经元的胞体位于内耳蜗神经节内,其周围突分布至内耳螺旋器的毛细胞,中枢突组成蜗神经,与前庭神经共同经内耳道、内耳门入脑干,终止于蜗腹侧核和蜗背侧核。

第二级神经元胞体位于蜗腹侧核和蜗背侧核,其发出的二级纤维大部分在脑桥内交叉至对侧,形成斜方体,再折转向上,称为外侧丘系;小部分纤维不交叉,直接进入同侧的外侧丘系。外侧丘系的大部分纤维终于内侧膝状体核,小部分终于中脑下丘核形成突触后,再

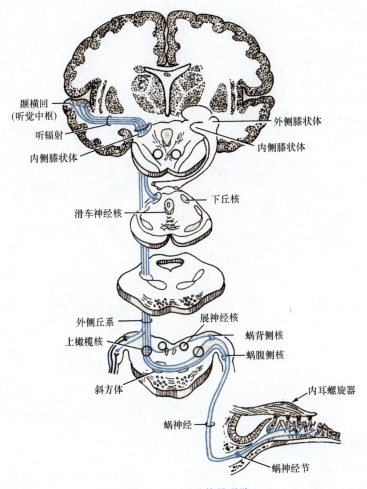

图 11-48　听觉传导通路

发出纤维进入内侧膝状体。

　　第三级神经元胞体在内侧膝状体。其轴突构成听辐射 acoustic radiation，经内囊后肢投射至听觉中枢颞横回（听觉区）。

　　该传导通路的功能是传导听觉。当一侧蜗神经及其核受损时，同侧耳全聋；由于一侧的外侧丘系同时传递两耳的听觉，因此当一侧外侧丘系及其以上部位损伤时，一般引起两耳听力的轻度减退，以对侧耳较明显。

（五）平衡觉传导通路

　　平衡觉传导通路的第一级神经元胞体位于内耳前庭神经节，其周围突分布于内耳的平衡觉感受器椭圆囊斑、球囊斑和壶腹嵴，中枢突组成前庭神经进入脑干，终止于前庭神经核形成突触（图 11-49）。

　　第二级神经元胞体在前庭神经核，发出的二级纤维向大脑皮质的投射路径不甚清楚，可能经过背侧丘脑腹后核（第三级神经元胞体所在部位）中继后，最终投射至颞上回。但是，由前庭神经核发出的纤维还可投射至动眼、滑车和展神经核、副神经核、迷走神经背核、疑核及脊髓，完成各种平衡反射。也可进入小脑，参与平衡调解。

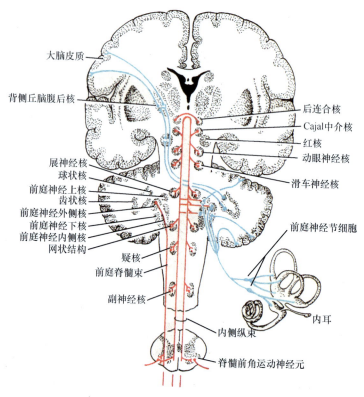

图 11-49　平衡觉传导通路

（六）内脏感觉传导路

内脏感觉包括一般内脏感觉和特殊内脏感觉。一般内脏感觉指心、血管、腺体及内脏的感觉，特殊内脏感觉指嗅觉和味觉，它们的传导通路各不相同。

1. 一般内脏感觉传导通路　尚不十分清楚，目前认为第一级神经元胞体在面神经、舌咽神经、迷走神经的感觉神经节和脊神经节内，其周围突随舌咽神经、迷走神经、交感和盆内脏神经分布。中枢突随以上脑神经进入脑干，终止于孤束核，或经脊神经后根进入脊髓灰质后角。孤束核和脊髓灰质后角的神经元发出的二级纤维上升，终止于背侧丘脑腹后核、下丘脑、背侧丘脑背内侧核内形成突触。最后发出纤维投射至岛叶、嗅皮质、额叶、顶叶和边缘叶的皮质。

2. 嗅觉传导通路　第一级神经元是嗅细胞，分散于嗅黏膜内。嗅细胞是双极细胞，其周围突伸向黏膜表面，中枢突形成嗅神经纤维，穿筛孔止于嗅球，与二级神经元形成突触。二级神经元发出纤维组成嗅束，经嗅三角、外侧嗅纹止于梨状前区、杏仁周区和杏仁体核，完成嗅觉的识别。

3. 味觉传导通路　尚不十分清楚。人类味觉的一级神经元胞体位于面神经、舌咽神经和迷走神经的感觉神经节内，发出中枢突止于孤束核的上段，即味觉核。但味觉核的二级上行径路至今不清楚。味觉的意识性皮质定位，至今意见不统一。通常认为可能在中央前、后回的最下部及脑岛前部、海马旁回钩及附近的颞叶皮质。

二、运动传导通路

运动传导通路是从大脑皮质至躯体运动效应器和内脏活动效应器的神经联系。运动传导通路包括:躯体运动传导通路和内脏运动传导通路。而躯体运动传导通路又包括锥体系和锥体外系两部分,其功能主要为支配和调控骨骼肌的随意运动。

（一）锥体系

锥体系 pyramidal system 主要管理骨骼肌的随意运动,由上、下两级神经元组成。上运动神经元 upper motor neurons 为大脑皮质内的大锥体细胞,即贝茨细胞(Betz 细胞)和其他类型的锥体细胞,胞体主要位于大脑中央前回和中央旁小叶前部的皮质内,其轴突组成下行纤维束,称锥体束 pyramidal tract。其中,终于脑神经核的纤维称皮质脑干束(或皮质核束);终于脊髓灰质前角运动核的纤维称皮质脊髓束。下运动神经元 lower motor neurons 为脑神经运动核或脊髓灰质前角内的运动神经元,其轴突分别组成脑神经和脊神经内的运动纤维,终止于躯体的骨骼肌。锥体系的功能主要是支配躯体骨骼肌的随意运动。

1. 皮质核束 corticonuclear tract

又称皮质脑干束,上运动神经元为大脑皮质中央前回下部的锥体细胞,其轴突集中下行组成皮质脑干束,经过内囊膝部、中脑的大脑脚底、脑桥基底至延髓锥体(图 11-50)。皮质脑干束在下行过程中,绝大部分纤维同时终止于双侧的脑神经躯体运动核(动眼神经核、滑车神经核、展神经核、三叉神经运动核、面神经核上部、疑核和副神经核),少部分纤维完全交叉至对侧,终止于对侧的面神经核下部和舌下神经核。下运动神经元胞体位于脑干内上述脑神经运动核,其轴突组成脑神经的躯体运动纤维支配双侧眼外肌、咀嚼肌、面上部表情肌、胸锁乳突肌、斜方肌、咽喉肌和一侧的面下部表情肌、舌肌。

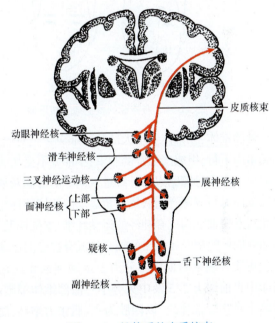

图 11-50 锥体系的皮质核束

当病变累及一侧上运动神经元,如中央前回下部或内囊膝部、中脑大脑脚底、脑桥基底等处的皮质脑干束损伤时,则仅引起病变对侧眼裂以下表情肌及对侧舌肌瘫痪,表现为病灶对侧鼻唇沟消失、口角下垂、不能鼓腮,口角歪向病灶侧,伸舌时,舌尖偏向病灶对侧,此种瘫痪称为核上瘫 supranuclear paralysis。如果该传导通路的下运动神经元损伤,引起的瘫痪称为核下瘫 infranuclear paralysis,如某脑神经核或脑神经损伤,则只引起同侧该受损神经核或脑神经所支配的头、面部肌肉瘫痪(图 11-51,图 11-52)。

2. 皮质脊髓束 corticospinal tract

上运动神经元胞体为大脑皮质中央前回上 2/3 和中央旁小叶前部的锥体细胞,下运动神经元胞体则位于脊髓灰质前角运动核(图 11-53)。上运动神经元胞体发出的轴突集聚成皮质脊髓束下行,经内囊后肢、中脑大脑脚底,达脑桥的基底

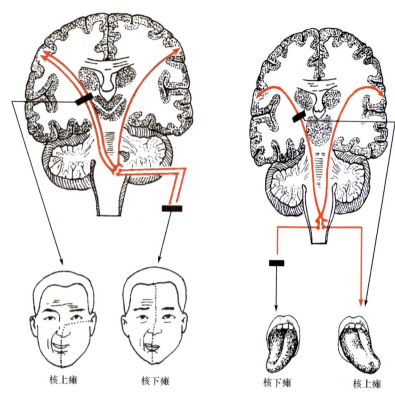

图 11-51　面神经的核上瘫及核下瘫　　图 11-52　舌下神经的核上瘫及核下瘫

部至延髓锥体,在锥体下端大部分纤维交叉至对侧,形成锥体交叉,交叉后的纤维于对侧脊髓外侧索内下行,组成皮质脊髓侧束;小部分不交叉的纤维,在同侧脊髓前索内下行,形成皮质脊髓前束。皮质脊髓侧束的纤维进入同侧的脊髓灰质前角运动外侧核形成突触,而皮质脊髓前束纤维同时与双侧脊髓灰质前角运动内侧核的神经元相突触。脊髓灰质前角运动外侧核的神经元所发的轴突构成脊神经的运动纤维,支配四肢部位骨骼肌的随意运动。而脊髓灰质前角运动内侧核的神经元发出的轴突构成脊神经的运动纤维,支配躯干肌的随意运动。

　　皮质脊髓束的损伤可分为上运动神经元损伤和下运动神经元损伤。上运动神经元损伤即中央前回上 2/3 及中央旁小叶前部锥体细胞或其轴突(皮质脊髓束)损伤,典型症状是对侧半身痉挛性瘫痪,以四肢为主,肌张力增高,腱反射亢进,部分浅反射减弱或消失,病理反射阳性,又称为痉挛性瘫痪(硬瘫)。下运动神经元损伤即脊髓灰质前角运动神经元或其轴突(脊神经)损伤,典型症状也是随意运动消失,但范围较小,多为该神经所支配的一块或几块肌瘫痪,肌张力降低,一切反射均消失,肌萎缩明显等,瘫痪又称软瘫。

（二）锥体外系

　　锥体外系 extrapyramidal system 是指锥体系以外一切与躯体运动有关的下行传导通路。锥体外系结构复杂,几乎包括整个大脑皮质,皮质下结构包括纹状体、底丘脑核、中脑顶盖、红核、黑质、脑桥核、前庭核、小脑和脑干网状结构等。

　　锥体外系的种系发生较早,从鱼类开始出现,鸟类的一切运动均由锥体外系控制。哺乳类,由于大脑皮质和锥体系的高度分化,锥体外系的活动则从属于锥体系,二者协同完成运动功能。人类锥体外系的功能主要是调节肌张力,协调肌肉运动,维持姿势和习惯性动作等。

锥体外系的传导通路有多条,最主要的有纹状体-苍白球系和皮质-脑桥-小脑系。二者可调整大脑皮质躯体运动区的兴奋水平。此外,还有许多重要的下行通路,可直接影响和控制脑干和脊髓的躯体运动神经元。

1. 纹状体-苍白球系 纹状体是控制运动的重要调节中枢,有着复杂的纤维联系,形成大、小多条环路,其中主要的有:皮质-新纹状体-丘脑-皮质环路,是一条影响发出锥体束的皮质躯体运动区活动的重要反馈环路;新纹状体-黑质环路,自新纹状体发出纤维止于黑质,再由黑质发出纤维,经同一途径返回新纹状体,黑质细胞合成多巴胺,通过此环路参与运动调节;苍白球-底丘脑环路,自苍白球发出纤维终于底丘脑核,底丘脑核发出纤维经同一途径返回苍白球,对苍白球发挥抑制性反馈影响。

2. 皮质-脑桥-小脑系 自大脑额叶、顶叶、颞叶和枕叶皮质起始的纤维分别组成额桥束和顶、枕、颞桥束,经内囊下行,通过大脑脚底止于同侧脑桥核,由脑桥核发出纤维越过中线,组成小脑中脚进入小脑,止于新小脑皮质。小脑皮质将传入的随意运动信息整合,传至齿状核,由齿状核发出纤维经小脑上脚,纤维交叉后,上升达背侧丘脑和红核。由背侧丘脑发出纤维返回至大脑额叶皮质躯体运动区,反馈性调控皮质运动区的功能。或由红核神经元发出红核脊髓束进入脊髓前角,以调控前角运动神经元的功能。这条联系大、小脑皮质间的通路在人类最为发达(图11-54)。

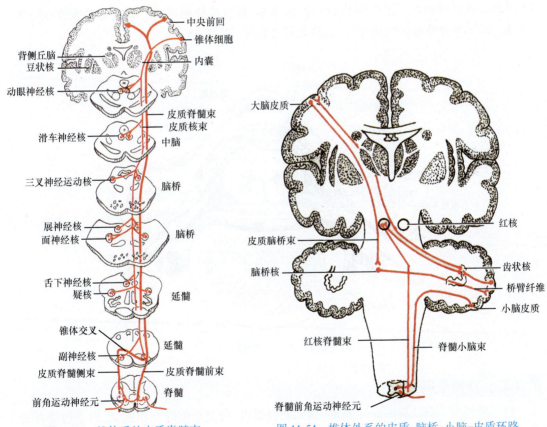

图 11-53 锥体系的皮质脊髓束

图 11-54 椎体外系的皮质-脑桥-小脑-皮质环路

人脑锥体外系的功能主要是调节肌张力以协调肌的运动,维持姿势和习惯性动作,而锥体系主要是发动随意运动,特别是与四肢远端小肌群的精细动作有关。二者是密切关联的,锥体系准确的随意运动主要靠锥体外系的正常来保证实现。

(房　艳)

第4节　脑和脊髓的被膜、血管及脑脊液循环

脑和脊髓的表面包有3层被膜,由外向内依次为硬膜、蛛网膜和软膜。硬膜厚而坚韧,蛛网膜薄而透明,紧贴硬膜内面,软膜薄而富有血管,紧贴脊髓和脑的表面,并深入沟裂中。对脑和脊髓具有保护、支持和营养作用。由于脑和脊髓的外形和位置不同,它们的被膜在结构方面存在某些差异。

一、脊髓的被膜

（一）硬脊膜

硬脊膜 spinal dura mater 上端附于枕骨大孔边缘,与硬脑膜相延续;下部在第2骶椎水平逐渐变细,包裹马尾,末端附于尾骨;两侧在椎间孔处与脊神经外膜相延续。硬脊膜与椎管内面骨膜及黄韧带之间的狭窄腔隙称硬膜外隙 epidural space,其容积约为100ml,略呈负压,内含疏松结缔组织、脂肪、淋巴管和静脉丛等,有脊神经根通过。临床上将麻醉药物注入此隙,以阻滞脊神经根的传导作用,称硬膜外麻醉(图11-55)。

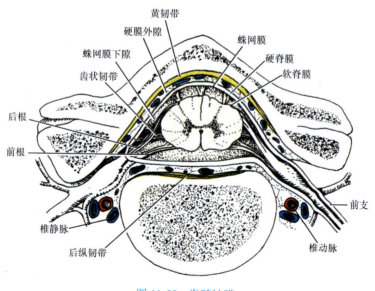

图11-55　脊髓被膜

（二）脊髓蛛网膜

脊髓蛛网膜 spinal arachnoid mater 紧贴硬脊膜内,向上与脑蛛网膜相续,向下包绕脊髓和马尾,下端达第2骶椎平面。脊髓蛛网膜和软脊膜之间的间隙称蛛网膜下隙 subarachnoid space,并充满清亮的脑脊液。蛛网膜下隙的下部自脊髓下端至第2骶椎之间扩大,称为终池 terminal cistern,内容马尾。临床上常在第3、4或第4、5腰椎间进行腰穿,以抽取脑脊液

或注入药物而不致损伤脊髓。脊髓蛛网膜下隙向上与脑蛛网膜下隙相通。

（三）软脊膜

软脊膜 spinal pia mater 紧贴脊髓表面,并延伸至脊髓的沟裂中,向上经枕骨大孔与软脑膜相延续,在脊髓下端移行为终丝;软脊膜在脊髓两侧脊神经前、后根之间形成齿状韧带 denticulate ligament,并浸泡于脑脊液中,齿尖向外经蛛网膜附着于硬脊膜,起固定脊髓的作用。

二、脑 的 被 膜

（一）硬脑膜

硬脑膜 cerebral dura mater 坚硬而有光泽,由内、外两层合成,外层即颅骨内膜,内层较外层坚厚,两层之间有丰富的血管和神经。硬脑膜与颅盖骨结合较松,易于分离,但在颅的缝和颅底则附着牢固,很难分离,因此,当颅盖外伤时常因血管损伤而在硬脑膜与颅骨之间形成硬膜外血肿。当颅底骨折时,易将硬脑膜和蛛网膜同时撕裂,使脑脊液外漏。

硬脑膜在某些部位内、外两层分离,内衬内皮细胞,形成含静脉血的腔隙称硬脑膜窦;在某些部位硬脑膜内层折叠形成硬脑膜隔,深入脑各部裂隙中,对脑起固定和承托作用(图11-56,图11-57)。

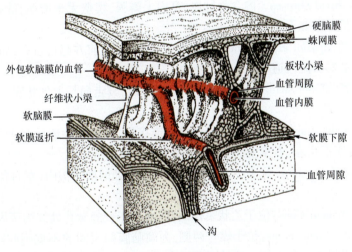

外包软脑膜的血管　纤维状小梁　软脑膜　软膜返折

硬脑膜　蛛网膜　板状小梁　血管周隙　血管内膜　软膜下隙　血管周隙　沟

图 11-56　脑被膜模式图

1. 硬脑膜隔

（1）大脑镰 cerebral falx:呈镰刀状,垂直伸入大脑半球纵裂内。其前端窄,附于鸡冠,后部宽,连于小脑幕的上面,下缘游离于胼胝体上方。

（2）小脑幕 tentorium of cerebellum:半月形,水平伸入大脑半球和小脑之间。后外侧缘附于横窦沟及颞骨岩部上缘,前内缘游离形成小脑幕切迹 tentorial incisure。切迹与鞍背形成一环形孔,内有中脑通过。小脑幕将颅腔不完全分隔成上下两部,当上部颅脑病变引起颅内压增高时,位于小脑幕切迹上方的海马旁回和钩可能被挤入小脑幕切迹,形成小脑幕切迹疝而压迫大脑脚和动眼神经根,引起一侧瞳孔散大,眼球向内固定等症状。

（3）小脑镰 cerebellar falx:自小脑幕下面伸入两小脑半球之间。

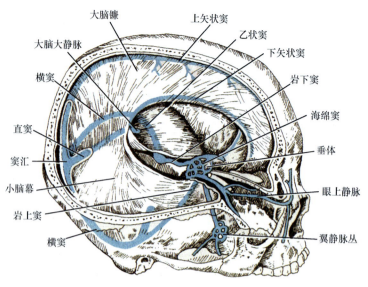

图 11-57　硬脑膜及硬脑膜窦

（4）鞍膈 diaphragma sellae：位于蝶鞍上方，连于鞍结节和鞍背上缘之间，封闭垂体窝，垂体柄从其中央通过。

2. 硬脑膜窦 dural sinuses　内含静脉血，窦内无瓣膜，窦壁无平滑肌，故损伤时出血难止。主要的硬脑膜窦有如下几种。

（1）上矢状窦 superior sagital sinus：位于上矢状窦沟内，前方起自盲孔，向后流入窦汇，是大脑上静脉的主要引流通道。

（2）下矢状窦 inferior sagital sinus：位于大脑镰下缘，其走向与上矢状窦一致，向后汇入直窦。

（3）直窦 straight sinus：位于大脑镰与小脑幕连接处，由大脑大静脉和下矢状窦汇合而成，向后通窦汇。窦汇由左、右横窦，上矢状窦及直窦汇合而成。

（4）横窦 transverse sinus：位于小脑幕后外侧缘附着处的横窦沟内，左右各一，向下弯曲续为乙状窦。

（5）乙状窦 sigmoid sinus：位于乙状窦沟内，向前下于颈静脉孔处续为颈内静脉。

（6）海绵窦 cavernous sinus：位于蝶鞍两侧，为硬脑膜两层间的不规则腔隙，形似海绵，两侧海绵窦借海绵间窦互相交通。窦内有颈内动脉和展神经通过，在窦的外侧壁内，自上而下有动眼神经、滑车神经、三叉神经的分支眼神经（V_1）和上颌神经（V_2）通过。

海绵窦与周围的静脉有广泛的交通。向后外经岩上、下窦通入横窦和颈内静脉，向前借眼静脉与面部浅静脉交通，向下经卵圆孔、破裂孔等处的导静脉与翼静脉丛相通，故面部感染可波及海绵窦，造成颅内感染和血栓形成，也可累及上述神经，出现相应症状（图 11-58）。

（7）岩上窦 superior petrosal sinus 和岩下窦 inferior petrosal sinus：分别位于颞骨岩部的上缘和后缘，将海绵窦的血液导入横窦和颈内静脉。

硬脑膜窦还借导静脉与颅外静脉相交通，故头皮感染也可蔓延至颅内。硬脑膜窦内血流方向：

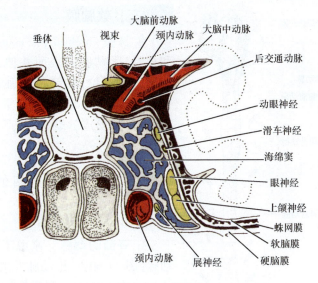

图 11-58　海绵窦

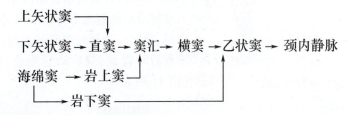

（二）脑蛛网膜

脑蛛网膜 cerebral arachnoid mater 薄而透明，缺乏血管和神经，包绕整个脑。除在大脑纵裂和大脑横裂处以外，均不伸入脑的沟内。与软脑膜之间为蛛网膜下隙，内充满脑脊液，向下与脊髓蛛网膜下隙相通。脑蛛网膜下隙在某些部位扩大称蛛网膜下池 subarachnoid cisterns。在小脑与延髓之间有小脑延髓池 cerebellomedullary cistern，临床上可在此经枕骨大孔进行穿刺抽取脑脊液。脑蛛网膜在上矢状窦处形成许多绒毛状突起，突入上矢状窦内，称蛛网膜粒 arachnoid granulations。脑脊液经蛛网膜粒渗入上矢状窦内，回流入静脉（图11-59）。

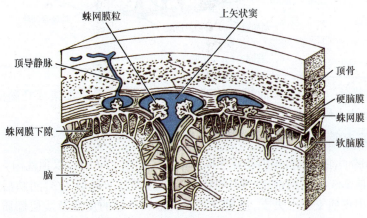

图 11-59　蛛网膜粒和硬脑膜窦

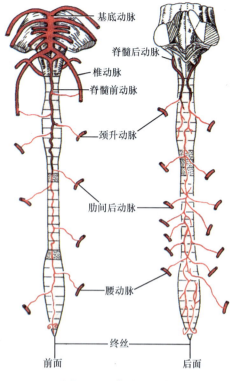

图 11-60　脊髓的动脉

（图中标注：基底动脉、脊髓后动脉、椎动脉、脊髓前动脉、颈升动脉、肋间后动脉、腰动脉、终丝、前面、后面）

（三）软脑膜

软脑膜 cerebral pia mater 薄而富含血管和神经,紧贴脑的表面并伸入沟裂内。在脑室的一定部位,软脑膜的血管反复分支形成毛细血管丛,并与软脑膜、室管膜上皮一起突入脑室内,形成脉络丛,是产生脑脊液的主要结构。

三、脊髓和脑的血管

（一）脊髓的血管

1. 脊髓的动脉　来源于椎动脉和节段性动脉(图 11-60)。椎动脉发出一条脊髓前动脉 anterior spinal artery 和两条脊髓后动脉 posterior spinal artery,脊髓前动脉沿前正中裂下降;脊髓后动脉沿后外侧沟下降。节段性动脉是由颈升动脉、肋间后动脉和腰动脉发出的脊髓支,进入椎管后与脊髓前、后动脉吻合,共同营养脊髓(图 11-61)。

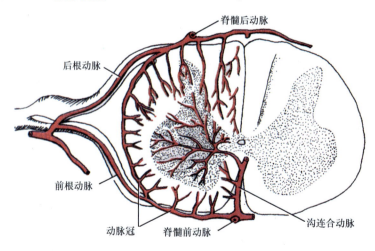

图 11-61　脊髓内部的动脉分布

（图中标注：脊髓后动脉、后根动脉、前根动脉、动脉冠、脊髓前动脉、沟连合动脉）

2. 脊髓的静脉　较动脉多而粗,收集脊髓内的静脉血,最后汇集成脊髓前、后静脉,通过前、后根静脉注入硬膜外隙的椎内静脉丛。

（二）脑的血管

1. 脑的动脉　主要来自颈内动脉和椎-基底动脉(图 11-62)。以顶枕沟为界,颈内动脉供应大脑半球前 2/3 和间脑前部,椎-基底动脉供应大脑半球后 1/3、间脑后部、小脑和脑干。二者都发出皮质支和中央支,皮质支营养大脑和小脑的皮质及浅层髓质;中央支营养间脑、基底核和内囊等。

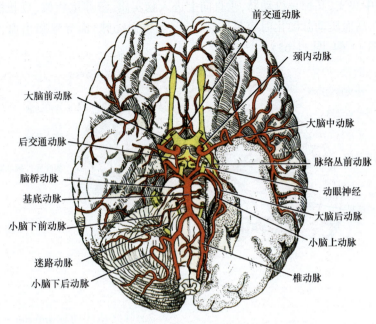

图 11-62　脑底的动脉

（1）颈内动脉 internal carotid artery：起自颈总动脉，自颈部向上至颅底，经颞骨岩部的颈动脉管入颅，向前穿海绵窦，在视交叉外侧分支营养脑部。其主要分支有如下几种。

1）大脑前动脉 anterior cerebral artery：在视神经上方向前内行，进入大脑纵裂，与对侧的同名动脉借前交通动脉 anterior communicating artery 相连，沿胼胝体沟向后行。皮质支分布于顶枕沟以前的半球内侧面、额叶底面的一部分和额、顶两叶上外侧面上部。中央支自大脑前动脉的近侧段发出，穿入脑实质，供应尾状核、豆状核前部和内囊前肢（图 11-63）。

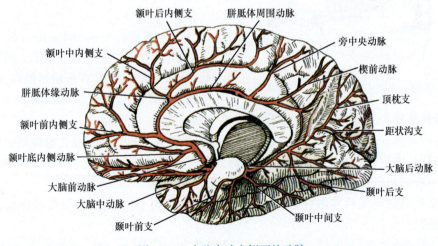

图 11-63　大脑半球内侧面的动脉

2）大脑中动脉 middle cerebral artery：可视为颈内动脉主干的直接延续，进入外侧沟内，发出数支皮质支，营养大脑半球上外侧面的大部分和岛叶。包括躯体运动、躯体感觉、语言中枢和内囊等处，一旦栓塞或破裂，都可产生严重的临床症状。在大脑中动脉的起始处，发出一些细小的中央支,又称豆纹动脉,垂直向上进入脑实质,营养尾状核、豆状核、内囊膝和后肢的前部,在高血压动脉硬化时容易破裂(故又名出血动脉)而导致脑出血,将出现严重的功能障碍(图 11-64,图 11-65)。

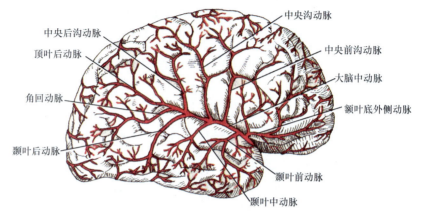

图 11-64　大脑半球外侧面的动脉

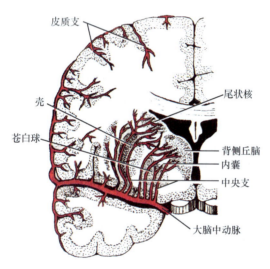

图 11-65　大脑中动脉的中央支和皮质支

3）脉络丛前动脉 anterior choroid artery：沿视束下面向后外行,经大脑脚与海马旁回钩之间进入侧脑室下角,止于脉络丛。沿途发出分支供应外侧膝状体、内囊后肢的后下部、大脑脚底的中 1/3 及苍白球等结构。此动脉细小且行程又长,易被血栓阻塞。

4）后交通动脉 posterior communicating artery：在视束下面行向后,与大脑后动脉吻合,将颈内动脉系与椎-基底动脉系吻合在一起。

（2）椎动脉 vertebral artery：起自锁骨下动脉,向上依次穿经第 6 至第 1 颈椎横突孔,经枕骨大孔入颅,在脑桥延髓沟,两侧椎动脉合成一条基底动脉 basilar artery,基底动脉沿脑桥基底沟上行,至脑桥上缘分为左、右大脑后动脉。

大脑后动脉 posterior cerebral artery 是基底动脉的终支,绕大脑脚向后,沿海马旁回钩转至颞叶和枕叶内侧面。皮质支营养颞叶内侧面和底面及枕叶,中央支营养背侧丘脑、内侧膝状体、下丘脑和底丘脑等。

椎-基底动脉还先后发出脊髓前、后动脉,脑桥动脉和小脑动脉,分别营养脊髓、小脑、延髓和脑桥等。

（3）大脑动脉环 cerebral arterial circle：又称 Willis 环(图 11-62),由前交通动脉、大脑前动脉、颈内动脉、后交通动脉和大脑后动脉吻合而成。该环围绕在视交叉、灰结节和乳头体周围,将颈内动脉系与椎-基底动脉系联系在一起,也使左右大脑半球的动脉相联合。当此环的某一处发育不良或被阻断时,通过大脑动脉环可使血液重新分配和代偿,以维持脑的血液供应。

2. 脑的静脉 壁薄无瓣膜,不与动脉伴行,分浅、深两组,吻合丰富,注入硬脑膜窦,最终汇入颈内静脉(图 11-66)。

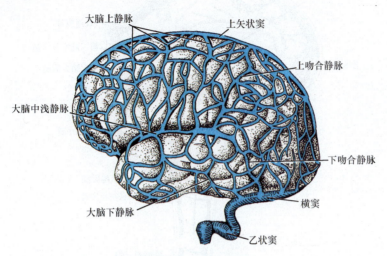

图 11-66 脑的浅静脉

(1)浅静脉:引流皮质和皮质下的血液,主要有大脑上静脉、大脑中静脉和大脑下静脉,三者相互吻合成网,分别注入上矢状窦、海绵窦和横窦等。

(2)深静脉:收集大脑髓质、基底核、间脑和脑室脉络丛的静脉血,在胼胝体压部后下方,向后注入大脑大静脉(Galen 静脉)great cerebral vein(图 11-67)。大脑大静脉很短,向后注入直窦。

四、脑脊液及其循环

脑脊液 cerebral spinal fluid,是充满脑室系统、脊髓中央管和蛛网膜下隙的无色透明液体,对中枢神经系统起缓冲、保护、营养、运输代谢产物及维持正常颅内压的作用。成人脑脊液总量约 150ml,处于不断产生、循环和回流的相对平衡状态(图 11-68)。

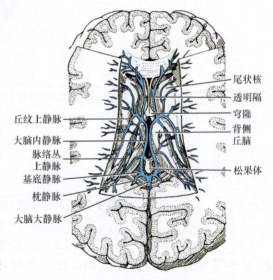

图 11-67 脑的深静脉

脑脊液主要由各脑室的脉络丛产生,最后汇入静脉。左右侧脑室脉络丛产生的脑脊液,经室间孔汇入第三脑室;汇合第三脑室脉络丛产生的脑脊液,经中脑水管汇入第四脑室;再汇合第四脑室脉络丛产生的脑脊液,经第四脑室正中孔和外侧孔汇入蛛网膜下隙,沿该隙流向大脑上外侧面,经脑蛛网膜粒渗入上矢状窦汇入静脉。如脑脊液的循环受阻,可引起颅压增高和脑积水。

侧脑室 →(室间孔)→ 第三脑室 →(中脑水管)→ 第四脑室 →(正中孔 外侧孔)→ 蛛网膜下隙 →(蛛网膜粒)→ 上矢状窦 → 颈内静脉

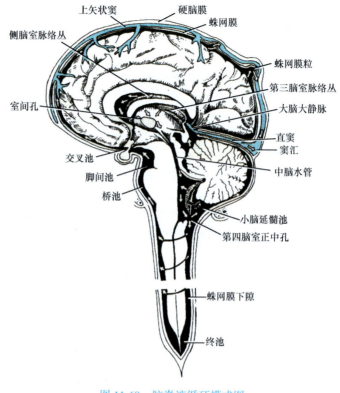

图 11-68　脑脊液循环模式图

正常脑脊液有恒定的化学成分和细胞数,脑的某些疾病可引起脑脊液成分和量的改变,因此临床上检验脑脊液可协助诊断。

（房　艳）

第5节　周围神经系统

周围神经系统 peripheral nervous system 是指中枢神经系统(脑和脊髓)以外的神经部分。根据其发出的部位,可分为两部分:一是脊神经,与脊髓相连,主要分布于躯干和四肢;二是脑神经,与脑相连,主要分布于头面部。根据其分支分布的对象,周围神经系统也可分为躯体神经和内脏神经。躯体神经主要分布于骨骼肌、腱、关节、皮肤等。内脏神经主要分布于内脏、心血管和腺体。

一、脊　神　经

脊神经 spinal nerves 共31对。其中,颈神经 cervical nerve 8对、胸神经 thoracic nerve 12对、腰神经 lumbar nerve 5对、骶神经 sacral nerve 5对和尾神经 coccygeal nerve 1对。前根属于运动性神经,后根属于感觉性神经,二者在椎间孔处汇合而成脊神经。在椎间孔附近,后根出现一个椭圆形膨大部分,称脊神经节。31对脊神经主要通过椎间孔等通道穿出椎管。

脊神经中含有4种纤维成分。

（1）躯体感觉纤维：分布于躯干和四肢的皮肤、骨骼肌、腱和关节，将皮肤的浅感觉（痛觉、温度觉等）和肌、腱、关节的深感觉（位置觉、运动觉等）冲动传入中枢。

（2）内脏感觉纤维：分布于内脏、心血管和腺体，将这些器官的感觉冲动传入中枢。

（3）躯体运动纤维：支配躯干和四肢的骨骼肌运动。

（4）内脏运动纤维：支配心肌、平滑肌的运动，控制腺体的分泌（图11-69）。

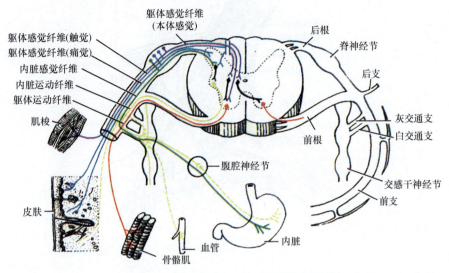

图11-69 脊神经的组成、分支、分布示意图

脊神经主干很短，出椎间孔后立即分为脊膜支、交通支、后支和前支。脊膜支细小，经椎间孔返回椎管，分布于脊髓的被膜和脊椎的韧带等。交通支连于脊神经和交感干之间。后支一般较细小，发出后向后走行，分布于枕、项、背、腰、骶及臀部的皮肤和与其相对应的深层肌肉。脊神经前支粗大，分布于躯干前外侧和四肢的肌肉与皮肤等。在人类，胸神经前支保持原有的节段性分布；其余各部脊神经前支分别交织成丛，形成了颈丛、臂丛、腰丛和骶丛，由各丛再发出分支分布。

（一）颈丛

1. 颈丛的组成 颈丛 cervical plexus 由第1~4颈神经前支和第5颈神经前支的一部分组成（图11-70），位于胸锁乳突肌上部的深面，中斜角肌和肩胛提肌的浅面。

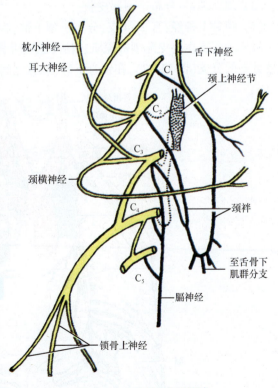

图11-70 颈丛组成及颈袢

2. 颈丛的分支 颈丛发出浅支和深支。

颈丛的浅支较粗大,位置表浅,由胸锁乳突肌后缘中点附近穿出。主要的皮支有(图11-71)如下几种。

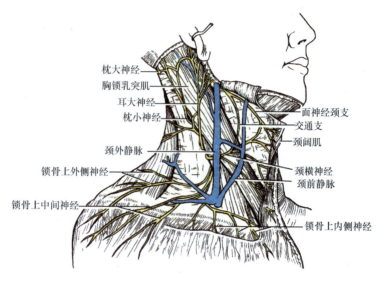

图 11-71 颈丛皮支分布

(1)枕小神经:分布于枕部和耳郭背面上部的皮肤。

(2)耳大神经:分布于耳郭及附近的皮肤。

(3)颈横神经:分布于颈部皮肤。

(4)锁骨上神经:有 2~4 支,分布于颈下部、胸壁上部和肩部的皮肤。

颈丛的深支主要支配颈部深肌、肩胛提肌、舌骨下肌群和膈。膈神经 phrenic nerve 是颈丛最重要的分支(图 11-72),在锁骨下静、动脉之间进入胸腔,经肺根前方,在纵隔胸膜和心

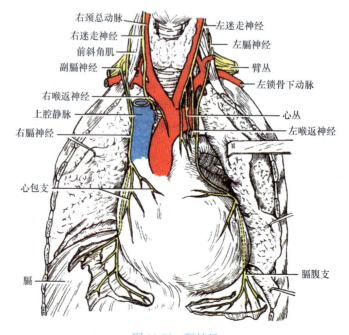

图 11-72 膈神经

包之间下降到膈。膈神经的运动纤维支配膈肌,感觉纤维分布于胸膜、心包和膈下面的部分腹膜。一般认为右膈神经的感觉纤维尚分布于肝、胆囊和肝外胆道。

(二) 臂丛

1. 臂丛的组成　臂丛 brachial plexus 由第 5~8 颈神经的前支和第 1 胸神经前支的大部分纤维组成,经斜角肌间隙穿出,在锁骨后方向下进入腋窝。组成臂丛的 5 个神经根经过反复分支、组合,最后形成 3 个束。在腋窝内,3 个束分别从内侧、外侧和后方包围腋动脉(图 11-73)。

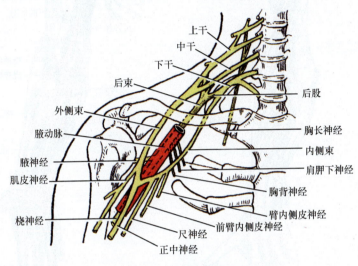

图 11-73　臂丛组成模式图

2. 臂丛的分支　依据分支发出的位置分为锁骨上部分支和锁骨下部分支。

锁骨上部分支为一些较短的肌支,主要有如下几种。

(1) 胸长神经:沿前锯肌表面下降,支配该肌。

(2) 肩胛背神经:在肩胛骨与脊柱之间下行,分支支配肩胛提肌和菱形肌。

(3) 肩胛上神经:经肩胛上切迹进入冈上窝和冈下窝,支配冈上、下肌。

锁骨下部分支分别发自臂丛的 3 个束,多为长支。

(1) 腋神经 axillary nerve:起自臂丛后束,绕肱骨外科颈至三角肌深面,肌支支配三角肌和小圆肌,皮支分布于肩部和臂外侧区上部的皮肤(图 11-74)。腋神经损伤可导致三角肌瘫痪,臂不能外展,肩部可失去圆隆的外形;肩部和臂外侧区上部的皮肤感觉障碍。

(2) 肌皮神经 musculocutaneous nerve:起自臂丛外侧束,向外下斜穿喙肱肌,经肱二头肌和肱肌之间下行,分支支配上述 3 块肌肉。其终支在肘关节稍上方、肱二头肌下端的外侧穿出深筋膜,延续为前臂外侧皮神经,分布于前臂外侧部的皮肤(图 11-75)。

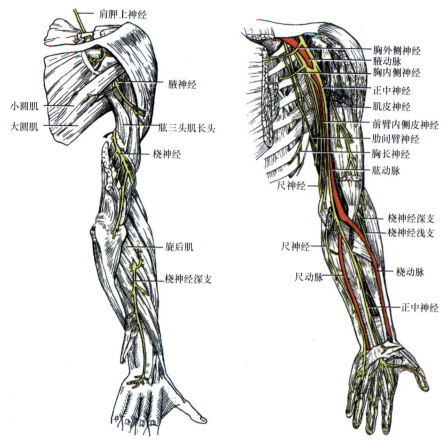

图 11-74　上肢后面的神经　　　　图 11-75　上肢前面的神经

（3）正中神经 median nerve：由分别起自臂丛内、外侧束的内、外侧根汇合而成，沿肱二头肌内侧沟下行至肘窝，向下穿旋前圆肌至前臂正中，行于指浅、深屈肌之间达腕部。在桡侧腕屈肌腱和掌长肌腱之间进入腕管，在掌腱膜的深面到达手掌。正中神经在臂部无分支，在前臂分支支配除肱桡肌、尺侧腕屈肌和指深屈肌尺侧半以外的所有前臂前群肌。在手掌，正中神经发出一粗短的返支，支配除拇收肌以外的鱼际肌。另发出肌支支配第1、2 蚓状肌。此外，正中神经还发出数支皮支，分布于掌心、鱼际和桡侧 3 个半指的掌面及其中、远节背面的皮肤（图 11-74，图 11-76）。正中神经在腕部损伤后表现为鱼际肌萎缩，手掌平坦，称"猿手"，拇指、示指和中指掌面皮肤感觉障碍。

（4）尺神经 ulnar nerve：起自臂丛内侧束，沿肱二头肌内侧沟下至臂中部，穿内侧肌间隔至肱骨内上髁后方的尺神经沟。此处尺神经贴近骨面，位置表浅，易受损伤。尺神经再向下穿过尺侧腕屈肌的起始端进入前臂，行于该肌与指深屈肌之间到达腕部，然后分支进入手掌和手背。尺神经在前臂近侧分支支配尺侧腕屈肌和指深屈肌尺侧半，在腕部发出深支支配小鱼际肌、拇收肌、骨间肌、第 3 和第 4 蚓状肌。尺神经的手背支分布于手背尺侧半和尺侧两个半手指背侧皮肤，尺神经的浅支分布于小鱼际、小指和环指尺侧半掌面皮肤（图 11-74，图 11-76~图 11-78）。尺神经在肘部肱骨内上髁后方易出现损伤。损伤后表现为屈腕力减弱，小鱼际肌萎缩，拇指不能内收，各掌指关节过伸，称"爪形手"，手掌和手背的内侧缘皮肤感觉丧失。

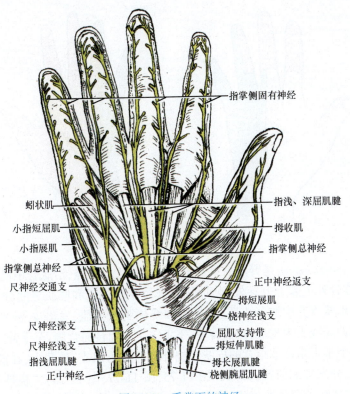

指掌侧固有神经

蚓状肌
小指短屈肌
小指展肌
指掌侧总神经
尺神经交通支

尺神经深支
尺神经浅支
指浅屈肌腱
正中神经

指浅、深屈肌腱
拇收肌
指掌侧总神经
正中神经返支
拇短展肌
桡神经浅支
屈肌支持带
拇短伸肌腱
拇长展肌腱
桡侧腕屈肌腱

图 11-76　手掌面的神经

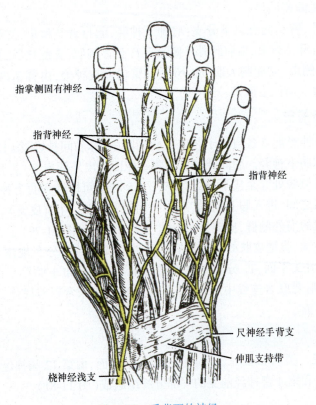

指掌侧固有神经
指背神经
指背神经
尺神经手背支
伸肌支持带
桡神经浅支

图 11-77　手背面的神经

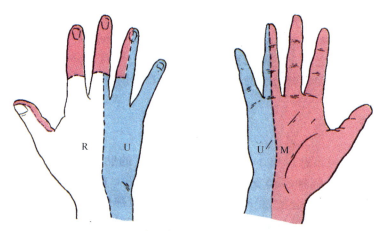

图 11-78　手皮肤的神经支配

（5）**桡神经** radial nerve：是臂丛后束发出的一条粗大的神经，沿肱骨中段后面的桡神经沟转向外下，在肱骨外上髁上方穿外侧肌间隔，进而在肱桡肌和肱肌之间分为深、浅二支。桡神经在臂部发出肌支支配肱三头肌、肱桡肌和桡侧腕长伸肌，发出皮支分布于臂和前臂后区的皮肤。桡神经浅支为皮支，在前臂中、下 1/3 交界处转向背侧，至手背区，分布于手背桡侧半和桡侧两个半手指近节指背的皮肤。桡神经深支为肌支，较粗大，在前臂后区浅、深层伸肌之间下行，分支支配前臂后群肌（图 11-75，图 11-77，图 11-78）。桡神经在肱骨中段骨折时易损伤，主要是前臂伸肌瘫痪，表现为举起前臂时，呈"垂腕"状，第 1、2 掌骨间背面"虎口区"皮肤感觉障碍明显。

除上述分支外，臂丛尚有以下分支：肩胛下神经，起自臂丛后束，支配肩胛下肌和大圆肌；胸背神经，起自臂丛后束，沿肩胛骨外侧缘下行至背阔肌，支配该肌；胸内、外侧神经，分别起自臂丛内、外侧束，支配胸大肌、胸小肌；前臂内侧皮神经，由臂丛内侧束发出，分布于前臂内侧区和前臂后面的皮肤等。

（三）胸神经前支

第 1~11 对胸神经前支各自位于相应的肋间隙中，称肋间神经，第 12 对胸神经前支位于第 12 肋下缘，称肋下神经。肋间神经在胸腹壁侧面发出外侧皮支，主干继续前行，上 6 对肋间神经到达胸骨侧缘处穿至皮下，称前皮支；下 5 对肋间神经和肋下神经斜向下内，行于腹内斜肌和腹横肌之间，进入腹直肌鞘，至白线附近穿至皮下（前皮支）。肋间神经的肌支支配肋间肌和腹肌的前外侧群，皮支分布于胸、腹壁的皮肤（图 11-79）。

胸神经前支在胸、腹壁皮肤的分布具有明显的节段性。其分布规律为：T_2 分布于胸骨角平面，T_4 分布于乳头平面，T_6 分布于剑胸结合平面，T_8 分布于肋弓平面，T_{10} 分布于脐平面，T_{12} 分布于脐和耻骨联合连线中点平面（图 11-80）。临床常以节段性分布区的感觉障碍来推断脊髓损伤平面。

（四）腰丛

1. 腰丛的组成　**腰丛** lumbar plexus 位于腰大肌深面，由第 12 胸神经前支的一部分、第 1~3 腰神经的前支和第 4 腰神经前支的一部分纤维组成（图 11-81）。

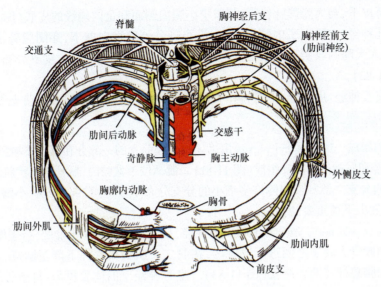

图 11-79　肋间神经走行及分支

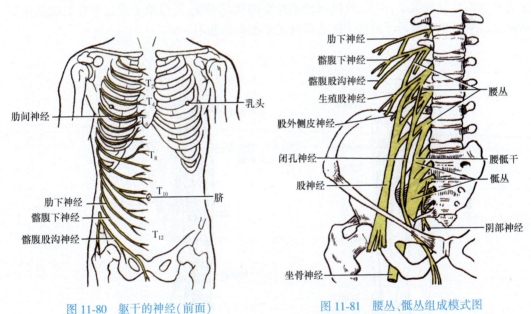

图 11-80　躯干的神经(前面)　　　图 11-81　腰丛、骶丛组成模式图

2. 腰丛的分支　腰丛除发出肌支支配髂腰肌和腰方肌外,还发出下列分支。

(1) 髂腹下神经:从腰大肌外侧缘走出,经肾后面和腰方肌前面行向外下,穿行在腹壁肌之间,在腹股沟浅环上方潜出至皮下。该神经的皮支分布于臀外侧、腹股沟区和下腹部皮肤,肌支参与支配腹肌前外侧群下部。

(2) 髂腹股沟神经:在髂腹下神经的下方,终支经腹股沟浅环穿出,皮支分布于腹股沟区和阴囊(大阴唇)前部的皮肤,肌支参与支配腹壁肌。

(3) 股外侧皮神经:经髂前上棘内侧、腹股沟韧带深面分布于大腿外侧部的皮肤(图 11-82)。

(4) 股神经:是腰丛最大的分支,由腰丛发出后,在腰大肌和髂腰肌之间下行,在腹股沟韧带中点稍外侧,经腹股沟韧带的深面行至股前区,随即分为数支。肌支支配耻骨肌、股四头肌和缝匠肌。前皮支分布于大腿和膝关节前面的皮肤,最长的皮支称隐神经,在膝关节内侧浅出至皮下,与大隐静脉伴行,分布于小腿内侧面和足内侧缘的皮肤(图 11-82)。

(5) 闭孔神经:在腰大肌内侧缘走出,沿小骨盆侧壁行向前下,穿闭膜管出小骨盆,分前、后两支进入大腿内收肌群。肌支支配闭孔外肌和大腿内收肌群,皮支分布于大腿内侧面皮肤(图 11-82)。

(6) 生殖股神经:皮支分布于阴囊(大阴唇)和大腿前区上部的皮肤,肌支支配提睾肌。

（五）骶丛

1. 骶丛的组成 骶丛 sacral plexus 由第 4 腰神经前支的一部分和第 5 腰神经前支合成的腰骶干、骶神经和尾神经的前支组成(图 11-81)。骶丛位于盆腔内,骶骨和梨状肌的前面。

2. 骶丛的分支 骶丛发出除许多细小的分支分布于盆部、臀部、会阴、小腿及足的肌肉和皮肤外,还发出下述重要的神经。

坐骨神经 sciatic nerve 是全身最粗大的神经,自梨状肌下孔穿出盆腔,行于臀大肌深面,经坐骨结节和股骨大转子之间进入股后区,在股二头肌长头深面下降至腘窝,在腘窝上方分为胫神经和腓总神经两大终支(图 11-83)。坐骨神经干的体表投影:自坐骨结节和大转子之间连线的中点,向下至股骨内外侧髁之间中点的连线,此线的上 2/3 段为其体表投影。坐骨神经的变异较常见,例如,坐骨神经出盆腔的状况多变,可以单干或双干穿梨状肌或梨状肌上、下孔,坐骨神经干的两大终支的分叉平面也高低不一。

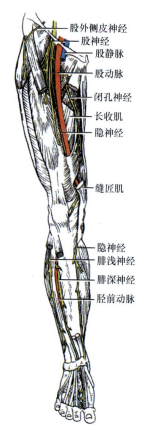

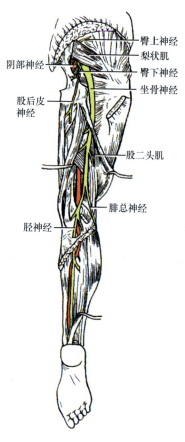

图 11-82　下肢的神经(前面)　　图 11-83　下肢的神经(后面)

坐骨神经的本干在股后区发出肌支支配大腿后群肌。

胫神经为坐骨神经本干的直接延续，在腘窝中线下降至小腿后面，经比目鱼肌深面、内踝后方，进入足底，分为足底内侧神经和足底外侧神经。胫神经的肌支支配小腿后群肌和足底肌，皮支分布于小腿后区和足底的皮肤（图 11-83，图 11-84）。胫神经损伤后表现为：足不能跖屈，内翻力弱，足呈背屈、外翻位，"钩状足"畸形。皮肤感觉障碍出现在足底面和足外侧缘。

腓总神经由坐骨神经分出后，沿股二头肌腱内侧向外下走行，绕过腓骨颈向前，穿过腓骨长肌，分为腓浅神经和腓深神经（图 11-83）。腓浅神经在腓骨长、短肌和趾长伸肌之间下行，沿途分支支配腓骨长、短肌，在小腿中下 1/3 交界处浅出为皮支，分

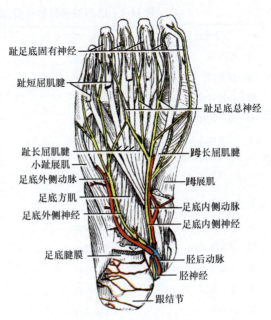

图 11-84　足底的神经

布于小腿外侧、足背和第 2～5 趾背皮肤。腓深神经分出后斜向前下，行与小腿前群肌之间，经踝关节前方达足背。分布于小前群肌、足背肌，第 1 和第 2 趾相对缘皮肤（图 11-82）。腓总神经损伤后表现为：足下垂、内翻，呈"马蹄内翻足"畸形，小腿前外侧及足背皮肤感觉障碍。

除上述分支外，骶丛还有以下分支：臀上神经，支配臀中肌、臀小肌和阔筋膜张肌；臀下神经，支配臀大肌；股后皮神经，分支分布于臀下部、股后区和腘窝处皮肤；阴部神经，分布于会阴部、外生殖器、肛门的肌肉和皮肤。

二、脑　神　经

脑神经 cranial nerves 与脑相连，它们分别经颅底的孔、裂或管出入颅腔。脑神经共 12 对，其排列顺序一般用罗马数字表示。脑神经中含有 4 种纤维成分。

（1）躯体感觉纤维：分布于头面部的皮肤、肌、肌腱和口、鼻大部分黏膜、前庭蜗器和视器。

（2）内脏感觉纤维：分布于头、颈、胸、腹的脏器及味蕾和嗅器。

（3）躯体运动纤维：支配眼球外肌、咀嚼肌、面肌、咽喉肌和舌肌等。

（4）内脏运动纤维：分布于平滑肌、心肌和腺体。

脑神经虽然总体上包括 4 种纤维成分，但就每一对脑神经而言，所包含的纤维成分种类多少不同。简单的脑神经只含 1 种纤维，而复杂的脑神经可含有 3～4 种纤维。按脑神经所含的纤维成分不同，可把 12 对脑神经分为感觉性神经、运动性神经和混合性神经 3 种类型（表 11-2）。

表 11-2　12 对脑神经的性质、连接的脑部及进出颅的部位

顺序及名称	性　质	连接的脑部	进出颅腔的部位
Ⅰ. 嗅神经	感觉性	端脑	筛孔
Ⅱ. 视神经	感觉性	间脑	视神经管
Ⅲ. 动眼神经	运动性	中脑	眶上裂
Ⅳ. 滑车神经	运动性	中脑	眶上裂
Ⅴ. 三叉神经	混合性	脑桥	眼神经穿眶上裂 上颌神经穿圆孔 下颌神经穿卵圆孔
Ⅵ. 展神经	运动性	脑桥	眶上裂
Ⅶ. 面神经	混合性	脑桥	内耳门、茎乳孔
Ⅷ. 前庭蜗神经	感觉性	脑桥	内耳门
Ⅸ. 舌咽神经	混合性	延髓	颈静脉孔
Ⅹ. 迷走神经	混合性	延髓	颈静脉孔
Ⅺ. 副神经	运动性	延髓	颈静脉孔
Ⅻ. 舌下神经	运动性	延髓	舌下神经管

　　脑神经中的内脏运动纤维均属副交感成分,存在于Ⅲ、Ⅶ、Ⅸ、Ⅹ脑神经中,这些纤维从脑的相应中枢发出后,先终止于相应的副交感神经节,再由节内的神经元发出纤维分布于该神经所支配的平滑肌、心肌或腺体。与这几对脑神经相关的副交感神经节中位于头部的有 4 对(睫状神经节、翼腭神经节、下颌下神经节和耳神经节),它们位于所支配的器官附近。与第Ⅹ对脑神经内脏运动纤维相连属的副交感神经节多位于所分布的器官近旁或壁内。

　　脑神经中躯体感觉和内脏感觉纤维的胞体绝大多数是假单级神经元,在脑外集中成神经节,有三叉神经节、膝状神经节、上神经节、下神经节等。而由双节神经元胞体集中构成了前庭神经节和蜗神经节,均位于内耳,它们是与平衡、听觉传入相关的神经节(图 11-85)。

（一）嗅神经

　　嗅神经 olfactory nerve 为内脏感觉神经,由上鼻甲以上和鼻中隔上部黏膜内的嗅细胞中枢突聚集而成,包括 20 多条嗅丝,嗅神经穿过筛孔入颅前窝,进入嗅球传导嗅觉。颅前窝骨折累及筛板时,可撕脱嗅丝和脑膜,造成嗅觉障碍,同时脑脊液也可流入鼻腔。鼻炎时,炎症延至鼻上部黏膜,也可造成一时性嗅觉障碍。

（二）视神经

　　视神经 optic nerve 属于躯体感觉神经,传导视觉冲动。视网膜神经节细胞的轴突,在视神经盘处聚集后穿过巩膜后构成视神经。视神经在眶内长 2.5~3cm,行向后内,穿经视神经管入颅中窝,颅内段长 1~1.2cm,向后内走行于垂体前方连于视交叉,再经视束连于间脑。由于视神经是胚胎发生时间脑向外突出形成视器过程中的一部分,因此,视神经外面包有 3 层由脑膜延续而来的 3 层被膜,脑的蛛网膜下隙也随之延伸至视神经周围。所以当颅内压增高时,常出现视神经盘水肿,脑膜或视神经的疾患也常沿此途径互相累及(图 11-86)。

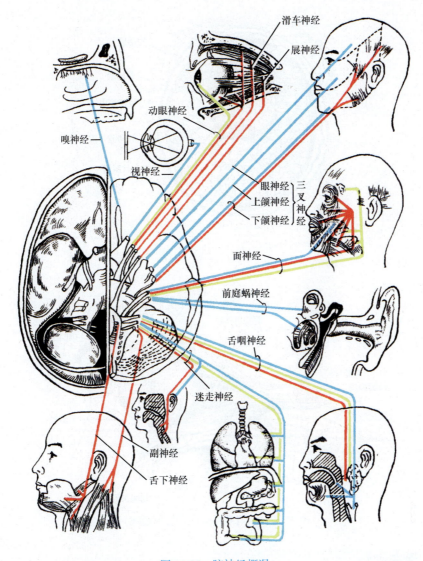

图 11-85 脑神经概况

▌（三）动眼神经

动眼神经 oculomotor nerve 为运动性神经,含有躯体运动和内脏运动两种纤维。躯体运动纤维起于中脑上丘平面的动眼神经核,内脏运动纤维起于动眼神经副核。两种纤维合并成动眼神经后,自中脑腹侧的脚间窝出脑,在蝶骨体两侧穿行于海绵窦外侧壁上部继续前行,再经眶上裂入眶,立即分成上、下两支。上支较细小,分布于上睑提肌和上直肌;下支粗大,分布于下直肌、内直肌和下斜肌(图 11-87)。动眼神经中的内脏运动纤维由下斜肌支进入视神经与外直肌之间的睫状神经节,交换神经元后的节后纤维进入眼球,分布于睫状肌和瞳孔括约肌,参与调节反射和瞳孔对光反射。

动眼神经损伤后,可致上睑提肌、上直肌、内直肌、下直肌、下斜肌瘫痪;出现上睑下垂、瞳孔斜向外下方及瞳孔扩大,对光反射消失等症状。

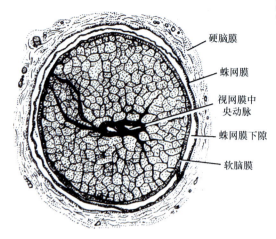

图 11-86 视神经横切面

硬脑膜
蛛网膜
视网膜中央动脉
蛛网膜下隙
软脑膜

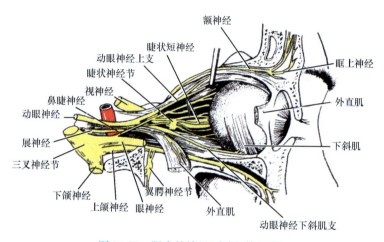

额神经
睫状短神经
动眼神经上支
睫状神经节
视神经
鼻睫神经
动眼神经
展神经
三叉神经节
下颌神经
上颌神经
眼神经
翼腭神经节
外直肌
动眼神经下斜肌支
眶上神经
外直肌
下斜肌

图 11-87 眶内的神经(右侧,外面观)

(四)滑车神经

滑车神经 trochlear nerve 为运动性脑神经,起于中脑下丘平面对侧的滑车神经核,自中脑背侧下丘的下方出脑,是唯一从脑干背面出脑的脑神经。滑车神经自脑发出后,绕过大脑脚外侧前行,也穿经海绵窦外侧壁向前,经眶上裂入眶,越过上直肌和上睑提肌行向前内侧,进入并支配上斜肌。

(五)三叉神经

三叉神经 trigeminal nerve 为最粗大的混合性脑神经,含躯体感觉和躯体运动两种纤维。该神经以传导头面部躯体感觉的纤维为主,这些纤维的细胞体位于三叉神经节(半月节)内,该神经节位于颅中窝颞骨岩部尖端的前面三叉神经压迹处,由假单极神经元组成,其中枢突集中构成了粗大的三叉神经感觉根,由脑桥基底部与脑桥臂交界处入脑,止于三叉神经感觉核簇,其中传导痛温觉的纤维主要终止于三叉神经脊束核;传导触觉的纤维主要终止于三叉神经脑桥核。三叉神经中的躯体运动纤维起于脑桥中段的三叉神经运动核,纤维组成三叉神经运动根,由脑桥基底部与小脑上脚交界处出脑,位于感觉根下内侧,最后进入三叉神经第3支下颌神经中,经卵圆孔出颅,随下颌神经分支分布于咀嚼肌等。

三叉神经的三大分支是在三叉神经节处发出,第1支眼神经、第2支上颌神经、第3支为下颌神经。从三大分支不断分支分布于面部皮肤、眼及眶内、口腔、鼻腔、鼻旁窦的黏膜和牙、脑膜等,传导痛、温、触等多种感觉(图11-88)。

1. 眼神经 眼神经 ophthalmic nerve 自三叉神经节发出后,穿过海绵窦外侧壁,经眶上裂入眶,分支分布于眶、眼球、泪腺、结膜、硬脑膜、部分鼻黏膜、额顶部及上睑和鼻背部的皮肤。眼神经分支如下。

(1)额神经 frontal nerve:是眼神经分支中最上面、较粗大的一支,在眶顶骨膜与上睑提肌之间前行,分2~3支,其中一支经眶上切迹伴同名血管穿出者称为眶上神经,分布于额顶、上睑部皮肤。另一支向内前方经滑车上方出眶称滑车上神经,分布鼻背及内眦附近皮肤(图11-89)。

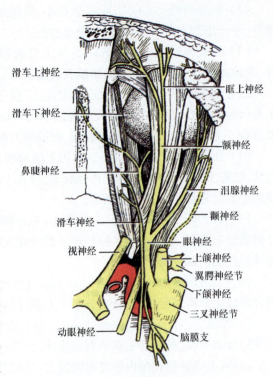

图 11-88　眶内的神经(右侧,上面观)

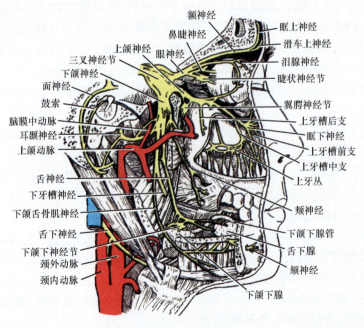

图 11-89　三叉神经

（2）泪腺神经 lacrimal nerve：较细小，沿眶外侧壁、外直肌上方行向前外，除分支布于泪腺外，还分出细支分布于上睑、外眦部皮肤。

（3）鼻睫神经 nasociliary nerve：在上直肌和视神经之间前内行达眶内侧壁，分布于鼻背、眼睑皮肤、泪囊、筛窦、鼻腔黏膜及硬脑膜。

2. 上颌神经 上颌神经 maxillary nerve 自三叉神经节发出后，进入海绵窦外侧壁，沿其下部向前经圆孔出颅，在翼腭窝内继续前行经眶下裂入眶，延续为眶下神经。上颌神经主要分布于上颌牙齿、口腔和鼻腔黏膜、硬脑膜及睑裂与口裂之间的皮肤。其主要分支如下。

（1）眶下神经 infraobital nerve：为上颌神经的终末支，经眶下裂入眶后，继续贴眶下壁向前，经眶下沟、眶下管出眶下孔分数支，分布于下睑、鼻翼、上唇的皮肤和黏膜。临床作上颌部手术时常经眶下孔进行麻醉。

（2）颧神经 zygomatic nerve：较细小，在翼腭窝处分出，经眶下裂入眶后分两支，穿过眶外侧壁分布于颧、颞部皮肤。颧神经还借交通支将来源于面神经的副交感节后纤维导入泪腺神经控制泪腺分泌。

（3）上牙槽神经 superior alveolar nerve：分为上牙槽后、中、前三支，穿入上颌骨内相互吻合形成上牙槽神经丛后，分支分布于上颌牙齿、牙龈及上颌窦黏膜。

（4）翼腭神经 pterygopalatine nerve：是上颌神经向下连于翼腭神经节的小分支，穿过神经节后分布于腭、鼻腔的黏膜及腭扁桃体，传导这些区域的感觉冲动。

此外，上颌神经在颅内还发出脑膜支，分布颅中窝的硬脑膜及小脑幕等。

3. 下颌神经 下颌神经 mandibular nerve 是三叉神经三大分支中最粗大的一支，是既含一般躯体感觉纤维又含特殊躯体运动纤维的混合性神经。自卵圆孔出颅后，在翼外肌深面分为前、后两干，前干细小，除发出肌支分布于咀嚼肌、鼓膜张肌和腭帆张肌外，还发出一支颊神经。后干粗大，除分布于硬脑膜、下颌牙及牙龈、舌前 2/3 及口腔底的黏膜、耳颞区和口裂以下的皮肤外，还发分支支配下颌舌骨肌和二腹肌前腹。下颌神经分支如下。

（1）耳颞神经 auriculotemporal nerve：此神经以两根起于下颌神经后干，多为两根间夹持脑膜中动脉向后合成一支后，与颞浅血管伴行穿过腮腺，经耳前向上分布于颞区皮肤，并有分支至腮腺。

（2）颊神经 buccal nerve：发出后沿颊肌外面向前下行，分布于颊部皮肤及口腔侧壁黏膜。

（3）舌神经 lingual nerve：分出后在下颌支内侧下降，呈弓形越过下颌下腺上方，前行达口腔黏膜深面，分布于口腔底及舌前 2/3 黏膜，传导一般感觉。在舌神经的行程中有来自面神经的鼓索加入，并随之分布。

（4）下牙槽神经 inferior alveolar：在舌神经后方，沿翼内肌外侧下行，穿下颌孔入下颌管，在管内分支组成下牙丛，分支分布于下颌牙及牙龈，其终支自下颌骨的颏孔穿出，称颏神经，分布颏部及下唇的皮肤和黏膜。

（5）咀嚼肌神经 masticatory nerve：属运动性神经，分支有咬肌神经、颞深神经、翼内肌神经、翼外肌神经，分别支配 4 块咀嚼肌（图 11-90）。

一侧三叉神经损伤时出现同侧面部皮肤及眼、口和鼻黏膜一般感觉丧失；角膜反射因角膜感觉丧失而消失；一侧咀嚼肌瘫痪和萎缩，张口时下颌偏向患侧。临床上常见的三叉神经疼可以波及三叉神经全部分支或某一分支，此时，疼痛部位与三叉神经三大支的皮肤分区完全一致，而且压迫眶上孔、眶下孔或颏孔时，可以诱发患支分布区的疼痛，借此有助于诊断。

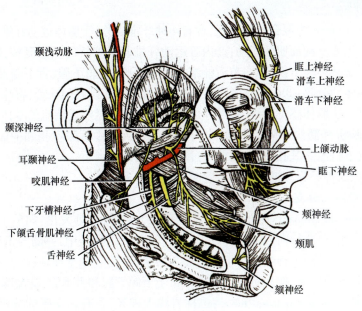

图 11-90　下颌神经

颞浅动脉
眶上神经
滑车上神经
滑车下神经
颞深神经
耳颞神经
咬肌神经
下牙槽神经
下颌舌骨肌神经
舌神经
上颌动脉
眶下神经
颊神经
颊肌
颏神经

（六）展神经

展神经 abducens nerve 属躯体运动神经,起于脑桥被盖部的展神经核,纤维经脑桥延髓沟中线两侧出脑,穿入海绵窦,经眶上裂入眶,分布于外直肌(图 11-91)。展神经损伤可引起外直肌瘫痪,产生内斜视。

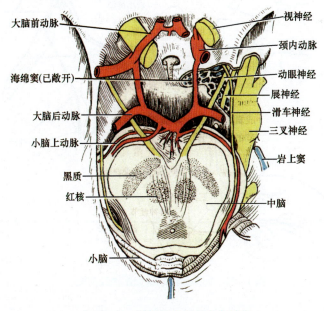

大脑前动脉
海绵窦(已敞开)
大脑后动脉
小脑上动脉
黑质
红核
小脑
视神经
颈内动脉
动眼神经
展神经
滑车神经
三叉神经
岩上窦
中脑

图 11-91　眼外肌的神经与海绵窦

（七）面神经

面神经 facial nerve 为混合性脑神经,含有4种纤维成分:①躯体运动纤维起于脑桥被盖部的面神经核,主要支配面肌的运动;②内脏运动纤维起于脑桥的上泌涎核,属副交感神经节前纤维,在副交感神经节换元后,节后纤维分布于泪腺、下颌下腺、舌下腺及鼻、腭的黏膜腺,控制上述腺体的分泌;③内脏感觉纤维,分布于舌前2/3黏膜的味蕾,将味觉冲动传导到脑干内的孤束核;④躯体感觉纤维,传导耳部皮肤的躯体感觉和表情肌的本体感觉。

面神经由脑桥延髓沟外侧部出脑,穿内耳道底进入与中耳鼓室相邻的面神经管,先水平走行,后垂直下行由茎乳孔出颅,向前穿过腮腺到达面部。

面神经穿经面神经管及最后穿出腮腺时都发出许多分支。

1. 面神经管内的分支

（1）鼓索 chorda tympani:在面神经出茎乳孔上方约6mm处发出,向前上行进入鼓室,继而穿出鼓室至颞下窝,行向前下,并入三叉神经的分支舌神经中,并随其走行分布。鼓索含两种纤维:味觉纤维随舌神经分布于舌前2/3的味蕾,传导味觉冲动;副交感纤维进入舌神经下方的下颌下神经节,换元后节后纤维分布于下颌下腺和舌下腺,支配腺体分泌。

（2）岩大神经 greater petrosal nerve:也称岩浅大神经,含有副交感的分泌纤维,自膝神经节处分出后,经翼腭神经节换神经元后,分布到泪腺、腭及鼻黏膜的腺体,支配其分泌(图11-92)。

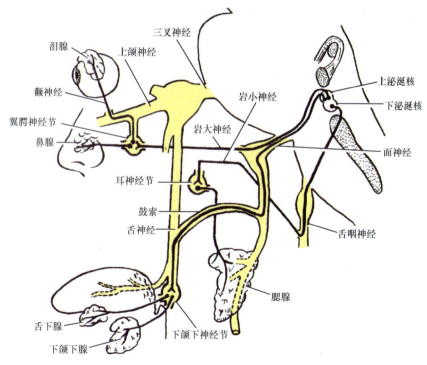

图11-92 头部腺体的副交感神经支配

（3）镫骨肌神经 stapedial nerve:支配鼓室内的镫骨肌。

2. 颅外分支

面神经出茎乳孔后进入腮腺实质,在腺内分支组成腮腺丛,由丛发出分支至腮腺前缘,呈辐射状穿出,分布于面部诸表情肌(图11-93),具体分支如下。

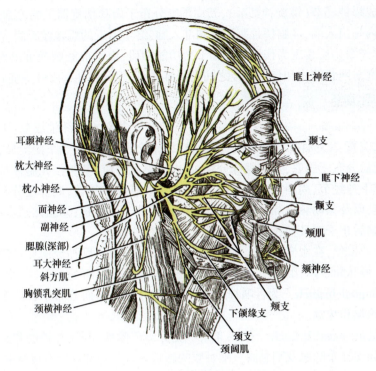

图 11-93　面神经的颅外分支

（1）颞支 temporal branches：常为 3 支，支配额肌和眼轮匝肌等。

（2）颧支 zygomatic branches：3~4 支，支配眼轮匝肌及颧肌。

（3）颊支 buccal branches：3~4 支，在腮腺导管上、下方走行，至颊肌口轮匝肌及其他口周围肌。

（4）下颌缘支 marginal mandibular branch：沿下颌缘向前，分布于下唇诸肌。

（5）颈支 cervical branch：在下颌角附近下行于颈阔肌深面，支配该肌。

面神经的行程复杂，损伤可发生在脑桥小脑角区、鼓室附近的面神经管及腮腺区等处。在面神经管内和管外，面神经损伤的表现不同。面神经管外损伤主要表现为损伤侧表情肌瘫痪，如笑时口角偏向健侧、不能鼓腮；说话时唾液从口角流出；伤侧额纹消失、鼻唇沟变平坦；眼轮匝肌瘫痪使闭眼困难、角膜反射消失等症状。面神经管内损伤同时伤及面神经管段的分支，因此除上述面肌瘫痪症状外，还出现听觉过敏、舌前 2/3 味觉障碍、泪腺和唾液腺的分泌障碍等症状。

（八）前庭蜗神经

前庭蜗神经 vestibulocochlear nerve 是躯体感觉性神经。由前庭神经和蜗神经两部分组成。

1. 前庭神经　前庭神经 vestibular nerve 传导平衡觉。其双极感觉神经元胞体在内耳道底聚集成前庭神经节，其周围突穿内耳道底分布于内耳球囊斑、椭圆囊斑和壶腹嵴中的毛细胞，中枢突组成前庭神经，经内耳门入颅，经脑桥延髓沟外侧部入脑，终于前庭神经核群和小脑等部。

2. 蜗神经　蜗神经 cochlear nerve 传导听觉。其双极感觉神经元胞体在内耳部耳蜗的蜗轴内,聚集成蜗神经节(螺旋神经节),其周围突分布于内耳螺旋器上的毛细胞,中枢突集成蜗神经,经内耳门入颅,经脑桥延髓沟外侧部入脑,终于附近的蜗神经腹侧、背侧核。

前庭蜗神经损伤后表现为伤侧耳聋和平衡功能障碍;由于前庭刺激可出现眩晕和眼球震颤,另外前庭与网状结构和自主神经之间有纤维联系,因此多伴有呕吐等症状。

(九) 舌咽神经

舌咽神经 glossopharyngeal nerve 为混合性脑神经。含有 4 种纤维成分:①躯体运动纤维,起于疑核,支配茎突咽肌;②内脏运动纤维,属副交感纤维,起于下泌涎核,在耳神经节内交换神经元后分布于腮腺,支配腮腺分泌;③内脏感觉纤维,其神经元胞体位于颈静脉孔处的舌咽神经下神经节,周围突分布于咽、舌后 1/3 的黏膜和味蕾,此外还分布到咽鼓管和鼓室等处黏膜,以及颈动脉窦和颈动脉小球。中枢突终于孤束核;④躯体感觉纤维,分布于耳后皮肤,入脑后止于三叉神经脊束核。

舌咽神经的根丝,在橄榄后沟上部连于延髓,与迷走神经、副神经同穿颈静脉孔前部出颅,在颈内动、静脉间下降,继而弓形向前达舌根。其主要分支如下。

1. 舌支 lingual branch 为舌咽神经终支,经舌骨舌肌深面分布于舌后 1/3 黏膜和味蕾,传导一般感觉和味觉。

2. 咽支 pharyngeal branch 有 3~4 条咽支分布于咽壁,与迷走神经和交感神经交织成丛,由丛发分支分布咽肌及咽黏膜。咽黏膜的感觉传入与咽部反射直接有关。

3. 鼓室神经 tympanic nerve 发自下神经节,经颅底外面颈静脉孔前方的鼓室小管下口入鼓室后,在鼓室内侧壁黏膜内与交感神经纤维共同形成鼓室丛,发数小支分布于鼓室、乳突小房和咽鼓管黏膜,传导感觉。鼓室神经的终支为岩小神经,含来自下泌涎核的副交感纤维,在颞岩部前面经鼓小管上口出鼓室,前行出卵圆孔达耳神经节换元,其节后纤维随三叉神经的分支耳颞神经走行,分布于腮腺,控制其分泌(图11-94)。

4. 颈动脉窦支 carotid sinus branch 在颈静脉孔下方发出后,沿颈内动脉下行分布于颈动脉窦和颈动脉小球,将动脉压力变化和二氧化碳浓度变化的刺激传入中枢,反射性地调节血压和呼吸。

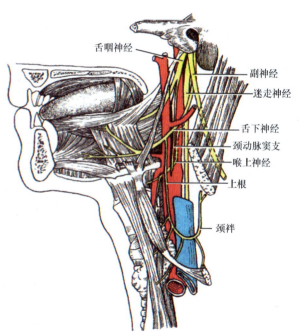

图中标注:舌咽神经、副神经、迷走神经、舌下神经、颈动脉窦支、喉上神经、上根、颈襻

图 11-94 舌咽神经和舌下神经

一侧舌咽神经损伤表现为同侧舌后 1/3 味觉消失,舌根及咽峡区痛觉消失,同侧咽肌无力。

(十) 迷走神经

迷走神经 vagus nerve 为混合性神经,是行程最长、分布最广的脑神经。含有 4 种纤维成分:①内脏运动纤维,起于延髓的迷走神经背核,属副交感节前纤维,随迷走神经分支分布于颈、胸、腹部多种器官,并在器官旁或器官内的副交感神经节交换神经元,其节后纤维控制这些部位的平滑肌、心肌和腺体的活动;②躯体运动纤维,起于延髓的疑核,随迷走神经分支支配咽喉部肌;③内脏感觉纤维,其神经元胞体位于颈静脉孔下方的迷走神经下神经节(结状神经节)内,中枢突终于孤束核,周围突随迷走神经分支分布于颈、胸、腹部的多种器官,传导内脏感觉冲动;④躯体感觉纤维,其感觉神经元胞体位于迷走神经的上神经节内,其中枢突入脑后止于三叉神经脊束核,周围突随迷走神经分支分布于硬脑膜、耳郭及外耳道皮肤,传导躯体感觉(图 11-95)。

迷走神经以多条根丝自橄榄后沟的中部出延髓,在舌咽神经偏后方也经颈静脉孔出颅,在此处有膨大的迷走神经上、下神经节。迷走神经干出颅后在颈部下行于颈动脉鞘内,位于颈内静脉与颈内动脉或颈总动脉之间的后方,下行至颈根部,由此向下,左、右迷走神经的行程略有不同。左迷走神经在左颈总动脉与左锁骨下动脉之间下行,越过主动弓的前方,经左肺根的后方下行至食管前面分成许多细支,构成左肺丛和食管前丛,行于食管下段又逐渐集中延续为迷走神经前干。右迷走神经越过右锁骨下动脉前方,沿气管右侧下行,经右肺根后方达食管后面,分支构成右肺丛和食管后丛,继续下行又集中构成迷走神经后干。迷走神经前、后干伴食管一起穿膈肌食管裂孔进入腹腔,分布于胃前、后壁,其终支为腹腔支,参与内脏运动神经构成的腹腔丛。迷走神经沿途发出许多分支,其中较重要的分支如下。

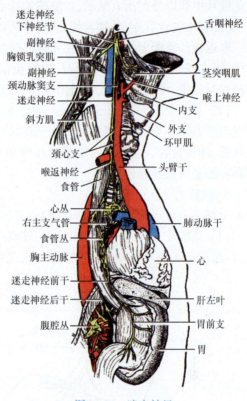

图 11-95　迷走神经

1. 颈部的分支

(1) 喉上神经 superior laryngeal nerve:起于下神经节处,在颈内动脉内侧下行,在舌骨大角水平分成内、外支。外支细小,含躯体运动纤维伴甲状腺上动脉下行,支配环甲肌;内支为感觉支,穿甲状舌骨膜入喉腔,分布于咽、会厌、舌根及声门裂以上的喉黏膜。

(2) 颈心支 cervical cardiac branch:有上、下两支,在喉与气管两侧下行入胸腔,与颈交感神经节发出的心神经交织构成心丛,调节心活动。上支有一分支称主动脉神经或减压神经,分布于主动脉弓壁内,感受血压变化和化学刺激。

(3) 耳支 auricular branch:发自迷走神经上神经节,含躯体感觉纤维,向后走行分布于耳郭后面及外耳道的皮肤。

(4) 咽支 pharyngeal branch:起于下神经节,含内脏感觉和躯体运动纤维与舌咽神经和交感神经咽支共同构成咽丛,分布于咽缩肌、软腭的肌肉及咽部黏膜。

(5) 脑膜支 meningeal branch:发自上神经节,分布于颅后窝硬脑膜,传导一般感觉冲动。

2. 胸部的分支

（1）喉返神经 recurrent laryngeal branch：左、右喉返神经的起点和行程有所不同。右喉返神经在迷走神经干经右锁骨下动脉前方处发出后，由下后方勾绕此动脉上行，返回颈部。左喉返神经发起点稍低，在左迷走神经干跨过主动脉弓前方时发出，继而绕主动脉弓下后方上行，返回颈部。在颈部左、右喉返神经均走行于气管与食管之间的沟内，至甲状腺侧叶深面、环甲关节后方进入喉内，终支称喉下神经，分数支分布于喉。其中特殊内脏运动纤维支配除环甲肌以外的所有喉肌，内脏感觉纤维分布于喉黏膜。喉返神经在行程中还发出心支、支气管支和食管支，分别参加心丛、肺丛和食管丛。

喉返神经支配大多数喉肌，在入喉以前与甲状腺下动脉及其分支相交叉。在甲状腺手术中，钳夹或结扎甲状腺下动脉时，应避免损伤喉返神经防止导致声音嘶哑。若两侧喉返神经同时受损，可引起失声、呼吸困难，甚至窒息。

（2）支气管支 bronchial branches 和食管支 esophageal branches：是左、右迷走神经在胸部发出的若干小支，与交感神经的分支共同构成肺丛和食管丛，自丛再发细支分布于气管、支气管、肺及食管。主要含内脏感觉纤维和内脏运动纤维，传导脏器和胸膜的感觉同时支配器官的平滑肌及腺体。

3. 腹部的分支（图 11-96）

全部由内脏运动（副交感）纤维和内脏感觉纤维构成。

（1）胃前支 anterior gastric branch：在贲门附近发自迷走神经前干。胃前支沿胃小弯向右，沿途发出 4~6 个小支，分布于胃前壁，其终支以"鸦爪"形分支分布于幽门部前壁。

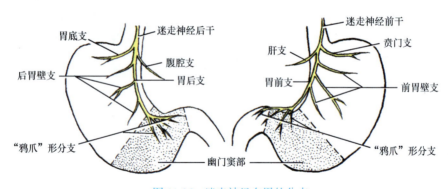

图 11-96　迷走神经在胃的分支

（2）肝支 hepatic branch：也由迷走神经前干在贲门附近分出，向右行于小网膜内，参加构成肝丛，随肝固有动脉分支分布于肝、胆囊等处。

（3）胃后支 posterior gastric branch：由迷走神经后干在贲门附近发出，沿胃小弯后面走行，沿途分支分布于胃后壁。终支与胃前支相似，也以"鸦爪"形分支分布于幽门窦及幽门管后壁。

（4）腹腔支 celiac branch：为迷走神经后干的终支，向右行至腹腔干附近，与交感神经一起构成腹腔丛，伴腹腔干、肠系膜上动脉及肾动脉等血管分支分布于肝、胆、胰、脾、肾及结肠左曲以上的腹部消化管。

迷走神经分布到硬脑膜、耳郭、外耳道、咽喉、气管和支气管、心、肺、肝、胰、脾、肾及结肠左曲以上的消化管等众多器官，是副交感神经的主要组成部分。

迷走神经主干损伤后,内脏活动障碍表现为脉速、心悸、恶心、呕吐、呼吸深慢和窒息等症状。由于咽喉感觉障碍和肌肉瘫痪,可出现声音嘶哑、语言和吞咽困难,腭垂偏向一侧等症状。

（十一）副神经

副神经 accessory nerve 起自颈髓的副神经核,自脊髓前、后根之间出脊髓后,在椎管内上行,经枕骨大孔入颅腔,经颈静脉孔出颅,绕颈内静脉行向外下方,经胸锁乳突肌深面分出一支入该肌后,终支于斜方肌前缘中、下 1/3 交点处,进入斜方肌深面,分支支配此两肌。

副神经损伤时,由于胸锁乳突肌瘫痪,头不能向患侧侧屈,也不能使面部转向对侧。由于斜方肌瘫痪,患侧肩胛骨下垂。

由于舌咽、迷走、副神经同时经颈静脉孔出颅,因此颈静脉孔处的病变常累及上述 3 对脑神经,出现所谓"颈静脉孔综合征"。

（十二）舌下神经

舌下神经 hypoglossal nerve 由延髓的舌下神经核发出后,以若干根丝自延髓前外侧沟出脑,向外侧经舌下神经管出颅,继而在颈内动、静脉之间弓形向前下走行,达舌骨舌肌浅面,在舌神经和下颌下腺管下方穿颏舌肌入舌内,支配全部舌内肌和大部舌外肌。

一侧舌下神经完全损伤时,患侧半舌肌瘫痪,伸舌时,由于患侧半颏舌肌瘫痪不能伸舌,而健侧半颏舌肌收缩使健侧半舌强力伸出,致使舌尖偏向患侧。

三、内脏神经系统

内脏神经系统 visceral nervous system 是整个神经系统的一个组成部分,可分为中枢部和周围部。周围部主要分布于内脏、心血管、平滑肌和腺体,故名内脏神经。内脏神经和躯体神经一样,按照纤维的性质,可分为内脏感觉和内脏运动两种纤维成分。内脏运动神经调节内脏、心血管的运动腺体的分泌,通常不受人的意志控制,故将内脏运动神经称为自主神经系 autonomic nervous system;又因它主要是控制和调节动、植物共有的物质代谢活动,并不支配动物所特有的骨骼肌的运动,所以也称之为植物神经系 vegetative nervous system。

内脏感觉神经如同躯体感觉神经,其初级感觉神经元也位于脑神经节和脊神经节内,周围支则分布于内脏和心血管等处的内感觉器,把感受到的刺激传递至各级中枢,也可到达大脑皮质。内脏感觉神经传来的信息经中枢整合后,通过内脏运动神经调节这些器官的活动,从而在维持机体内、外环境的动态平衡和机体正常生活活动中发挥重要作用。

（一）内脏运动神经

内脏运动神经 visceral motor nerve 在结构和功能上与躯体运动神经有较大差别,主要表现在如下几点。

(1) 支配的器官不同:躯体运动神经支配骨骼肌,一般都受意志的控制;内脏运动神经则支配平滑肌、心肌和腺体,一定程度上不受意志的控制。

(2) 纤维成分不同:躯体运动神经只有一种纤维成分,内脏运动神经则有交感和副交感两种纤维成分,而多数内脏器官又同时接受交感和副交感神经的双重支配。

（3）神经元的数目不同：躯体运动神经自低级中枢至骨骼肌只有一个神经元,而内脏运动神经自低级中枢发出后并在周围部的内脏运动神经节(自主神经节)交换神经元,再由节内神经元发出纤维到达效应器。因此,内脏运动神经从低级中枢到达所支配的器官需经过两个神经元(肾上腺体髓例外,只需一个神经元)。第一个神经元称节前神经元,胞体位于脑干和脊髓内,其轴突称节前纤维。第二个神经元称节后神经元,胞体位于周围部的自主神经节内,其轴突称节后纤维。节后神经元的数目较多,一个节前神经元可以和多个节后神经元构成突触(图 11-97,图 11-98)。

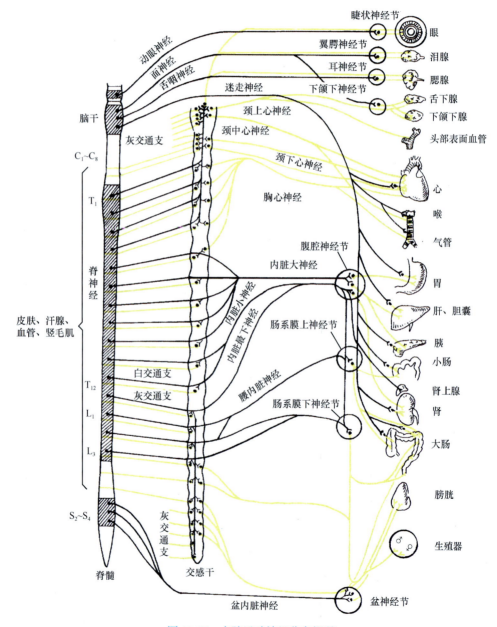

图 11-97　内脏运动神经分布概况

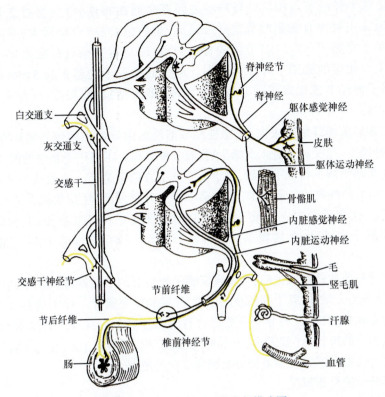

图 11-98　交感神经纤维走行模式图

（4）纤维粗细不同：躯体运动神经纤维一般是比较粗的有髓纤维，而内脏运动神经纤维则是薄髓（节前纤维）和无髓（节后纤维）的细纤维。

（5）节后纤维分布形式不同：内脏运动神经节后纤维的分布形式和躯体神经亦有不同。躯体神经以神经干的形式分布，而内脏神经节后纤维常攀附脏器或血管形成神经丛，由丛再分支至效应器（图 11-98）。

根据形态、功能和药理的特点，内脏运动神经分为交感神经和副交感神经两部分。

1. 交感神经　交感神经 sympathetic nerve 的低级中枢位于脊髓胸1~腰2或腰3节段的灰质侧柱的中间带外侧核，故交感神经又称自主神经的胸腰部。交感神经的周围部包括交感干、交感神经节，以及由节发出的分支和交感神经丛等。

（1）交感神经节：根据交感神经节所在位置不同，又可分为椎旁神经节和椎前神经节。椎旁神经节位于脊柱两旁，每侧有 19~24 个节。椎前神经节呈不规则的节状团块，位于脊柱前方，腹主动脉脏支的根部，故称椎前节。节包括腹腔神经节、肠系膜上神经节、肠系膜下神经节及主动脉肾节等。

（2）交感干：位于脊柱两旁，由同侧的椎旁神经节借节间支连成左、右两条串珠样结构。交感干上至颅底，下至尾骨，于尾骨的前面两干合并。交感干分颈、胸、腰、骶、尾 5 部。各部交感干神经节的数目，除颈部有 3~4 个节和尾部为 1 个节外，其余各部均与该部椎骨的数目近似。

每一个交感干神经节与相应的脊神经之间有交通支相连,分白交通支和灰交通支两种。白交通支主要由有髓鞘的节前纤维组成,呈白色,故称白交通支;节前神经元的细胞体仅存在于脊髓 $T_1 \sim L_2(L_3)$ 节段的脊髓侧角,白交通支也只存在于 $T_1 \sim L_2(L_3)$ 各脊神经的前支与相应的交感干神经节之间。灰交通支连于交感干与 31 对脊神经前支之间,由交感干神经节细胞发出的节后纤维组成,多无髓鞘,色灰暗,故称灰交通支(图 11-97,图 11-98)。

(3)交感神经节前纤维的去向:交感神经节前纤维由脊髓中间带外侧核发出后,经脊神经前根、脊神经干、白交通支进入交感干后,有 3 种去向。①终止于相应的椎旁节,并交换神经元。②在交感干内上行或下行后,终于上方或下方的椎旁节。一般认为来自脊髓上胸段($T_1 \sim T_6$)中间带外侧核的节前纤维,在交感干内上升至颈部,在颈部椎旁神经节换元;中胸段者($T_6 \sim T_{10}$)在交感干内上升或下降,至其他胸部交感神经节换元;下胸段和腰段者($T_{11} \sim L_3$)在交感干内下降,在腰骶部交感神经节换元。③穿过椎旁节后,至椎前节换神经元。

(4)交感神经节后纤维的去向:①发自交感干神经节的节后纤维经灰交通支返回脊神经,随脊神经分布至头颈部、躯干和四肢的血管、汗腺和竖毛肌等。31 对脊神经与交感干之间都有灰交通支联系,脊神经的分支一般都含有交感神经节后纤维。②攀附动脉走行,在动脉外膜形成相应的神经丛(如颈内、外动脉丛,腹腔丛,肠系膜上丛等),并随动脉分布到所支配的器官。③由交感神经节直接分布到所支配的脏器。

(5)交感神经的分布概况

1)颈部:颈交感干位于颈血管鞘后方,颈椎横突的前方。一般每侧有 3 个交感神经节,分别称颈上、中、下节(图 11-99,图 11-100)。颈上神经节最大,呈梭形,位于第 1~3 颈椎横突前方,颈内动脉后方。颈中神经节最小,有时缺如,位于第 6 颈椎横突处。颈下神经节位于第 7 颈椎处,在椎动脉的始部后方,很少为 2 个,常与第 1 胸神经节合并成颈胸神经节(亦称星状神经节)。

颈部交感干神经节发出的节后神经纤维的分布,可概括如下:①经灰交通支连于 8 对颈神经,并随颈神经分支分布至头颈和上肢的血管、汗腺、竖毛肌等;②分支直接至邻近的动脉,形成颈内动脉丛、颈外动脉丛、锁骨下动脉丛和椎动脉丛等,伴随动脉的分支至头颈部的腺体(泪腺、唾液腺、口腔和鼻腔黏膜内腺体、甲状腺等)、竖毛肌、血管、瞳孔开大肌;③发出的咽支,直接进入咽壁,与迷走神经、舌咽神经的咽支共同组成咽丛;④3 对颈交感神经节分别发出心上、心中和心下神经,下行进入胸腔,加入心丛(图 11-100)。

2)胸部:胸交感干位于肋骨小头的前方,每侧有 10~12 个胸交感神经节。胸交感干发出下列分支:①经灰交通支连接 12 对胸神经,并随其分布于胸腹壁的血管、汗腺、竖毛肌等;②从上 5 对胸交感干神经节发出许多分支,参加胸主动脉丛、食管丛、肺丛及心丛等;③内脏大神经由穿过第 5 或第 6~9 胸交感干神经节的节前纤维组成,沿椎体前面倾斜下降,穿过膈脚,主要终于腹腔节;④内脏小神经由穿过第 10~12 胸交感干神经节的节前纤维组成,下行穿过膈脚,主要终于主动脉肾节。由腹腔节、主动脉肾节等发出的节后纤维,分布至肝、脾、肾等实质性脏器和结肠左曲以上的消化管(图 11-100)。

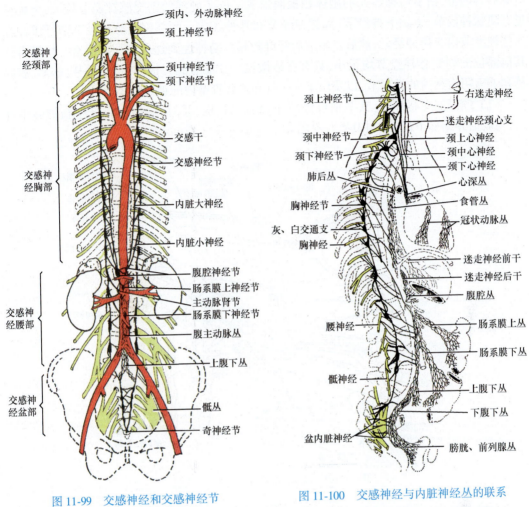

图 11-99　交感神经和交感神经节　　　　图 11-100　交感神经与内脏神经丛的联系

3）腰部：约有 4 对腰神经节，位于腰椎体前外侧与腰大肌内侧缘之间。腰交感干发出的分支有：①灰交通支连接 5 对腰神经，并随腰神经分布；②腰内脏神经由穿过腰神经节的节前纤维组成，终于腹主动脉丛和肠系膜下丛内的椎前神经节，并交换神经元。节后纤维分布至结肠左曲以下的消化道及盆腔脏器，并有纤维伴随血管分布至下肢。当下肢血管痉挛时，可手术切除腰交感干以获得缓解（图 11-100）。

4）盆部：盆交感干位于骶骨前面，骶前孔内侧，有 2～3 对骶交感干神经节和一个奇神经节。节后纤维的分支有：①灰交通支，连接骶尾神经，分布于下肢及会阴部的血管、汗腺和竖毛肌；②一些小支加入盆丛，分布于盆腔器官。

综上所述，可见交感神经节前、节后纤维分布均有一定规律，如来自脊髓胸 1～5 节段中间带外侧核的节前纤维，更换神经元后，其节后纤维支配头、颈、胸腔脏器和上肢的血管、汗腺和竖毛肌；来自脊髓 T_5～T_{12} 节段中间带外侧核的节前纤维，更换神经元后，其节后纤维支配肝、脾、肾等实质性器官和结肠左曲以上的消化管；来自脊髓上腰段中间带外侧核的节前纤维，更换神经元后，其节后纤维支配结肠左曲以下的消化管，盆腔脏器和下肢的血管、汗腺和竖毛肌。

2. 副交感神经　副交感神经的低级中枢位于脑干的副交感脑神经核和脊髓 S_2～S_4 节段灰质的骶副交感核，由这些核的细胞发出节前纤维。周围部的副交感神经节，称器官旁节和器官内节,由节后神经元的胞体积聚而形成。位于颅部的副交感神经节较大,肉眼可见有睫状神经节、下颌下神经节、翼腭神经节和耳神经节。颅部副交感神经节前纤维即在这些神经节内交换神经元,然后发出节后纤维随相应脑神经到达所支配的器官。位于身体其他部位的副交感神经节均很小,只有在显微镜下才能看到。例如,位于心丛、肺丛、膀胱丛和子宫阴道丛内的神经节,以及位于支气管和消化管壁内的神经节等。

（1）颅部副交感神经:其节前纤维行于第Ⅲ、Ⅶ、Ⅸ、Ⅹ对脑神经内,已于脑神经中详述,现概括介绍如下(图 11-101)。

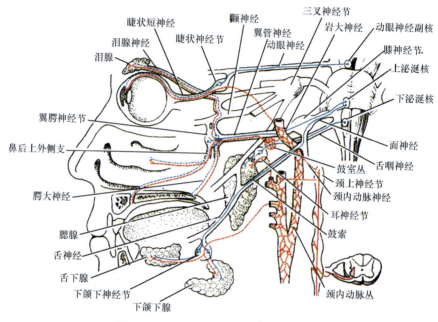

图 11-101　头部的内脏神经分布模式图

1）随动眼神经走行的副交感神经节前纤维,由中脑的动眼神经副核发出,进入眶腔后到达睫状神经节内交换神经元,其节后纤维进入眼球壁,分布于瞳孔括约肌和睫状肌。

2）随面神经走行的副交感神经节前纤维,由脑桥的上泌涎核发出,一部分节前纤维经岩大神经至翼腭窝内的翼腭神经节换神经元,节后纤维分布于泪腺、鼻腔、口腔及腭黏膜的腺体。另一部分节前纤维经鼓索,加入舌神经,再到下颌下神经节换神经元,节后纤维分布于下颌下腺和舌下腺。

3）随舌咽神经走行的副交感节前纤维,由延髓的下泌涎核发出,经鼓室神经至鼓室丛,由丛内发出岩小神经至卵圆孔下方的耳神经节换神经元,节后纤维经耳颞神经分布于腮腺。

4）随迷走神经走行的副交感节前纤维,由延髓的迷走神经背核发出,随迷走神经的分支到达胸、腹腔脏器附近或壁内的副交感神经节换元,节后纤维分布于胸、腹腔脏器(降结肠、乙状结肠和盆腔脏器等除外)。

（2）骶部副交感神经:节前纤维由脊髓 $S_2 \sim S_4$ 节段的骶副交感核发出,随骶神经出骶前孔,又从骶神经分出组成盆内脏神经加入盆丛,随盆丛分支分布到盆腔脏器,在脏器附近或脏器壁内的副交感神经节交换元,节后纤维支配结肠左曲以下的消化管和盆腔脏器(图 11-102)。

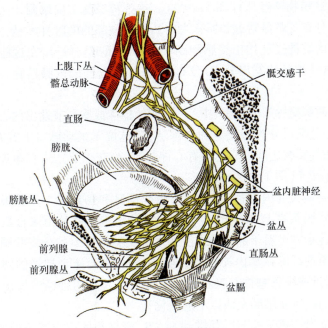

上腹下丛
髂总动脉
直肠
膀胱
膀胱丛
前列腺
前列腺丛

骶交感干
盆内脏神经
盆丛
直肠丛
盆膈

图 11-102　盆部的内脏神经丛

3. 交感神经与副交感神经的主要区别　交感神经和副交感神经都是内脏运动神经,常共同支配一个器官,形成对内脏器官的双重神经支配。但在神经来源、形态结构、分布范围和功能上,交感神经与副交感神经又有明显的区别。

(1) 低级中枢的部位不同:交感神经低级中枢位于脊髓胸腰部灰质的中间带外侧核,副交感神经的低级中枢则位于脑干脑神经副交感核和脊髓骶部的副交感核。

(2) 周围部神经节的位置不同:交感神经节位于脊柱两旁(椎旁节)和脊柱前方(椎前节),副交感神经节位于所支配的器官附近(器官旁节)或器官壁内(器官内节)。因此,副交感神经节前纤维比交感神经长,而其节后纤维则较短。

(3) 节前神经元与节后神经元的比例不同:一个交感节前神经元的轴突可与许多节后神经元形成突触,而一个副交感节前神经元的轴突则与较少的节后神经元形成突触。所以交感神经的作用范围较广泛,而副交感神经的作用则较局限。

(4) 分布范围不同:交感神经在周围的分布范围较广,除至头颈部、胸、腹腔脏器外,尚遍及全身血管、腺体、竖毛肌等。副交感神经的分布则不如交感神经广泛,一般认为大部分血管、汗腺、竖毛肌、肾上腺体质均无副交感神经支配。

(5) 对同一器官所起的作用不同:交感与副交感神经对同一器官的作用既是互相拮抗又是互相统一的。例如,当机体运动时,交感神经兴奋增强,副交感神经兴奋减弱,于是出现心跳加快、血压升高、支气管扩张、瞳孔开大、消化活动受抑制等现象。这表明,此时机体的代谢加强,能量消耗加快,以适应环境的剧烈变化。而当机体处于安静或睡眠状态时,副交感神经兴奋加强,交感神经相对抑制,因而出现心跳减慢、血压下降、支气管收缩、瞳孔缩小、消化活动增强等现象,这有利于体力的恢复和能量的储存。可见在交感和副交感神经互相拮抗又互相统一的作用下,机体才得以更好地适应环境的变化,才能在复杂多变的环境中生存。

4. 内脏神经丛　内脏神经在到达所支配的脏器的过程中,常互相交织共同构成内脏神经丛(自主神经丛或植物神经丛)(图11-100)。这些神经丛主要攀附于头、颈部和胸、腹腔内动脉的周围,或分布于脏器附近和器官之内。除头颈部的内脏神经丛一般没有副交感神经参加外,其余的内脏神经丛均由交感和副交感神经组成。另外,在这些丛内也有内脏感觉纤维通过。由这些神经丛发出分支,分布于胸、腹及盆腔的内脏器官。以下是几个主要的内脏神经丛。

(1)心丛:由两侧交感干的颈上、中、下节和胸1~4或胸5节发出的心支及迷走神经的心支共同组成。心丛又可分为心浅丛和心深丛,浅丛位于主动脉弓下方右肺动脉前方,深丛位于主动脉弓和气管杈之间。心丛内有心神经节(副交感节),来自迷走神经的副交感节前纤维在此交换神经元(图11-100)。

(2)腹腔丛:是最大的内脏神经丛,位于腹腔动脉和肠系膜上动脉根部周围。丛内主要含有腹腔神经节、肠系膜上神经节、主动脉肾神经节等。此丛由来自两侧的胸交感干的内脏大、小神经和迷走神经后干的腹腔支及腰上部交感神经节的分支共同构成。来自内脏大、小神经的交感节前纤维在丛内神经节交换神经元,来自迷走神经的副交感节前纤维则到所分布的器官附近或肠管壁内交换神经元。腹腔丛及丛内神经节发出的分支伴动脉的分支分布于肝、胃、脾、肾及结肠左曲以上的消化管。

(3)盆丛:接受骶交感干的节后纤维和$S_2 \sim S_4$骶神经的副交感节前纤维,此丛伴随髂内动脉的分支分布于盆腔各脏器。

(二)内脏感觉神经

人体各内脏器官除有交感和副交感神经支配外,也有感觉神经分布。内感受器接受来自内脏的刺激,内脏感觉神经将其变成神经冲动,并将内脏感觉性冲动传到中枢,中枢可直接通过内脏运动神经或间接通过体液调节各内脏器官的活动。

如同躯体感觉神经一样,内脏感觉神经元的细胞体亦位于脑神经节和脊神经节内,也是假单极神经元,其周围突是粗细不等的有髓或无髓纤维。脑神经节包括膝神经节、舌咽神经下节、迷走神经下节,神经节细胞的周围突,随同面、舌咽、迷走神经分布于内脏器官,中枢突随同面、舌咽、迷走神经进入脑干,终止于孤束核。脊神经节细胞的周围突,随同交感神经和骶部副交感神经分布于内脏器官,中枢突随同交感神经和盆内脏神经进入脊髓,终于灰质后角。在中枢内,内脏感觉纤维一方面直接或间接经中间神经元与内脏运动神经元相联系,以完成内脏-内脏反射;或与躯体运动神经元联系,形成内脏-躯体反射;另一方面则经过较复杂的传导途径,将冲动传导到大脑皮质,形成内脏感觉。

内脏感觉神经在形态结构上虽与躯体感觉神经大致相同,但仍有某些不同之处。

(1)内脏感觉纤维的数目较少,且多为细纤维,痛阈较高,一般强度的刺激不引起主观感觉。例如,在外科手术挤压、切割或烧灼内脏时,患者并不感觉疼痛。但脏器活动较强烈时,则可产生内脏感觉,如胃的饥饿收缩、直肠和膀胱的充盈等均可引起感觉。这些感觉的传入纤维,一般认为多与副交感神经伴行进入脑干。此外,在病理条件下或极强烈刺激下,则可产生痛觉。例如,内脏器官过度膨胀受到牵张、平滑肌痉挛及缺血和代谢产物积聚等,皆可刺激神经末梢产生内脏痛。

(2)内脏感觉的传入途径比较分散,即一个脏器的感觉纤维经过多个节段的脊神经进入中枢,而一条脊神经又包含来自几个脏器的感觉纤维。因此,内脏痛往往是弥散的,定位亦不准确。例如,心的痛觉纤维伴随交感神经(主要是心中、心下神经)经第1~5胸神经进入脊髓。内脏痛觉纤维除和交感神经伴行外,尚有盆腔部分脏器的痛觉冲动通过盆内脏神经(副交感神经)到达脊髓。气管和食管的痛觉纤维可能经迷走神经传入脑干,经脊神经进入脊髓。

(三) 牵涉性痛

当某些内脏器官发生病变时,常在体表一定区域产生感觉过敏或痛觉,这种现象称为牵涉性痛。临床上将内脏患病时体表发生感觉过敏及骨骼肌反射性僵硬和血管运动、汗腺分泌等障碍的部位称为海德带(Head zones),该带有助于内脏疾病的定位诊断。牵涉性痛有时发生在患病内脏邻近的皮肤区,有时发生在距患病内脏较远的皮肤区。例如,心绞痛时,常在胸前区及左臂内侧皮肤感到疼痛(图 11-103)。肝胆疾患时,常在右肩部感到疼痛等。

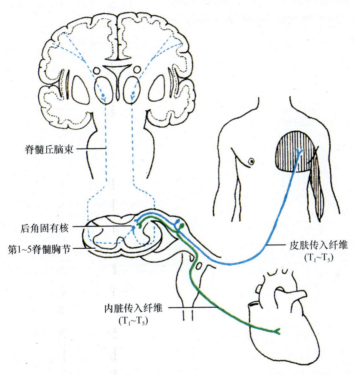

脊髓丘脑束

后角固有核
第1~5脊髓胸节

皮肤传入纤维
(T_1~T_5)

内脏传入纤维
(T_1~T_5)

图 11-103 心传入神经与皮肤传入神经的中枢投射联系

关于牵涉性痛的发生机制,现在认为,发生牵涉性痛的体表部位与病变器官往往受同一节段脊神经的支配,体表部位和病变器官的感觉神经进入同一脊髓节段,并在后角内密切联系。因此,从患病内脏传来的冲动可以扩散或影响到邻近的躯体感觉神经元,从而产生牵涉性痛。

(曾瑞霞 刘素伟 刘建生)

参 考 文 献

白咸勇,谌宏鸣.2007.组织学与胚胎学.1版.北京:科学出版社.

柏树令,应大君.2013.系统解剖学.8版.北京:人民卫生出版社.

成令忠.2001.组织学与胚胎学彩色图鉴.北京:人民卫生出版社.

高英茂.2013.组织学与胚胎学.北京:科学出版社.

刘学政,曾志成.2011.人体解剖学.2版.北京:人民卫生出版社.

石玉秀.2013.组织学与胚胎学.北京:高等教育出版社.

邹仲之,李继承.2013.组织学与胚胎学.北京:人民卫生出版社.

Stevens A,Lowe JS.2005. Human Histology. 3rd ed. St. Louis:Elsevier Mosby.